脊柱微创
精选病例解析

主　编　钱济先

副主编　（按姓氏笔画排序）

　　　　闫晓东　孙嗣国　周程沛

　　　　高浩然　廖　博

名誉主编　周　跃

世界图书出版公司

西安　北京　上海　广州

图书在版编目（CIP）数据

脊柱微创精选病例解析 / 钱济先主编 . —西安：世界图书出版西安有限公司，2019.9
ISBN 978-7-5192-6655-4

Ⅰ.①脊… Ⅱ.①钱… Ⅲ.①脊柱病—显微外科手术—病案—分析 Ⅳ.① R681.5

中国版本图书馆 CIP 数据核字（2019）第 194264 号

书　　名	**脊柱微创精选病例解析** JIZHU WEICHUANG JINGXUAN BINGLI JIEXI
主　　编	钱济先
责任编辑	胡玉平
装帧设计	新纪元文化传播
出版发行	**世界图书出版西安有限公司**
地　　址	西安市高新区锦业路 1 号都市之门 C 座
邮　　编	710065
电　　话	029-87214941　029-87233647（市场营销部） 029-87234767（总编室）
网　　址	http://www.wpcxa.com
邮　　箱	xast@wpcxa.com
经　　销	新华书店
印　　刷	西安雁展印务有限公司
开　　本	889mm×1194mm　　1/16
印　　张	19.5
字　　数	250 千
版　　次	2019 年 9 月第 1 版
印　　次	2019 年 9 月第 1 次印刷
国际书号	ISBN 978-7-5192-6655-4
定　　价	228.00 元

医学投稿　xastyx@163.com　‖　029-87279745　029-87284035

☆如有印装错误，请寄回本公司更换☆

编委会成员

主　　编　钱济先
副 主 编　（按姓氏笔画排序）
　　　　　　闫晓东　孙嗣国　周程沛　高浩然　廖　博
名誉主编　周　跃
编　　者　（按姓氏笔画排序）
　　　　　　王嘉龙　刘　涛　闫　康　李　伟　李存孝
　　　　　　李晓祥　宋　扬　张　瑞　张小平　武圣达
　　　　　　胥　云　袁一方　钱　澍　高全有　郭卫东
　　　　　　郭时空　董　鑫　鲍小明　薛为高

名誉主编简介

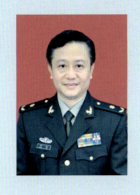

周跃，陆军军医大学（第三军医大学）新桥医院骨科主任，三级教授，主任医师，博士研究生导师。从事脊柱外科基础研究与临床诊疗工作三十余年，重点研究微创脊柱外科技术，临床经验丰富。累计在国内率先开展30多项微创脊柱外科新技术，引领着国内微创脊柱外科技术的发展，被业内专家誉为"中国脊柱微创创始人"之一。目前担任国际微创脊柱外科学会（ISMISS）副主席及候任主席，世界华裔骨科学会副会长，海峡两岸交流学会副会长，国际矫形与创伤外科学会（SICOT）中国部微创脊柱外科分会会长，亚太微创脊柱外科学会委员，中国医师协会骨科医师分会第四届委员会副会长、脊柱微创专委会主任委员，中国医师协会内镜医师分会第三届委员会副会长、脊柱内镜专委会主任委员、质量管理与控制专委会副主任委员，重庆市医师协会骨科医师分会第一届委员会会长，海峡两岸医药卫生交流协会骨科分会副主任委员、微创专业委员会主任委员，中国康复医学会脊柱脊髓损伤专委会副主任委员，国际脊髓学会中国脊髓损伤学会副主任委员，中国康复医学会脊柱脊髓损伤专业委员会微创脊柱外科学组第三届组长，全军骨科学会脊柱外科分会副主任委员、脊柱微创学组主任委员等30多个学术职务；同时担任《中国脊柱脊髓杂志》副主编、《中国微创外科杂志》副主编、《骨科》杂志副主编、《TSJ中文版编委会及骨质疏松专刊》副主编、《J Orthopaedic and Research》编委、《J Biomaterial》编委、《Spine》中文版编委、《中华医学杂志》英文版编委、《中华外科杂志》编委、《中华骨科杂志》编委、《中华创伤杂志》编委等27个期刊职务。

主编简介

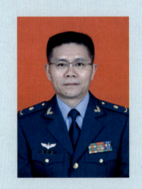

钱济先，空军军医大学（第四军医大学）唐都骨科医院院长、骨科主任，主任医师，教授，博士研究生导师，是国内较早开展脊柱微创治疗的专家之一。国际矫形与创伤外科学会（SICOT）中国部微创脊柱外科学会副主任委员，SICOT中国部数字骨科学会第一届委员会常务委员，SICOT中国部脊柱分会委员，中国医师协会骨科医师分会第四届委员会委员、脊柱微创工作委员会副主任委员，中国医师协会内镜医师分会常务委员、第一届脊柱内镜专委会副主任委员，中国医师协会疼痛科医师分会脊柱疼痛专委会委员、脊柱疼痛微创工作组副组长，中国医药教育协会脊柱分会微创脊柱外科工作组副主任委员，中华医学会骨科学分会微创外科学组委员，中国康复医学会脊柱脊髓损伤专业委员会委员，全军骨科学会委员、微创学组副组长，中国医学促进会骨科疾病防治专业委员会脊柱内镜学组委员，中国医师协会骨科医师分会脊柱内镜专家委员会委员，国家卫健委内镜规范管理项目专家，陕西省康复医学会脊柱脊髓损伤专业委员会副主任委员，陕西省骨科学会委员，陕西省脊柱外科学会常务委员、微创学组组长，《中华全科医学杂志》副总编，《中国矫形外科杂志》《脊柱外科杂志》编委。专业特长：微创脊柱外科，年均完成脊柱手术500台。连续3年被《中国名医百强榜》推选入微创脊柱外科TOP10。

序言 Preface

中国微创脊柱外科技术发轫于20世纪末，二十余年史海钩沉，感慨良多。作为该领域的亲历者、见证人，也是与国内微创外科精英们并肩奋斗、锐意进取的先行者，闻见微创脊柱外科事业在华夏大地春华秋实，硕果满枝，我不可不谓心生骄傲，欣慰拂面。

钱济先教授是脊柱外科的老兵，更是微创脊柱外科专业领域的高手。与其认识十余年，除了学术上的交流，以道会友，我们业已成为微创脊柱外科朋友圈的重要成员。十分高兴接受钱济先教授的邀约，为《脊柱微创精选病例解析》一书作序。之前，通过频仍的学术往来，知悉钱教授微创学术建树显要，成绩丰厚，今日读阅病例解析书稿，更得以纵览钱教授及其团队工作积累的厚实和前卫。

本书立意微创脊柱外科新技术，集纳丰富翔实的临床病例资料，门类相当齐备，技术应用娴熟。书稿较为全面地提供了脊柱介入、内镜、经皮螺钉固定和微创通道技术的代表性病例资料，以及显微镜辅助通道技术和计算机辅助导航技术临床应用实例。以实战实况为特色，详尽叙述了病例信息、诊疗思路、手术方案、手术过程、随访资料，并开创性增添了讨论与思考章节。开篇明义，形式新颖，图文并茂，实操精到。对于脊柱外科同道，尤其是微创脊柱外科医生，此书将是观摩借鉴的良好范本。对于年轻的脊柱外科医生，无疑是学习认识微创脊柱外科技术的生动事例和精要读物。

祝愿我国微创脊柱外科事业人才辈出，更上高楼。

周跃

二〇一九年五月

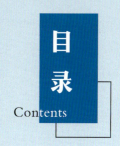

目录 Contents

第1章 脊柱介入技术 /1

一、PVP 和 PKP 技术 /1

病例一 胸8椎体压缩性骨折后路经皮椎体成形术 /2

病例二 PVP 治疗腰椎骨质疏松性压缩性骨折 /4

病例三 后路经皮椎体成形术治疗腰1椎体血管瘤 /6

病例四 PVP 前方渗漏 /9

病例五 PVP 治疗胸椎骨质疏松性压缩性骨折水泥拖尾 /10

二、椎间盘造影术 /12

病例六 椎间盘造影联合微创经椎间孔腰椎间融合内固定术（MI-TLIF）治疗椎间盘源性腰痛 /13

病例七 椎间盘造影联合微创斜外侧椎间融合内固定术（MI-OLIF）治疗椎间盘源性腰痛 /16

三、椎间盘激光修复技术 /22

病例八 弱激光修复技术治疗腰椎间盘突出症 /23

病例九 弱激光修复治疗腰椎间盘突出症 /27

病例十 弱激光椎间盘修复术治疗颈型颈椎病 /30

四、选择性神经根阻滞术 /32

病例十一 神经根阻滞术治疗神经根型颈椎病 /33

病例十二 神经根阻滞联合侧路内镜治疗腰椎间盘突出症 /36

病例十三　神经根阻滞术治疗腰椎间盘突出症　/40

五、小关节源性腰痛的介入治疗　/43

　　病例十四　腰椎失稳症后路背内侧支阻滞术　/44

　　病例十五　脊神经背内侧支阻滞治疗腰椎小关节源性疼痛
　　　　　　　/48

　　病例十六　背内侧支阻滞术诊治腰椎失稳症　/51

第2章　脊柱内镜技术　/57

一、经椎间孔入路脊柱内镜技术　/58

　　病例一　经皮椎间孔镜下椎间孔扩大成形、髓核摘除、神
　　　　　　经探查松解术治疗邻椎病　/58

　　病例二　经皮椎间孔镜治疗极外侧型腰椎间盘突出症　/65

　　病例三　经皮椎间孔镜治疗游离型腰椎间盘突出症　/71

　　病例四　经皮椎间孔镜下椎间孔扩大成形、神经探查减压、
　　　　　　髓核摘除术治疗腰椎间盘突出症　/78

　　病例五　经皮椎间孔镜下椎间孔扩大成形（Zessys 通道）、
　　　　　　髓核摘除、神经探查松解术治疗腰椎间盘突出症
　　　　　　/83

　　病例六　经皮椎间孔镜下椎间孔扩大成形、髓核摘除、神
　　　　　　经探查松解术治疗极外侧型合并中央型腰椎间盘
　　　　　　突出症　/89

二、经椎板间入路脊柱内镜技术　/95

　　病例七　经椎板间入路椎间孔镜治疗腰椎间盘突出症　/95

三、脊柱内镜 Key-hole 技术　/101

　　病例八　经皮内镜后路椎板开窗，髓核摘除，神经探查松
　　　　　　解术（Key-hole）治疗神经根型颈椎病　/101

　　病例九　颈椎后路内镜下探查减压、髓核摘除术　/106

四、大通道（Delta）脊柱内镜技术　/109

　　病例十　经皮内镜下椎板间入路开窗减压，神经探查松解

术（Delta 内镜下开窗减压）治疗腰椎管狭窄症 /109

第 3 章　脊柱螺钉固定技术 /117

一、经皮椎弓根螺钉技术 /118
病例一　后路经皮椎弓根螺钉固定治疗双节段腰椎骨折 /118
病例二　后路经皮椎弓根螺钉固定治疗腰椎骨折 /122
病例三　后路经皮椎弓根螺钉固定治疗腰椎骨折 /126
病例四　经皮椎弓根螺钉治疗腰椎爆裂性骨折 /130

二、皮质骨轨迹（CBT）螺钉技术 /133
病例五　CBT 技术应用于高髂棘的 L5/S1 融合 /133
病例六　MIDLF 治疗腰椎间盘突出症 /137
病例七　经皮 CBT 治疗腰椎布氏菌感染 /141
病例八　OLIF 结合经皮 CBT 治疗腰椎滑脱伴骨质疏松症 /148

第 4 章　脊柱微创通道技术 /153

一、通道下显微内镜椎间盘切除术 /154
病例一　腰椎间盘突出症疼痛导致后凸畸形 /154

二、通道下微创经椎间孔腰椎间融合术（MI-TLIF） /159
病例二　MI-TLIF 治疗邻近节段退变 /159
病例三　腰椎间盘突出症术后复发行 MI-TLIF 翻修术 /163
病例四　腰椎滑脱症合并隐匿性颈椎病的治疗 /167
病例五　MI-TLIF 单侧入路双侧减压治疗腰椎滑脱伴腰椎管狭窄症 /173

三、通道下微创斜外侧入路椎间融合术（MI-OLIF） /175
病例六　MI-OLIF 在腰椎翻修手术中的应用 /175

病例七　双节段 OLIF 治疗腰椎失稳症　/179

病例八　MI-OLIF、后路通道下椎板开窗减压治疗腰椎管狭窄症　/182

病例九　MI-OLIF 治疗腰椎退变性侧弯　/186

病例十　MI-OLIF 治疗双节段腰椎管狭窄症　/189

第 5 章　显微镜辅助技术　/195

一、显微镜辅助通道下椎间盘切除术　/196

病例一　显微镜辅助通道下髓核摘除治疗腰椎间盘突出症　/196

病例二　显微镜辅助通道下髓核摘除结合纤维环修复治疗腰椎间盘突出症　/199

二、显微镜辅助扩张通道下 MI-TLIF 技术　/203

病例三　显微镜辅助通道下 MI-TLIF 治疗极外侧型腰椎间盘突出症　/203

病例四　显微镜辅助通道下 MI-TLIF 治疗椎间融合器移位　/209

病例五　显微镜辅助 ZISTA 通道下 MI-TLIF 治疗高位腰椎间盘突出症　/213

病例六　显微镜辅助 ZISTA 通道下 MI-TLIF 治疗腰椎管狭窄症　/218

三、显微镜辅助颈椎前路手术　/222

病例七　显微镜辅助颈前路 ACDF 术　/222

病例八　显微镜辅助颈前路 ACDF 内固定术　/225

病例九　显微镜辅助颈前路双节段 ACDF 内固定术　/229

病例十　显微镜辅助颈前路三节段 ACDF 内固定术　/233

病例十一　显微镜辅助颈前路 ACCF 治疗颈椎病（脊髓型）　/238

病例十二　显微镜辅助颈前路 ACCF 治疗颈椎骨折　/242

四、显微镜辅助椎管占位切除术　/245

　　病例十三　显微镜辅助治疗腰椎管内占位性病变切除术
　　　　　　　/245

　　病例十四　显微镜辅助下胸椎管蛛网膜囊肿的手术治疗
　　　　　　　/249

　　病例十五　显微镜辅助治疗胸椎管内占位性病变　/253

第6章　计算机辅助导航技术　/259

一、计算机导航辅助上颈椎手术　/260

　　病例一　计算机导航辅助寰枢关节复位、椎弓根螺钉固定、
　　　　　　自体髂骨植骨融合术　/260

二、计算机导航辅助颈椎 Key-hole 手术　/268

　　病例二　计算机导航辅助颈椎病经皮内镜下后路椎板开窗
　　　　　　减压、神经探查松解术（Key-hole 技术）　/268

三、计算机导航辅助脊柱内镜下腰椎间盘切除术　/277

　　病例三　计算机导航辅助经皮椎间孔镜下椎间孔扩大成形、
　　　　　　髓核摘除、神经探查减压术治疗腰椎间盘突出症
　　　　　　/277

四、计算机导航辅助 MI-TLIF 手术　/282

　　病例四　计算机导航辅助 MI-TLIF 治疗腰椎管狭窄症
　　　　　　/282

五、计算机导航辅助 MI-OLIF 手术　/289

　　病例五　计算机导航辅助下腰椎管狭窄症微创通道下侧前
　　　　　　方入路椎间融合术（MI-OLIF）　/289

缩略语表　/297

本书手术视频二维码

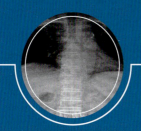

第1章 脊柱介入技术

一、PVP 和 PKP 技术

经皮椎体成形术（percutaneous vertebroplasty，PVP）是指在影像系统辅助下，利用穿刺针经皮肤、椎弓根穿刺至椎体内，注入骨水泥等椎体成形材料，达到缓解疼痛、恢复高度、增加椎体强度为目的的治疗方法。自 1987 年法国医师 Gailbert 首先报道了这一技术治疗海绵状血管瘤，其后成为治疗骨质疏松椎体压缩性骨折（osteoporosis vertebra compressed fracture，OVCF）的首选方法。1994 年美国医师 Reilay 通过增加一种可膨胀球囊，纠正椎体后凸后再注入骨水泥，即经皮椎体后凸成形术（percutaneous kyphoplasty，PKP），进一步扩大适应证范围。

由于 PVP 及 PKP 能迅速缓解脊椎血管瘤、骨髓瘤、溶骨性转移肿瘤和骨质疏松性椎体压缩性骨折引起的疼痛，且安全性较高，易被患者接受，已在临床广泛应用。临床上需严格把握适应证与禁忌证，规范操作，从而获得满意的疗效。

适应证

- 骨质疏松性压缩骨折引起的疼痛，保守治疗无效或严重影响日常生活。
- 良恶性骨肿瘤（如血管瘤、骨髓瘤及转移瘤）引起的骨破坏而存在骨折风险者。
- 疼痛性的椎体骨折伴有骨坏死。
- 不稳定的压缩骨折。
- 骨质疏松引起多节段椎体压缩骨折，并可能进而造成肺功能障碍，胃肠道功能紊乱或重心改变导致跌伤风险增加等。
- 骨折不愈合或囊性变。

禁忌证

- 椎体重度压缩性骨折（塌陷 >75%）。
- 椎板、椎弓根发生破坏。
- 骨折线越过椎体后缘或椎体后缘皮质骨已破坏（PKP 的相对禁忌证）。
- 严重的心肺功能障碍、凝血功能障碍。
- 伴有明确神经症状需行减压手术的患者。
- 成骨性转移性骨肿瘤。
- 年轻或无骨质疏松的患者。

优 点

- PVP 及 PKP 技术共同的优点有手术创伤小、时间短、止痛效果好、费用低廉。
- PKP 相对于 PVP 能更好地恢复脊柱后凸畸形，椎体稳定性更高、渗漏率低，但费用较高。

缺 点

- 无法完全避免术中骨水泥渗漏。
- 手术效果因操作手法、穿刺角度、骨水泥注入时机及骨水泥量等因素而变化。
- 因穿刺或水泥渗漏导致神经损伤。
- 术后相邻椎体易再发骨折。

病例一

胸 8 椎体压缩性骨折后路经皮椎体成形术

▶ 病例信息

基本信息：女性患者，72 岁，农民。

主诉：摔伤致胸背部疼痛 1 周。

现病史：患者 1 周前行走时摔倒出现胸背部疼痛，给予理疗、按摩、口服止痛药等保守治疗，症状略有缓解。完善胸椎 MRI 示：胸 8 椎体压缩性骨折。遂来我院就诊。

既往史：无异常。

专科检查：轮椅推入病房。胸椎屈伸活动受限。胸 8 椎体棘突及椎旁压痛、叩击痛阳性，余胸椎大致正常；双上下肢各关节主动、被动活动基本正常，双上下肢感觉基本正常；四肢腱反射正常；四肢病理征阴性。

评估：胸背部疼痛视觉模拟量表（VAS）评分 7 分。

辅助检查：图 1~图 3。

诊断：

（1）胸 8 椎体压缩性骨折。

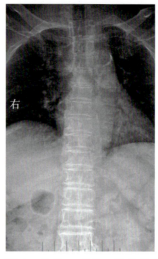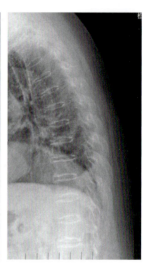

图 1　胸椎 X 线片：胸椎退行性改变，胸 8 椎体变扁。

（2）骨质疏松症。

▶ 诊疗思路

根据患者病史、平肩暴力导致的胸背部疼痛，以及术前查体、辅助检查，胸 8 椎体的骨质疏松性骨折，在完善相关检查排除转移瘤后，单纯的椎体骨质疏松压缩性骨折可考虑行胸椎椎体成形术。其目的是缓解疼痛、强化椎体、早期下地活动锻炼。

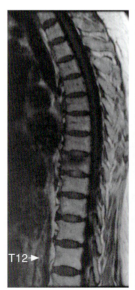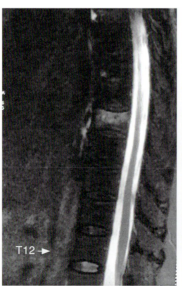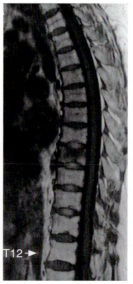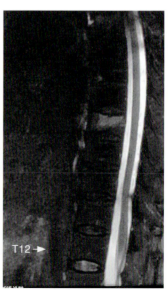

图 2　胸椎 MRI：T2 高信号，T1 低信号，椎体变扁，胸 8 椎体压缩性压缩性骨折。

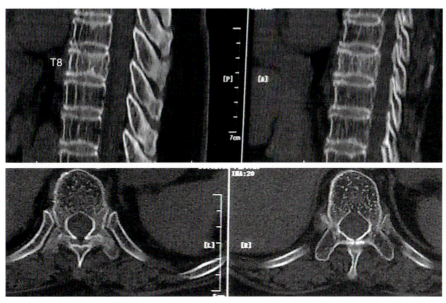

图3 胸椎CT片：胸8椎体变扁压缩，骨质疏松。

▶ **手术方案**

胸8椎体后路经皮成形术。

▶ **手术过程**

全麻成功后，患者俯卧位。G型臂透视确定体表穿刺点，定位胸8椎体双侧椎弓根，并做好标记，常规皮肤消毒，铺无菌巾，取胸8椎体平面棘突旁2cm处，分别做一0.5cm小切口，在G型臂机监视下，穿刺针经双侧椎弓根穿入胸8椎体中央，见位置满意，调好骨水泥，各自缓慢注入3ml，正侧位片透视见胸8椎体骨水泥分布良好（图4），无骨水泥渗漏，敷贴遮盖伤口，术毕。

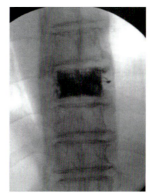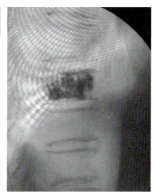

图4 术中透视。

▶ **术后结果**（图5）

▶ **讨论与思考**

影像学检查提示胸8椎体压缩性骨折合并骨质疏松；PVP经皮穿刺通过椎弓根或椎弓根外途径向病变椎体内注入骨水泥，采用以达到增加椎体强度和稳定性、防止塌陷、缓解疼痛为目的的微创脊椎外科技术，同时在一定程度上也可恢复椎体的部分高度。

骨质疏松性骨折的特点：①骨重建异常、

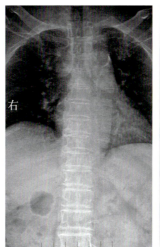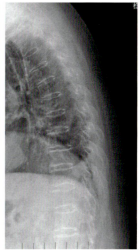

图5 术后第1天：胸背部疼痛较前缓解，胸背部疼痛VAS评分2分。

骨折愈合过程缓慢，恢复时间长，易发生骨折延迟愈合甚至不愈合；②同一部位及其他部位发生再次骨折的风险明显增大；③骨折部位骨量低，骨质量差，且多为粉碎性骨折，复位困难，不易达到满意效果；④内固定治疗稳定性差，内固定物及植入物易松动、脱出，植骨易被吸收；⑤多见于老年人群，常合并其他器官或系统疾病，全身状况差，治疗时易发生并发症，增加治疗的复杂性。固定、功能锻炼和抗骨质疏松治疗是治疗骨质疏松性骨折的基本原则。

经皮椎体成形术具有创伤小、手术时间短、能快速彻底缓解患者症状及防止并发症、加强椎体、减轻塌陷椎体压力的特点，对于骨质疏松性骨折患者是一种非常好的治疗方法[1-3]，同时可预防严重不良事件，包括由于骨水泥从骨中漏出而导致的脊髓或神经根受压，骨水泥渗漏到血液中引起肺栓塞，以及肋骨骨折、骨骼感染、脊柱后方结构损伤可能导致的脑脊液漏、麻醉并发症和死亡。

参考文献

[1] Barr J D, Barr M S, Lemley T J, et al. Percutaneous vertebroplasty for pain relief and spinal stabilization[J]. Spine, 2000, 25(8): 923–928.

[2] Buchbinder R, Golmohammadi K, Johnston RV, et al. Percutaneous vertebroplasty for osteoporotic vertebral compression fracture[J]. Cochrane Database Syst Rev, 2015, (4): CD006349.

[3] Wang H, Sribastav SS, Ye F, et al. Comparison of percutaneous vertebroplasty and balloon kyphoplasty for the treatment of single level vertebral compression fractures: a meta-analysis of the literature. Pain Physician, 2015, 18(3): 209–222.

病例二

PVP 治疗腰椎骨质疏松性压缩性骨折

▶ 病例信息

基本信息：女性患者，69 岁，农民。

主诉：腰背部疼痛伴活动受限 2 个月。

现病史：患者于 2 个月前无明显诱因感腰背部疼痛，卧床休息后缓解，翻身、活动后加重。当地医院给予卧床休息、口服止痛药物治疗后症状改善不明显。

既往史：无特殊。

专科检查：步入病房，腰椎活动明显受限。腰 2 椎体棘突压痛、叩击痛阳性。四肢其余查体未见异常。腰背痛 VAS 评分 7 分。

辅助检查：图 1~ 图 3。

骨密度：腰椎 T 值 –3.2。

诊断：腰 2 椎体骨质疏松性压缩性骨折。

▶ 诊疗思路

根据患者病史、术前体检、辅助检查，腰 2 椎体骨质疏松性压缩性骨折诊断明确。

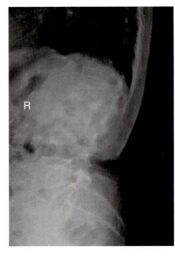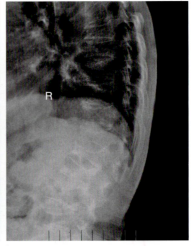

图 1 胸腰椎 X 线片：胸腰椎骨质增生、骨质疏松，腰 2 椎体压缩性改变。

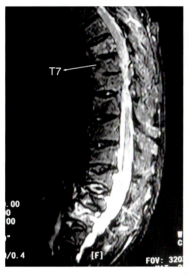
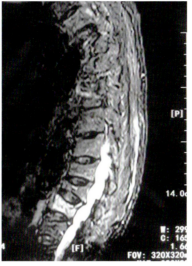

图 2　腰椎 MRI：腰 2 椎体压缩骨折。

图 3　腰椎 CT 片：腰 2 椎体压缩性改变。

▶ **手术方案**

腰 2 椎体骨质疏松性压缩性骨折后路经皮椎体成形术。

▶ **手术过程**

术前行透视机下体表定位腰 2 椎体右侧椎弓根位置，标记笔标记术区。常规术区消毒铺巾，局部麻醉满意后，行腰 2 椎体棘突旁右侧标记点处用尖刀纵行切开皮肤、皮下组织及筋膜层，切口长约 2mm；穿刺针探及腰 2 右侧关节突关节并给予初步定位穿刺，G 型臂透视见位置满意后将穿刺针进及满意深度。待骨水泥达到注入条件后，边退工作通道边分别注入骨水泥约 4ml。透视见骨水泥弥散良好。切口彻底止血后，无菌敷料包扎固定，结束手术。患者俯卧于手术床 15min 后返回病房。

▶ **术后结果**（图 4~图 6）

术后第 2 天：腰背痛 VAS 评分 1 分。

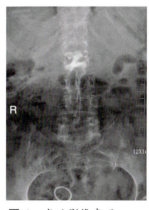
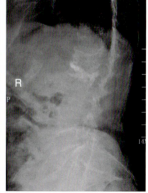

图 4　术后影像表现。

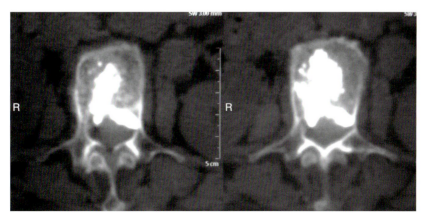

图 5　术后影像表现。

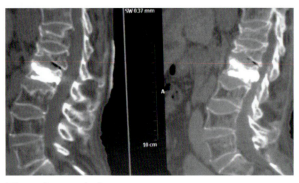

图6 术后X线片。

▶ **讨论与思考**

胸腰椎骨质疏松性压缩性骨折是临床工作中非常常见的一类病症，目前临床治疗的关键问题应该包括骨质疏松性压缩性骨折的鉴别诊断。对于考虑行骨质疏松性压缩性骨折诊断的患者，应该警惕感染性疾病、肿瘤及继发性骨质疏松的鉴别诊断，避免误诊误治的情况出现。其中炎性因子、血钙、血磷、碱性磷酸酶等临床检验应该作为常规的鉴别诊断依据。如碱性磷酸酶异常升高伴高血钙、低血磷可能考虑甲状旁腺功能亢进；肿瘤相关的疾病可能引起碱性磷酸酶升高；单纯疏松的患者血钙、磷、碱性磷酸酶应该处于正常水平，或者因骨折而出现碱性磷酸酶轻度升高等。另外，骨转换指标如Ⅰ型原胶原氨基端前肽（P1NP）、Ⅰ型胶原羧基端肽（CTX）也能为骨质疏松症的鉴别诊断提供有意义的参考。

该患者因椎体骨质疏松性压缩性骨折保守治疗效果不佳，行椎体成形术治疗。该患者行椎体成形术骨水泥注射过程中出现了骨水泥向椎管内渗漏，虽然患者并未出现神经损伤症状，但骨水泥椎管内的渗漏确实可能会引起严重的神经并发症，应该尽量避免。

预防骨水泥渗漏的措施：术前仔细阅片了解治疗节段椎体后壁的完整情况，对于后壁骨折的患者尤其要严密监视水泥注射过程；熟悉骨水泥硬化的过程，选择合适硬度的时机进行注射，在追求骨水泥弥散效果的同时，避免稀薄的骨水泥过快移动；建议术中每注入0.5ml骨水泥摄片一次，实时了解骨水泥向后方的弥散情况，当骨水泥弥散至椎体后1/4时更需要谨慎操作。一旦术中确定骨水泥向椎管内的渗漏引起了患者神经损伤，应立即进行探查。

病例三

后路经皮椎体成形术治疗腰1椎体血管瘤

▶ **病例信息**

基本信息：男性患者，58岁，个体工商户。

主诉：反复腰背部疼痛发作4年余，加重20天。

现病史：患者4年前出现腰背部疼痛，反复发作，外院MRI示腰1椎体血管瘤。20天前无明显诱因腰背部疼痛加重，保守治疗后无明显缓解。来我院门诊就诊，遂收入院。

既往史：高血压病史10余年，口服药物控制血压。其余无异常。

专科检查：步入病房，走路平稳。腰椎屈伸活动受限。腰1椎体棘突及椎旁压痛阳性；四肢各关节主动、被动活动正常，四肢肌力、感觉正常；四肢腱反射正常；四肢病理征阴性。

评估：腰背部疼痛VAS评分7分。

辅助检查：图1~图2。

诊断：腰1椎体血管瘤。

▶ **诊疗思路**

根据患者病史、反复发作的腰部疼痛，以及术前查体、辅助检查，在完善相关检查排除新鲜骨折及转移瘤后，腰椎血管瘤诊断明确，可考虑行椎体成形术，其目的是缓解疼痛、强

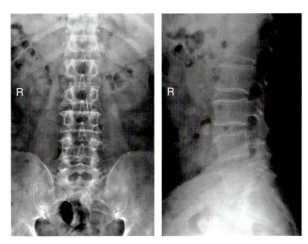

图 1　腰椎 X 线片：腰椎骨质增生。

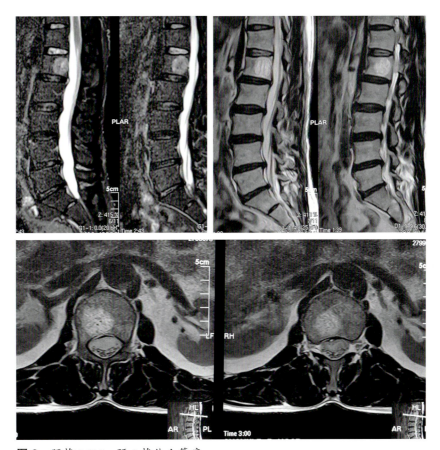

图 2　腰椎 MRI：腰 1 椎体血管瘤。

化椎体、早期下地活动锻炼。

▶ 手术方案

腰 1 椎体后路经皮成形术。

▶ 手术过程

全麻成功后，患者俯卧位。G 型臂透视确定体表穿刺点，定位腰 1 椎体右侧椎弓根，并做好标记，常规皮肤消毒，铺无菌巾，取腰 1 椎体平面棘突右侧 2cm 处，作一 0.5cm 皮肤切口，在 G 型臂监视下穿刺针经右侧椎弓根穿入腰 1 椎体中央偏右，见位置满意，调好骨水泥，缓慢注入 4ml，正侧位片透视见腰 1 椎体骨水泥分布恰好在血管瘤病灶区域，无骨水泥渗漏，敷贴遮盖伤口。术毕。

▶ 术后结果（图 3 ~ 图 5）

术后第 1 天：腰部疼痛较前明显缓解，腰部 VAS 评分 2 分。

▶ 讨论与思考

PVP 与 PKP 均属于椎体强化技术，通过注入骨水泥来增加椎体的强度与刚度，该技术最开始用于椎体血管瘤的治疗[1]，可快速缓解血管瘤引起的疼痛。目前，该技术已经普遍应用于椎体骨质疏松性骨折患者的治疗[2-3]，同时还适用于椎体骨髓瘤、椎体转移瘤引发的椎体骨折及椎体陈旧性骨折伴不愈合的病例[4]。大量临床研究表明，PVP 及 PKP 在缓解疼痛、改善功能和生活质量方面均取得了满意的临床疗效。此病例利用 PVP 治疗腰 1 椎体血管瘤，术后短期及长期随访效果良好，但对于血管瘤采用 PVP 治疗的大样本量研究目前还不多见。此外，术中要预防严重不良事件的发生，包括由于骨水泥从椎体漏出而导致的脊髓或神经根受压，骨水泥渗漏到血液中可引起肺栓塞，或损伤脊柱后方结构可能导致脑脊液漏，以及麻醉并发症甚至死亡[5]。

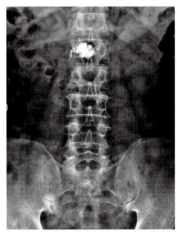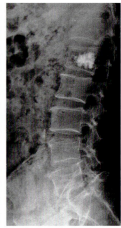

图 3 术后腰椎 X 线片：骨水泥位置及形态均良好。

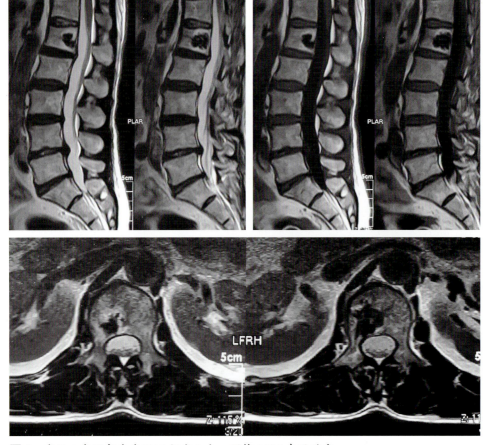

图 4 术后 1 年腰部疼痛 VAS 评分 0 分，腰椎 MRI 表现满意。

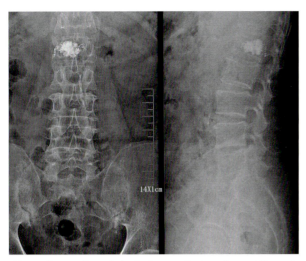

图 5　术后 3 年腰背部疼痛 VAS 评分 0 分，腰椎 X 线片显示良好。

参考文献

[1] Galibert P, Deramond H, Rosat P, et al. Preliminary note on the treatment of vertebral angioma by percutaneous acrylic vertebroplasty[J]. Neurochirurgie. 1987, 33: 166–68.

[2] Barr J D, Barr M S, Lemley T J, et al. Percutaneous vertebroplasty for pain relief and spinal stabilization[J]. Spine, 2000, 25(8): 923–928.

[3] Buchbinder R, Johnston R V, Rischin K J, et al. Percutaneous vertebroplasty for osteoporotic vertebral compression fracture[J]. Cochrane Database of Systematic Reviews, 2018,11: CD00634. DOI: 10. 1002/14651858. CD006349. pub4.

[4] The American College of Radiology. Practice guideline for the performance of vertebroplasty[S]. Revised, 2009 (Res. 25).

[5] Wang H, Sribastav S S, Ye F, et al. Comparison of percutaneous vertebroplasty and balloon kyphoplasty for the treatment of single level vertebral compression fractures: a meta-analysis of the literature[J]. Pain Physician, 2015, 18(3): 209–222.

病例四

PVP 前方渗漏

▶ 病例信息

基本信息：女性患者，76 岁，农民。

主诉：腰痛 2 个多月，加重伴活动受限 2 周。

现病史：患者于 2 个月前无明显诱因感腰部间断性疼痛，劳累后疼痛有所加重，休息后缓解。近日感疼痛加重，休息及保守治疗效果不佳。

既往史：无特殊。

专科检查：步入病房，左下肢轻度跛行。腰 2 至腰 5 棘间压痛（+），叩击痛（+）。四肢余查体未见异常。腰痛 VAS 评分 6 分。

辅助检查：骨密度示腰椎 T 值 −2.9（图 1~图 3）。

诊断：腰 2、腰 5 椎体骨质疏松性压缩性骨折。

▶ 诊疗思路

根据患者病史、术前体检、辅助检查，诊断明确。

▶ 手术方案

腰椎骨折后路经皮椎体成形术。

▶ 手术过程

术前行透视机下体表定位腰 2、腰 5 椎体双侧椎弓根位置，标记笔标记术区。常规术区消毒铺巾，局部麻醉满意后，行腰 2、腰 5 椎体棘

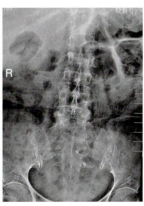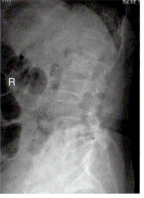

图 1　胸腰椎 X 线片：腰 2、腰 5 椎体压缩性改变。

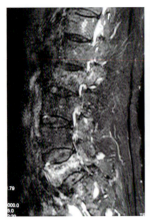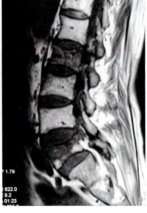

图2 腰椎MRI：腰2、腰5椎体压缩性改变，椎体信号改变。

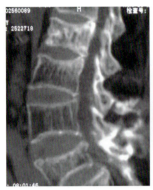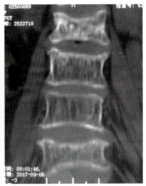

图3 腰椎CT片：腰2、腰5椎体压缩性改变。

▶ 术后结果（图4）

术后第2天：腰背痛VAS评分2分。

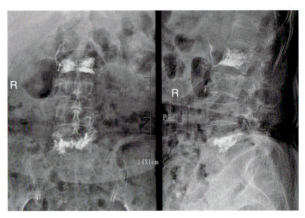

图4 术后照片。

▶ 讨论与思考

前瞻性研究表明，PVP术后常规行胸部CT检查，结果显示骨水泥肺栓塞的发生率高达23%（18/78）和26%（14/54），一般无症状，严重者可死亡。

椎体静脉收集椎体内静脉血流的回流，并在相邻椎体间有垂直的交通支相通。

预防措施：恰当选择适应证（椎体后壁尽量完整）；应有清晰的影像检测设备；灌注剂黏度要适度，推注压力不宜过大；提高穿刺技术，尽量避免穿破椎弓根内壁；注入骨水泥时机选择团状期初期；注射过程尽可能不间断进行监控；尽量单侧穿刺；注入骨水泥量适可而止，根据骨折压缩程度及复位情况决定；发现渗漏立即停止注射，勿存侥幸心理；尽量选择PKP；注意拍正位片。

突旁标记点用尖刀纵行切开皮肤、皮下组织及筋膜层，切口长约2mm。穿刺针探及关节突关节并给予初步定位穿刺，G型臂透视见位置满意后将穿刺针进及满意深度，插入工作通道后边退工作通道边分别注入骨水泥约4ml。透视见骨水泥弥散良好，腰2椎体前缘可见部分水泥沿前缘静脉渗漏，立即停止注射骨水泥。切口彻底止血后，无菌敷料包扎固定，结束手术。患者俯卧于手术床，15min后返回病房。

病例五

PVP治疗胸椎骨质疏松性压缩性骨折水泥拖尾

▶ **病例信息**

基本信息：女性患者，62岁，农民。

主诉：腰背部疼痛2周。

现病史：患者于2周前无明显诱因感腰背

部疼痛，卧床休息后缓解，翻身及劳动时加重。

既往史：2年前因摔伤致腰椎骨折，给予卧床休息保守治疗，恢复良好，10个月前，因胸椎压缩骨折，行椎体成形术治疗，术后恢复良好。

专科检查：轮椅推入病房，腰椎活动明显受限。胸12椎体棘突压痛、叩击痛阳性，无周围及双下肢放射痛。四肢其余查体未见异常。腰背痛 VAS 评分7分。

辅助检查：骨密度腰椎 T 值 –2.8（图1~图3）。

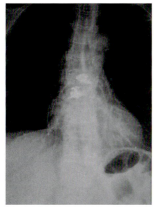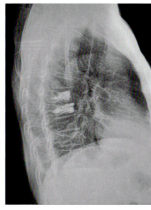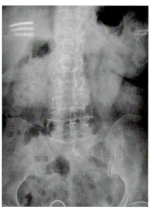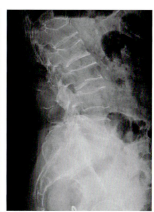

图1　胸腰椎 X 线片：胸腰椎骨质增生并骨质疏松，胸12椎体压缩性改变。

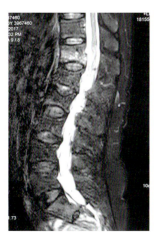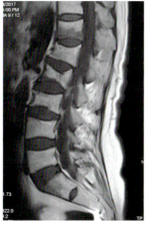

图2　腰椎 MRI：胸12椎体压缩骨折。

诊断：胸12椎体骨质疏松性压缩性骨折。

▶ **诊疗思路**

根据患者病史、术前体检、辅助检查，胸12椎体骨质疏松性压缩性骨折诊断明确。

▶ **手术方案**

胸12椎体骨质疏松性压缩性骨折后路经皮椎体成形术。

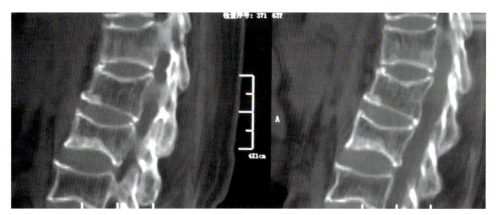

图3　腰椎 CT 片：胸12椎体压缩性改变，椎体后壁及上下终板完整。

▶ 手术过程

术前行透视机下体表定位胸12椎体右侧椎弓根位置，标记笔标记术区。常规术区消毒铺巾，局部麻醉满意后，行胸12椎体棘突旁右侧标记点用尖刀纵行切开皮肤、皮下组织及筋膜层，切口长约2mm；穿刺针探及胸12右侧关节突关节并给予初步定位穿刺，G型臂透视见位置满意后将穿刺针进及满意深度，插入工作通道后边退工作通道边分别注入骨水泥约4ml。透视见骨水泥弥散良好。切口彻底止血后，无菌敷料包扎固定，结束手术。患者俯卧于手术床，15min后返回病房。

▶ 术后结果（图4）

术后第2天：腰背痛VAS评分1分。

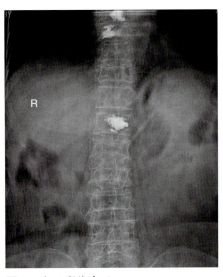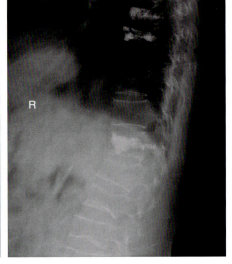

图4 术后影像表现。

▶ 讨论与思考

由于骨水泥独特的流动性及时间相关的凝固特性，在工作套管拔出过程中，可能会出现拖尾现象，为避免拖尾现象的出现，应在骨水泥注入完成后，拔除套管前应顺时针旋转套管，逆时针旋转内芯，防止拖尾出现。椎弓根的骨水泥拖尾对患者症状无明显影响，但是软组织内的水泥残留应该取出，避免患者出现不适症状。

二、椎间盘造影术

椎间盘造影术（discography）是指在透视引导下将造影剂注入椎间盘髓核内，通过观察髓核形态，判断椎间盘病理特点的一项技术。因椎间盘造影术可诱发或复制腰痛，近年来被广泛应用于椎间盘源性腰痛来源鉴别、破裂纤维环定位、腰椎融合节段选择等临床决策中。其原理通常被认为是椎间盘内压力骤然升高和造影剂本身的化学刺激共同作用于纤维环或椎体终板内的神经末梢而引起。然而，自1948年Lindbloom首次报道以来，作为一项侵入性诊断技术，其安全性和影像学相关性至今未完全明确，在临床应用中始终存在争议。

椎间盘造影术的结果与医师的操作和评价有明显相关性，因此在临床工作中，规范的操作和评价标准十分重要。

椎间盘造影操作规范：①术前患者精神处于平稳状态；②手术前后均填写疼痛量表；③最不可疑的椎间隙先于目标间隙进行穿刺；④责任节段出现阳性结果后，邻近节段应作对照组进行造影；⑤穿刺选择出现症状的对侧，并保证在髓核中心，避免针刺痛对结果的干扰；⑥避免因造影剂渗漏产生无关的疼痛刺激。

腰椎间盘造影术阳性确诊椎间盘源性腰痛必须满足以下标准：①产生与平时一致的疼痛，甚至达到疼痛复制；②疼痛VAS评分≥6分；③造影后有明确的形态学异常表现（通常为3级以上）；④注射压力/容量是判断腰椎间盘造影结果的独立指标；⑤有1个以上邻近的阴性对照椎间盘。

适应证

- 椎间盘源性腰痛诊断。
- 多节段椎间盘退变明确责任间隙。
- 臭氧、胶原酶、射频等介入治疗前检查。

禁忌证

- 造影剂过敏。
- 严重的凝血功能障碍。
- 穿刺节段感染或肿瘤。
- 孕妇。
- 椎间盘突出存在马尾症状者。

优　点

- X线透视或CT下可直接观察椎间盘内结构，了解椎间盘的病理特点。
- 复制疼痛可准确找到责任椎间盘。
- 联合椎间盘阻滞技术可降低假阳性率。

缺　点

- 由于推注速度快、压力过高易导致假阳性。
- 作为侵入性诊断，可能导致出血、感染、椎间盘炎、椎间盘退变加速。

病例六

椎间盘造影联合微创经椎间孔腰椎间融合内固定术（MI-TLIF）治疗椎间盘源性腰痛

▶ 病例信息

基本信息：男性患者，51岁，职员。

主诉：间断性腰痛10余年、加重1年。

现病史：患者10年前无明显诱因感腰部间断性疼痛，劳累后腰痛有所加重，无双下肢放射痛，卧床休息后症状稍缓解。近1年来感腰痛加重并向左臀部放射，疼痛呈间断性胀痛。保守治疗后症状未缓解、且进一步加重，步行时为甚，休息后可轻度缓解。

既往史：无异常。

专科检查：步入病房，左下肢轻度跛行步态。腰椎活动略受限。腰5、骶1棘突压痛、叩击痛阳性；腰5/骶1左侧椎旁叩击痛、并向左臀部放射。双侧梨状肌区压痛阴性；双侧股神经牵拉试验阴性；左侧直腿抬高试验阳性（60°），加强试验阳性；四肢其余查体未见异常。左下肢放射痛VAS评分4分，腰痛VAS评分7分，腰椎日本骨科协会治疗分数（JOA）评分5分。

辅助检查：图1~图3。

诊断：

（1）腰椎间盘突出症（L5/S1 MSU L1A）。

（2）椎间盘源性腰痛待排（L5/S1）。

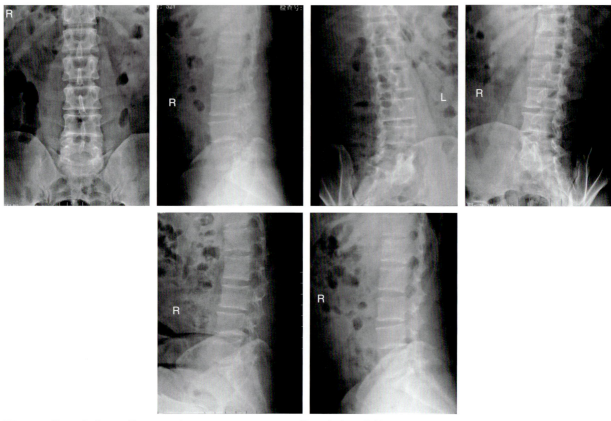

图 1 腰椎 X 线片：腰椎退行性变，腰 4/5、腰 5/骶 1 椎间盘病变待排除。

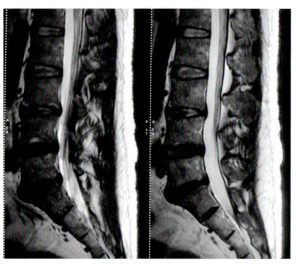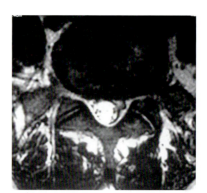

图 2 腰椎 MRI：腰 5/骶 1 椎间盘突出（偏左型）。

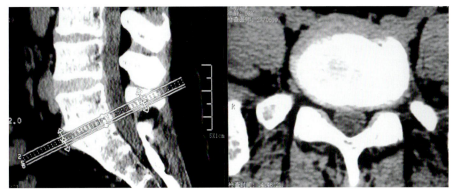

图 3　腰椎 CT 片：腰 5/ 骶 1 椎间盘突出（偏左型），关节突关节退变。

▶ **诊疗思路**

· 根据患者病史、术前体检、辅助检查，腰椎间盘突出症（L5/S1 左侧型）诊断明确。影像学提示腰 5/ 骶 1 椎间盘突出（向左）、考虑盘源性腰痛可能性大。为精确诊断，行椎间盘造影术。

· 诊疗操作主要步骤：透视定位腰 4/5、腰 5/ 骶 1 椎间隙及穿刺路径并标记；消毒铺巾；以 1% 利多卡因注射液 2ml 进针点逐层浸润麻醉。穿刺针到达腰 5/ 骶 1 椎间隙时，注入碘佛醇注射液 1ml 造影剂出现造影剂渗漏并复制出腰痛及左臀部放射痛（图 4）。腰 4/5 椎间盘造影呈阴性。因此，盘源性腰痛（L5/S1）诊断成立。

▶ **手术方案**

腰椎后路微创通道下神经探查减压、微创经椎间孔腰椎间融合内固定术（MI-TLIF）。

▶ **手术过程**

全麻成功后，患者俯卧位。于腰 5/ 骶 1 左侧距后正中线 3cm 作一纵行切口，长约 4cm。于椎旁肌间隙探及腰 5/ 骶 1 左侧关节突关节，安装逐级扩张通道。见关节突增生，关节间隙可辨认。截除腰 5/ 骶 1 左侧关节突关节。充分松解减压神经。处理腰 5/ 骶 1 椎间隙，植入自体骨粒，椎间融合器置入腰 5/ 骶 1 椎间隙。置入腰 5、骶 1 双侧椎弓根螺钉。术毕。

▶ **术后结果**（图 5）

术后 1 周：左下肢放射痛 VAS 评分 1 分；腰痛 VAS 评分 2 分。

▶ **随访资料**

术后 1 个月：

· 内固定位置良好。

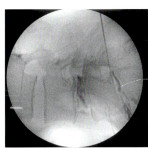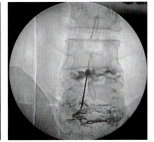

图 4　椎间隙造影。

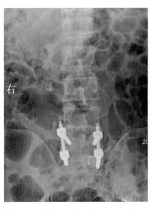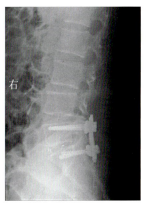

图 5　腰椎正侧位 X 线片：内固定位置良好。

·左下肢放射痛 VAS 评分 1 分，腰痛 VAS 评分 0 分。

·腰椎 JOA 评分 25 分；治疗改善率 83.3%。

术后 3 个月：左下肢放射痛 VAS 评分 0~1 分，腰痛 VAS 评分 0 分。

▶ 讨论与思考

盘源性腰痛以反复发作的腰痛为主要表现，脊柱纵向负荷加大时疼痛加重，久站、久坐、久行后疼痛加重，卧位休息后不能立刻完全缓解。盘源性腰痛患者 T2 像上椎间盘信号减弱，或称之为"黑间盘"信号影，提示椎间盘退变；伴或不伴有 T2 矢状位片椎间盘后侧正中邻近下一椎体上终板处小的圆形或卵圆形高信号区（high intensity zone，HIZ）。虽然仍然存在一些争议，椎间盘造影术仍是目前诊断椎间盘源性疼痛的主要检测手段，造影过程诱发出患者日常疼痛症状为阳性，被认为是目前椎间盘源性腰痛的诊断金标准。盘源性腰痛的治疗方法主要包括非手术治疗和手术治疗两种。

患者以腰痛症状为主，影像学检查示腰 4/5、腰 5/ 骶 1 间盘信号改变，不排除盘源性腰痛的可能。所以给予椎间盘造影以明确盘源性腰痛的诊断，通过观察能否诱发出与日常相同的疼痛症状，以此明确诊断。

对于融合治疗，我们的考虑是：①盘源性腰痛是患者目前的主观症状；②患者腰痛症状反复发作，保守治疗长期效果不佳；③患者中年男性，职员，自诉要承担繁重的体力劳动，主观诉求意愿强烈。

综上所述，为了达到缓解腰痛及神经根源性疼痛的目的，手术切除椎间盘后行椎间融合治疗。

病例七

椎间盘造影联合微创斜外侧椎间融合内固定术（MI-OLIF）治疗椎间盘源性腰痛

▶ 病例信息

基本信息： 男性患者，55 岁，农民。

主诉： 腰痛 10 余年，加重半年。

现病史： 患者于 10 年前从事重体力劳动后出现腰部疼痛，活动时加重，在当地行保守治疗后缓解。半年前腰痛加重，休息及保守治疗无效，门诊行腰椎动态位 X 线片提示：腰 4/5 失稳。

既往史： 高血压病 5 年，口服"酒石酸美托洛尔片"血压控制平稳。

专科检查： 身高 170cm，体重 79kg，BMI 27.3kg/m²。步入病房。脊柱外观无畸形，生理性弯曲存在。腰 4、5 棘突及双侧椎旁压痛阳性，腰椎屈伸活动时疼痛明显。双上肢活动、感觉及血运正常。双侧直腿抬高及加强试验阴性。双侧梨状肌出口压痛阴性，双下肢股神经牵拉试验阴性。双下肢余查体未见明显异常。腰痛 VAS 评分 7 分；腰椎 JOA 评分 10 分。

辅助检查： 图 1~图 3。

诊断：

（1）腰椎失稳症（L4/5）。

（2）椎间盘源性腰痛。

（3）高血压 1 级。

▶ 诊疗思路

·明确腰痛来源：患者查体腰 4、5 棘突及双侧椎旁压痛阳性，腰椎屈伸活动时疼痛明显，动态位平片可见腰 4/5 椎间隙角度变化为 16°，考虑腰 4/5 椎间失稳。同时 MRI T2 加权相可见腰 4/5 椎间盘后缘局限性高信号区（HIZ），考

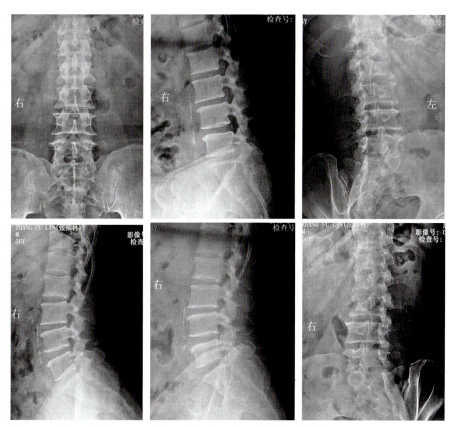

图1 腰椎X线片：腰4/5椎间隙失稳，过屈过伸位角度变化16°。

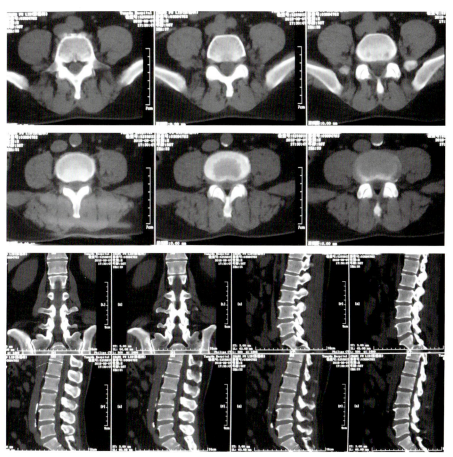

图2 腰椎CT片：L4/5和L5/S1未见明显增生钙化，无峡部骨折。

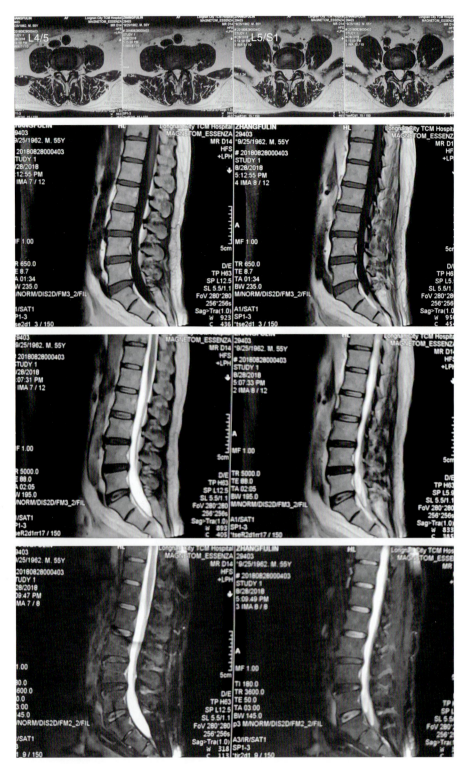

图3 腰椎MRI：T2加权相可见L4/5纤维环破裂，L4/5椎间盘突出。

虑该患者不除外同时存在盘源性腰痛可能。

· 为明确诊断，在局麻下行腰椎间盘造影术联合小关节封闭术（图4）。

· 患者腰4/5节段同时存在腰椎失稳及盘源性腰痛，保守治疗无效。融合固定远期效果良好。

▶ **手术方案**

腰椎侧前方入路椎间融合（OLIF）、经皮椎弓根螺钉内固定术。

▶ **手术过程**（图5）

患者右侧卧位，透视定位腰4/5椎间隙，体表标记投影位置。常规消毒铺单，于下腹部左侧前方行一约4cm斜行切口，逐层切开皮下及深筋膜，钝性分离腹外斜肌、腹内斜肌、腹横肌纤维及腹横筋膜。手指分离腹膜组织并将其推向腹侧，到达腰大肌前缘。于此处插入定位导杆，透视下确认腰4/5椎间隙无误后，安装逐级扩张通道，安装蛇形臂固定，连接通道光源，建立可扩张式工作通道。通道直视下切除腰4/5椎间盘，处理腰4/5椎间隙上下终板、准备植骨床。试模确定椎间融合器尺寸。生理盐水充分冲洗腰4/5椎间隙后，植入尺寸为12mm×55mm的椎间融合器。透视确认椎间融合器位置良好，椎间高度、腰椎生理曲度满意。生理盐水冲洗术区，撤除工作通道。切口内置穿刺型负压引流管1根。依次缝合筋膜、皮下、皮肤，无菌包扎。术毕。

▶ **术后结果**（图6）

术后第2天：腰痛VAS评分2分。

▶ **随访资料**（图7~图10）

· 内固定位置良好。

· 腰痛VAS评分0~1分。

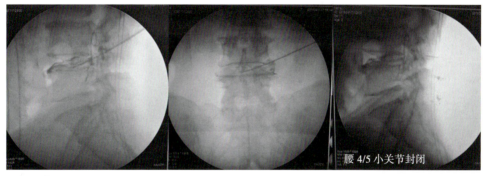

图4　穿刺至腰4/5椎间盘内并推入1.5ml造影剂（无明显阻力），可见造影剂渗漏入椎管，且同时完全复制出患者腰痛症状（VAS评分7分），盘源性腰痛诊断明确。应用0.125%利多卡因行腰4/5关节囊封闭，患者腰椎过曲过伸活动时腰痛VAS评分1分。

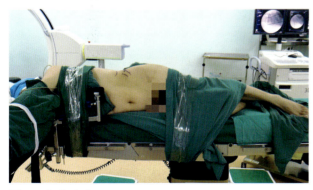
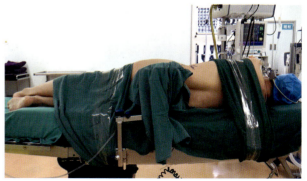

图5　术中照片。

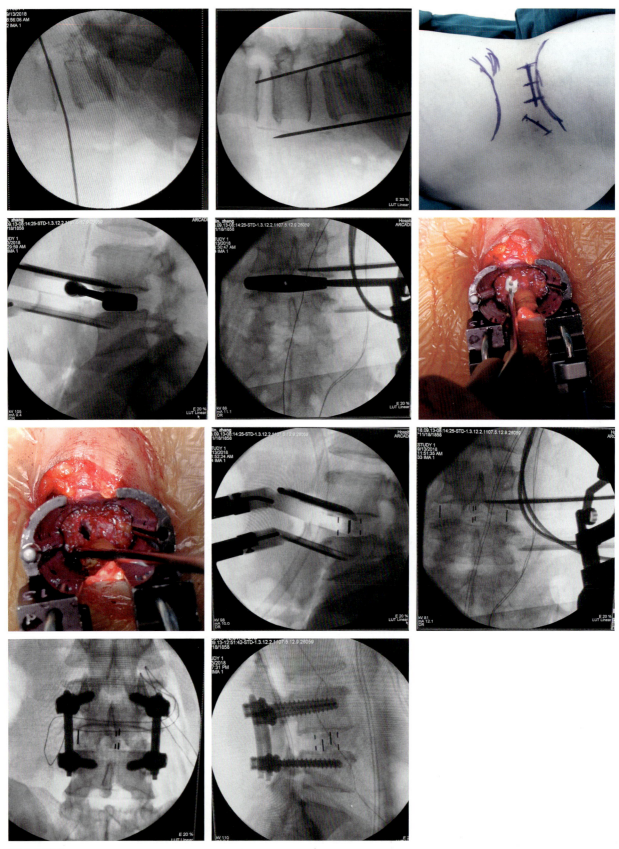

图 5（续）

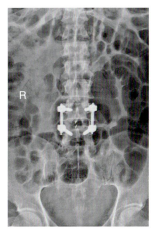 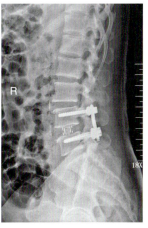 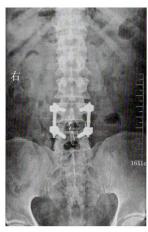 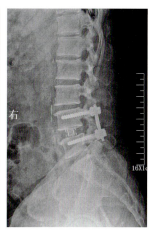

图 6　腰椎正侧位 X 线片：内固定位置良好。

图 7　术后 1 个月：内固定位置良好。

- 腰椎 JOA 评分 23 分，治疗改善率 68.4%。

术后 6 个月：

- 内固定位置良好。
- 腰痛 VAS 评分 0 分。
- 腰椎 JOA 评分 26 分，治疗改善率 84.2%。
- 椎间融合率 Bridwell 分级：Ⅰ级。

▶ **讨论与思考**

慢性腰痛是临床常见症状，80% 以上的腰椎疾病患者主诉中存在腰痛。对于腰痛的治疗，首先需明确腰痛来源。排除外伤、肿瘤、感染等因素引起的腰痛后，退变性疾病导致的腰痛原因主要有失稳、滑脱、小关节炎、盘源性、神经性等。

针对该患者，腰椎局部压痛阳性，动态位平片提示腰 4/5 失稳，MRI 提示腰 3/4 及腰 4/5

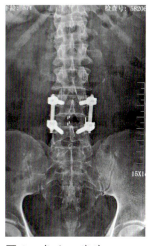 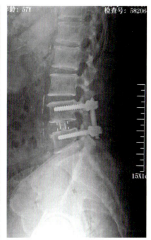

图 8　术后 X 线片。

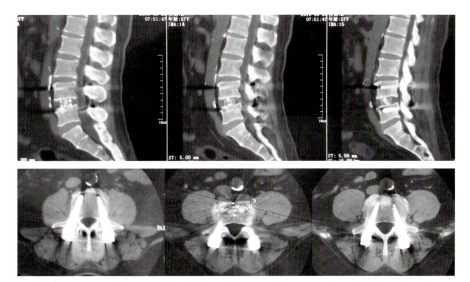

图 9　术后 CT 片。

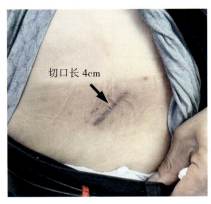

图10　术后瘢痕。

椎间盘退变突出，腰 4/5 椎间盘 HIZ 征阳性，为进一步明确诊断，透视引导下椎间盘造影及小关节封闭通常被认为是鉴别和诊断疼痛来源的"金标准"。操作过程中，椎间盘造影完全复制腰部疼痛，关节封闭可有效缓解活动时的腰痛症状，根据结果考虑患者腰椎失稳合并盘源性腰痛同时存在。

该患者慢性腰痛 10 余年，休息及保守治疗无效，手术治疗指征明确。手术方式方面，虽然局部介入或射频消融手术可暂时缓解临床症状，但患者 55 岁，农民，重体力劳动者，为取得良好的远期效果，我们认为融合固定手术为最佳选择。传统 PLIF 或 MI-TLIF 手术，均存在打开椎管、暴露神经、增加术中神经损伤、术后瘢痕粘连等手术风险。考虑患者无下肢神经症状，仅需行间接减压，经皮椎弓根螺钉固定即可达到满意的临床效果。综上所述，我们决定为患者实施腰椎侧前方入路椎间融合（OLIF）、经皮椎弓根螺钉内固定术。

OLIF 手术有别于传统手术的优势在于避免打开椎管，通过间接撑开椎间隙达到椎管减压目的，术中神经、血管损伤风险小，术后椎管内瘢痕形成及神经粘连发生率低；采用大号椎间融合器，椎间植骨充分，远期融合率高；后路经皮椎弓根螺钉置入，保护后方软组织结构，减少术后腰痛发生；手术时间短，术中出血少，术后引流量少。

该患者诊疗过程中的不足之处：根据腰椎间盘造影术阳性并明确诊断盘源性腰痛必须满足以下标准：①产生与平时一致的疼痛，甚至达到疼痛复制；②疼痛 VAS 评分≥ 6 分；③造影后有明确的形态学异常表现（通常为 3 级以上）；④注射压力/容量是判断腰椎间盘造影结果的独立指标；⑤有 1 个以上的阴性对照邻近椎间盘。近年来椎间盘造影术在诊断有效性和定位可靠性上存在争议，功能麻醉椎间盘造影（FAD）可有效提高准确率，但操作复杂，对椎间盘创伤较大。也可行椎间盘阻滞术进一步明确责任节段，避免假阳性发生。由于该患者椎间盘造影时可完全复制出腰部疼痛，关节封闭后疼痛明显缓解（VAS 评分 1 分）而未进行相邻节段对照检查，未排除腰 3/4 疼痛来源可能性。

三、椎间盘激光修复技术

椎间盘激光修复术（disc laser repair system，DLRS）是在局麻下穿刺针经过皮肤刺入目标椎间盘，然后导入光导纤维，手术中注入高渗 NaCl 溶液或等渗 NaCl 溶液，通过特定波长的低强度激光对髓核组织和注入的溶液产生作用，从而在纤维环内部产生热毛细效应和热塑效应，达到修复纤维环组织、治疗突出体并解除神经根压迫的一种微创介入技术。该技术是由俄罗斯巴甫洛夫医科大学著名神经外科专家萨恩德列·鲍里斯·伊里伊奇和影像学专家苏里亚津加·列夫·尼古拉耶维奇共同发明，这项技术结合了光子物理学、生物化学、神经外科学、矫形外科、生物医学、影像学等，并且总结了其他微创技术的特点。自 1990 年开始鲍里斯和列夫进行了大量的临床试验，1998 年鲍里斯和列夫通过总结常规微创疗法，并结合生物化学、激光医学等学科基本完善了椎间盘激光修复术，该技术于 2003 年获俄罗斯国家专利（专利号：2212916），2006 年获国际知识产权组织（PCT）认可，确定了技术的唯一性；经俄罗斯卫生部和国家高等专业教育机构批准，正式编入俄罗斯国家医学教材；根据俄罗斯巴甫洛夫医科大学对应用该技术的 386 例患者的 3 年随访统计，椎间盘激光修复术的有效率高达 96.9%。

适应证

- 椎间盘膨出、突出、脱出，正中央型、旁中央型椎间盘突出等，以及压迫 – 局部缺血性神经根病。
- Ⅰ~Ⅱ度椎骨运动节段不稳定。
- 颈、腰椎间盘源性疾病导致的疼痛综合征，经 3 个月以上保守治疗无效。
- 对外科手术没有明确适应证，对全身麻醉没有适应证。

禁忌证

绝对禁忌证：

- 根据辅助检查（X 线、CT、MRI 片等）判断为非椎间盘源性疾病和疼痛。
- 感染和精神疾病。
- Ⅱ度以上的脊椎不稳。
- 大面积尾侧脱垂（>5mm）或游离移位。

相对禁忌证：原发性椎管狭窄。

优点

操作简单、微创、并发症少、可有效修复椎间盘组织。

缺点

术后卧床及休息时间较长，可能导致椎间盘感染。

病例八

弱激光修复技术治疗腰椎间盘突出症

▶ 病例信息

基本信息：女性患者，27 岁，农民。

主诉：腰痛 7 个月伴左下肢疼痛 4 个月。

现病史：患者于 7 个月前出现腰背部持续性疼痛，4 个月前感左下肢疼痛，大腿后外侧及小腿后外侧疼痛明显，劳累后加重。给予理疗牵引等保守治疗，症状未见明显缓解。

既往史：无异常。

专科检查：步入病房、跛行步态。腰 5、骶 1 棘突压痛、叩击痛阳性，疼痛向左下肢放射。双侧梨状肌区压痛阴性。双侧股神经牵拉试验阴性。左侧直腿抬高试验阳性（45°），加强试验阳性。四肢余查体未见明显异常。左下肢放射痛 VAS 评分 6 分；腰痛 VAS 评分 2 分；腰椎 JOA 评分 5 分。

辅助检查：图 1~图 3。

诊断：腰椎间盘突出症（L5/S1 MSU L2AB）。

▶ 诊疗思路

根据患者病史、术前体检、辅助检查，腰椎间盘突出症（腰 5/骶 1，左侧中央偏左型）诊断明确。患者保守治疗无效，考虑手术治疗，治疗目的以神经减压为主。患者影像学检查提示椎间盘为包容性突出，常规射频、溶酶、脊柱内镜椎间盘摘除等手术治疗虽然均具有满意临床疗效，但均为创伤性治疗，存在术后长期椎间盘退变加速、关节间隙变窄等可能，弱激

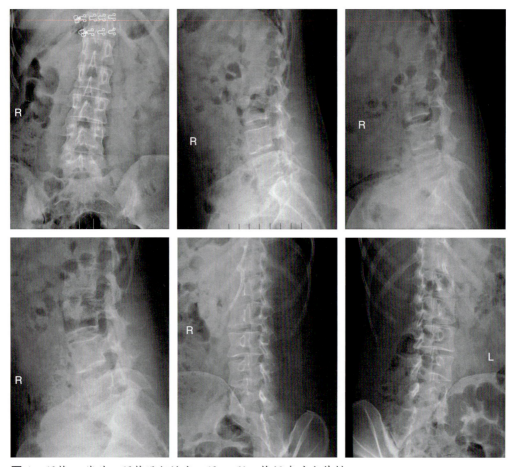

图 1　腰椎 X 线片：腰椎退行性变，腰 5/骶 1 椎间盘病变待排。

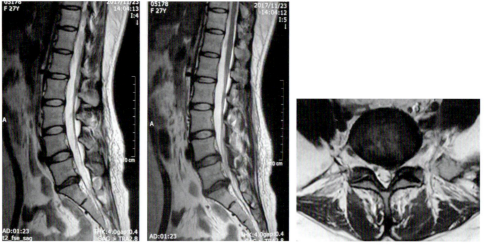

图 2　腰椎 MRI：腰 5/骶 1 椎间盘突出（左）。

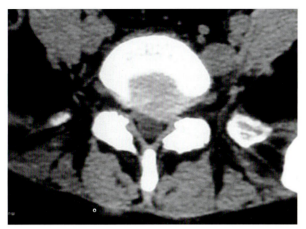

图3 腰椎CT：腰5/骶1椎间盘软性突出（左侧），无明显钙化。

光椎间盘修复术主要的治疗机制以椎间盘修复为主，考虑患者年龄因素，建议行弱激光间盘修复治疗。

▶ 手术方案

腰椎间盘突出症后路经皮激光修复术。

▶ 手术过程

患者右侧卧位于手术台，G型臂透视辅助下体表标记穿刺点，常规术区消毒，铺巾。以腰5/骶1椎间盘水平左侧椎旁2cm为穿刺点，用0.125%盐酸利多卡因注射液5ml行皮肤及肌肉局部浸润麻醉。麻醉显效后使用穿刺导针经穿刺点穿刺，经椎板窗达到腰5/骶1左侧椎间盘内。透视见穿刺导针位置及深度（1/3处）满意，沿导针将弯头套管针置入椎间盘，透视位置满意后拔出导针。测试激光光纤工作良好，套管针内注入约0.2ml生理盐水，沿套管针置入激光光纤，开启仪器，激光处理至光纤活动无阻力后拔出。顺时针旋转套管针90°，同前置入激光光纤进行处理（图4）。再次旋转套管针两次并处理后，再分别将套管针退至椎体后缘及突出物内进行处理同前，随后拔除光纤（图5）。询问患者自觉原下肢疼痛部位疼痛缓解，稍有酸胀感。术毕退出穿刺针，穿刺点加压包扎止血，安返病房。

▶ 术后结果

术后第2天：左下肢放射痛VAS评分2分；腰痛VAS评分1分。

▶ 随访资料

术后3个月：左下肢放射痛VAS评分1分；腰痛VAS评分0分。

▶ 技术简介

目前对于需要外科手段干预的腰椎间盘突出症，传统的标准治疗方式为显微单纯髓核摘除术，随着技术手段的发展包括椎间盘镜及经皮内镜技术也已被广泛地应用在腰椎间盘突出

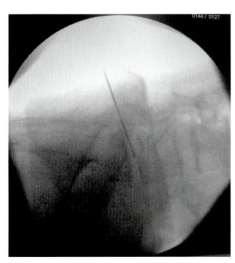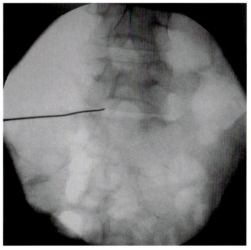

图4 术中照片一：术中对椎间盘组织进行激光修复处理。

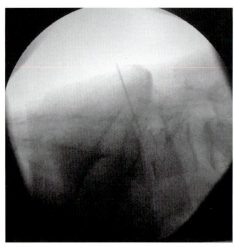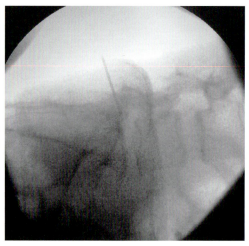

图5 术中照片二：术中分别将套管针退至椎体后缘及突出物内对椎间盘组织进行激光修复处理。

症的外科治疗中，这些治疗方式能够直接解除突出物对于神经的压迫，进而显著改善患者的临床症状。但在一定程度上也会破坏脊柱的稳定结构，增加脊柱退变风险。

腰椎间盘突出症介入治疗包括化学髓核消融法、激光消融、射频消融等方法，这些技术是利用髓核损毁的方式对椎间组织进行减容处理，减轻椎间盘突出对于神经组织的压迫，进而改善临床症状。对于经过严格适应证选择的患者——包容型椎间盘突出患者，这些技术具有良好临床效果的同时可进一步减少患者的创伤。然而，现有的介入治疗技术，依然基于利用理化技术手段破坏、损毁髓核组织，不可避免地促进椎间盘组织的退变，使椎间盘的正常功能产生不可逆的丧失。大量的临床观察数据也显示，部分患者术后出现了椎间盘高度的显著下降，或者退行性脊椎前移、无菌性脊椎关节盘炎等。这些长期观察都提示依靠损毁、破坏髓核的理化方式来针对腰椎间盘突出进行减容处理不利于正常椎间盘功能的保留，甚至可能加速椎间盘的退变。

所以不管是直接的经皮内镜、盘镜等微创髓核切除手术，还是利用理化手段进行椎间盘减容的介入治疗手段，均不能有效地阻止或者逆转腰椎间盘组织的退变。所以，依然缺乏更优越的针对包容性腰椎间盘突出症患者的微创治疗手段来改变椎间盘组织持续退变的病理过程。

近年来，低强度激光的生物刺激效应越来越引起人们的关注，研究发现低强度激光照射可通过促进胶原和蛋白多糖等细胞外基质的分泌，从而促进兔软骨细胞在营养缺乏的媒介中的增殖。这些研究提示了低强度激光对于低氧供组织可能的修复刺激作用，学者试图将低强度激光应用于腰椎间盘的修复中，而它与传统经皮激光髓核汽化术所使用的物理条件有着原则性的区别——传统激光技术使用波长 $\lambda=1.06$ 的大功率 Nd：YAG 激光。

椎间盘激光修复技术（DLRS）由巴甫洛夫国立医科大学教授、俄罗斯著名神经外科专家鲍里斯发明研究。椎间盘激光修复术是继化学溶核术、经皮椎间盘切除术和经皮激光椎间盘减压术之后微创治疗椎间盘突出症的又一项新进展。该项技术的特点是依靠低强度激光对生物组织、软骨细胞的刺激作用收到治疗效果，对破裂的纤维环起到修复作用，是一种非破坏性和非损伤性的治疗方法。它是在平均功率为3W的激光辐射作用下，在椎间盘-神经根压迫区域产生的热毛细效应。该技术能够最大限度保护椎间盘组织及周围生理结构。作为一种新型的介入治疗技术，其最佳的适应证依然是包容型的腰椎间盘突出症，目前的临床研究发现椎间盘激光修复术能够有效缓解患者的临床症状。

病例九

弱激光修复治疗腰椎间盘突出症

▶ **病例信息**

基本信息：女性患者，59岁，农民。

主诉：下肢疼痛麻木5个月，加重伴无力1个月。

现病史：患者于5个月前无明显诱因出现右侧臀部疼痛麻木，向小腿及足背放射。外院行保守治疗症状稍缓解。1个月前疼痛再次加重，保守治疗无缓解，右下肢行走时无力、跛行。

既往史：无异常。

专科检查：跛行步态。腰4~5棘突轻压痛、椎旁叩击痛阴性。右侧直腿抬高试验阳性（45°），加强试验阳性。右侧𧿹长伸肌肌力Ⅲ级，胫前肌肌力Ⅳ级，右侧小腿外侧及足背针刺痛觉减退，四肢余感觉及肌力正常。四肢腱反射正常，病理征未引出。右下肢放射痛VAS评分6分；腰痛VAS评分1分；腰椎JOA评分17分。

辅助检查：图1~图3。

诊断：腰椎间盘突出症（L4/5 MSU R1B）。

▶ **诊疗思路**

根据患者病史、术前体检、辅助检查，腰椎间盘突出症诊断明确。CT片可见腰4/5右侧椎间盘突出，神经根轻度受压。磁共振因扫描平面问题轴位未见明确突出，但矢状位可见椎间盘向后突出。患者下肢疼痛症状在平卧时可缓解，对开放手术存在顾虑。考虑到患者症状及实际情况，可行腰椎后路经皮椎间盘激光修复术，可缓解患者目前病情。

▶ **手术方案**

腰椎后路经皮椎间盘激光修复术。

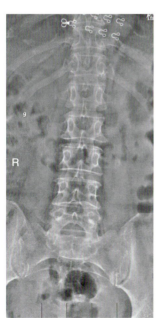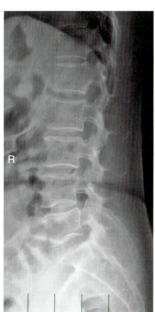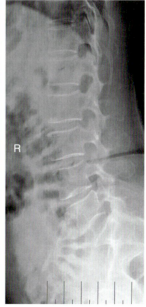

图1 腰椎X线片：腰4/5椎间盘突出待排除，腰椎退行性变。

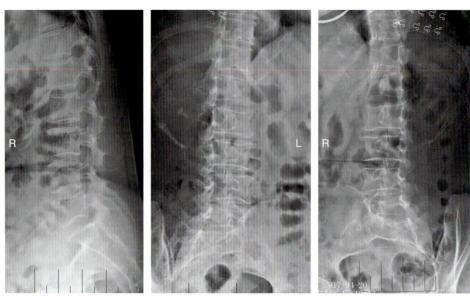

图 1（续）

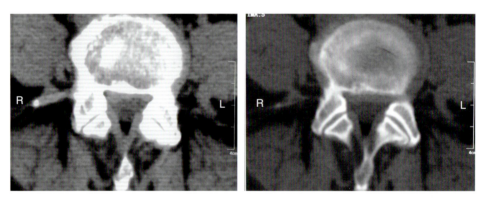

图 2　腰椎 CT 片：腰 4/5 椎间盘突出（中央偏右型），右侧神经根受压。

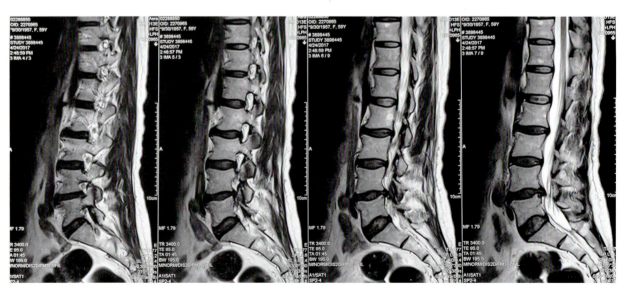

图 3　腰椎 MRI：腰 4/5 椎间盘突出（中央偏右型），右侧神经根受压。

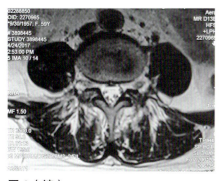
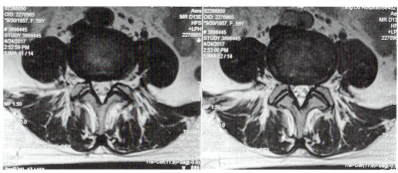

图 3（续）

手术过程

左侧卧位，常规术区消毒，铺巾。以腰 4/5 椎间盘水平、距后正中线右侧 3cm 为穿刺点，用 0.125% 盐酸利多卡因注射液逐层浸润麻醉。使用穿刺导针经穿刺点穿刺，经椎板窗进入腰 4/5 椎间盘内。透视见导针位置及深度满意，沿导针将弯头套管针置入间盘，拔出导针。测试激光光纤工作良好，套管针内注入约 0.2ml 生理盐水，沿套管针置入激光光纤，激光处理至光纤活动无阻力后拔出。顺时针旋转套管针 90°，同前置入激光光纤。再次旋转套管针两次同法处理后，拔出光纤，地塞米松注射液 0.5ml 注入椎间盘内。退出穿刺针，包扎。术毕。平车回病房保持俯卧位 3h。

术后结果（图4）

术后第 2 天：左下肢放射痛 VAS 评分 3 分，

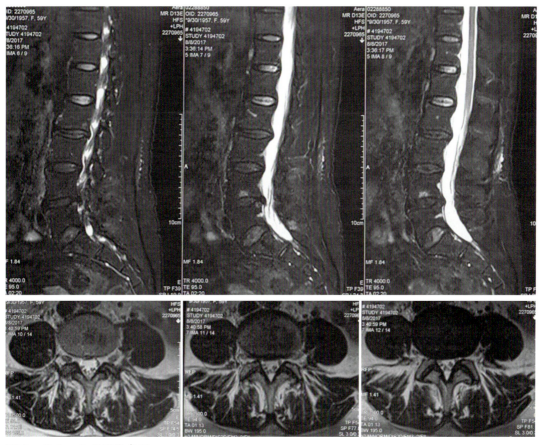

图 4　术后 3 个月影像表现。

腰痛 VAS 评分 0 分。

患者术后右下肢麻木及放射痛明显缓解，右侧踇长伸肌肌力Ⅳ级-、胫前及肌力Ⅳ级+。

▶ 随访资料

- 腰 4/5 椎间盘突出较前略缩小。
- 右下肢放射痛 VAS 评分 0~1 分，腰痛 VAS 评分 0 分。
- 腰椎 JOA 评分 26 分。

▶ 讨论与思考

患者 60 岁，对开放手术存在顾虑。影像学显示，腰椎矢状位 MRI 提示病变位于腰 4/5 节段，但轴位未见明确突出。CT 片提示突出较小，位于腰 4/5 右侧侧隐窝位置。关于手术方式主要有如下两种选择。

- 侧路椎间孔镜摘除突出髓核，同时可对侧隐窝区进行减压，松解神经。
- 激光修复技术行盘内减压，远期椎间盘再生修复，创伤小，恢复快，减少复发率。

我们的考虑：患者对开放手术存在顾虑，保守治疗无效，下肢肌力进行性下降，微创手术对其是一个良好的选择。由于患者 60 岁，腰椎间盘退变明显，椎间隙狭窄，椎间盘突出较小且为包容性，考虑侧路椎间孔镜需磨除部分关节，对纤维环破口无法修复，远期复发可能性高。与患者进行良好的沟通后，选择激光修复技术，创伤小（皮肤伤口为 1mm 针眼），恢复快，椎间盘修复后可有效降低复发风险。如激光修复手术失败，亦可二期再行椎间孔镜、MED、纤维环缝合等其他手术。激光修复技术需严格掌握手术适应证：①单纯髓核突出，包容性，无明显钙化；②无椎管狭窄、无腰椎失稳、无不稳定的Ⅱ度以上腰椎滑脱、无椎间隙塌陷、椎间盘退变 Pfirrmann 分级 ≤Ⅲ级。

病例十

弱激光椎间盘修复术治疗颈型颈椎病

▶ 病例信息

基本信息： 女性患者，47 岁，自由职业者。

主诉： 颈肩部疼痛伴右上肢疼痛不适半年。

现病史： 患者半年前无明显诱因出现颈部疼痛，并向右前臂放射，就诊于我院给予保守治疗，症状无明显缓解效果不佳，严重影响日常生活，给予收治入院。

既往史： 无特殊。

专科检查： 步入病房。脊柱外观无畸形，颈 5、6 椎体棘突及椎旁压痛，无叩击痛。右侧牵拉试验阳性，四肢感觉、运动、肌力正常；生理反射存在，病理反射未引出。上肢疼痛 VAS 评分 5 分；ODI 47%。

辅助检查： 图 1~图 2。

诊断： 颈椎病（C5/6 神经根型）。

▶ 诊疗思路

根据患者病史、术前体检、辅助检查，颈椎病（C5/6 神经根型）诊断明确。患者主要以单侧神经根压迫症状为主，应以局限性减压为主，尽可能选择微创手段并保留节段活动度。

▶ 手术方案

颈椎前路弱激光椎间盘修复术。

▶ 手术过程

患者仰卧于手术台，透视辅助下体表标记 C5/6 节段，常规术区消毒，铺巾，5% 利多卡因逐层麻醉生效后，沿左侧胸锁乳突肌内侧沿向深部推开内侧食管及外侧颈动脉，探及颈椎，导针穿刺至颈 5/6 椎间盘前 1/3 位置，沿导针将套管针置入椎间盘，透视位置满意后拔出导针

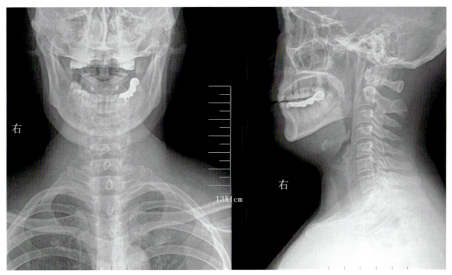

图1　颈椎X线片：颈5/6椎间间隙变窄，颈椎骨质增生。

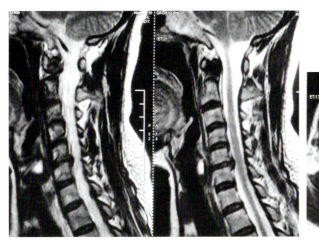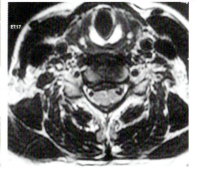

图2　腰椎MRI：颈5/6椎间盘突出。

（图3）。测试激光光纤工作良好，套管针内注入约0.2ml生理盐水，沿套管针置入激光光纤，开启仪器，功率2W的激光处理至光纤活动无阻力后拔出。更换套管为弯头套管针，同前置入激光光纤进行处理，顺时针旋转套管针90°，再次旋转套管针3次并处理后拔除光纤。术毕退出穿刺针，穿刺点加压包扎止血，安返病房。

▶ **术后结果**

术后1周：上肢疼痛VAS评分1分。

▶ **随访资料**

术后1个月：上肢疼痛VAS评分1分。

术后3个月：上肢疼痛VAS评分1分。

▶ **讨论与思考**

临床研究发现大部分神经根型颈椎病可以通过保守治疗显著改善症状，但对于部分患者保守治疗效果不佳，长期忍受疼痛、严重影响生活的患者应该考虑手术治疗。随着微创技术手段的革新，为我们的治疗提供了更多的选择。弱激光椎间盘修复术是一项非破坏性的治疗方法。俄罗斯学者的临床研究显示，对于部分颈椎病患者，其临床治疗效果满意，能够以较为微创的方式解决患者的临床症状。弱激光椎间

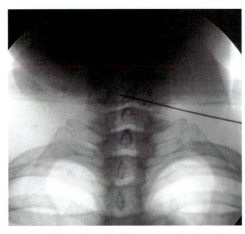 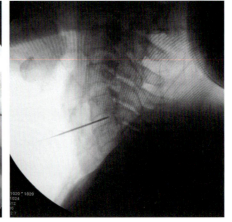

图3 术中照片：术中透视确认靶点位置。

盘修复术是基于弱激光与生物组织的相互作用发挥功能，主要包括生物热效应、生物光化效应、生物机械效应等。

弱激光椎间盘修复术的适应证尚无统一共识，但是目前学者认为经保守治疗无效的神经根型颈椎病是较佳的适应证，部分临床治疗效果不佳的患者往往存在适应证掌握不合适的情况。而在操作过程中，通常选择健侧穿刺入针，目的是穿刺方向指向突出物，并且整个操作应该在影像监视下进行，避免进入椎管、伤及周围的血管。

四、选择性神经根阻滞术

选择性神经根阻滞（selective nerve root block，SNRB）是在影像设备引导下，对可能引起神经根痛的病变神经根进行穿刺阻滞的微创技术，同时具有诊断和治疗的双重作用。1971年，Macnab首先报道在X线透视引导下使用造影剂显示神经根走行并注射利多卡因进行麻醉，使之与椎旁阻滞区别开来，真正确立了当代选择性神经根阻滞的方法。在临床上引起脊柱相关性疼痛的原因很多，常见的有椎间盘膨出及脊柱退行性变引起的机械性压迫，此外还有骨折、感染、肿瘤、脊柱术后或多种因素共同作用的结果。部分患者影像学检查结果与临床症状、体征不相吻合，在这种情况下，选择性神经根阻滞是寻找病变神经根的可靠手段。

诊断适应证

不典型腰腿痛；影像学表现和临床表现不符；肌电图和MR检查结果不确定或模棱两可；神经分布异常，如神经根联合或分叉变异；腰椎术后不典型腰腿痛；移行椎患者。

治疗适应证

神经根痛患者是其主要适应证，且影像学排除椎间盘脱出或肿瘤所致的根性疼痛，包括：影像学检查不明确或仅有轻微异常者；影像学检查有多节段椎间盘病变，但尚不需要手术治疗者；手术后患者重新出现难以解释的复杂疼痛；神经系统体检不确定者；要求短时间缓解疼痛的根性疼痛患者，如椎间盘脱出患者术前镇痛。

禁忌证

凝血功能异常；对注射液任何一种成分有严重过敏反应者；全身性感染或穿刺点皮肤感染；孕妇。

优点

创伤小；辅助鉴别责任间隙准确率高；兼具诊断和治疗的双重优势；与椎间孔硬膜外类固醇注射术（transforaminal epidural steroid injection，TFESI）相比，选择性阻滞准确性高，可降低高皮质醇血症、高血糖及水潴留的发生率，降低误入硬膜外腔、血管的风险，从而避免硬膜外感染和粘连。

缺点

结果受穿刺位置、阻滞药物剂量、弥散范围的影响；侵入性操作，存在感染、硬膜外血肿、神经根损伤等并发症。

病例十一

神经根阻滞术治疗神经根型颈椎病

▶ 病例信息

基本信息：女性患者，61岁，农民。

主诉：颈肩部疼痛2个月，右上肢放射痛3周。

现病史：患者于2个月前无明显诱因感颈部间断疼痛，并向右肩部放射，休息后症状无明显缓解，于当地医院行保守治疗略缓解。3周前上述症状加重并伴右上肢放射痛，保守治疗效果不佳，严重影响日常基本生活。

既往史：高血压病史10年，既往血压最高190/90mmHg，长期口服"苯磺酸氨氯地平片2.5mg，1次/日"。血压控制良好。

专科检查：步入病房。脊柱外观无畸形，颈4、5椎体棘突及椎旁压痛，无叩击痛，右侧臂丛牵拉试验阳性。双下肢感觉、运动、肌力正常生理反射存在，病理反射未引出。右上肢VAS评分5分；ODI 57%。

辅助检查：图1~图2。

诊断：

（1）颈椎病（C4/5神经根型）。

（2）高血压病3级。

▶ 诊疗思路

根据患者病史、术前体检、辅助检查，颈椎病（神经根型C4/5）诊断明确。影像学提示颈椎间盘突出（C4/5），于椎间孔区域压迫C5神经根。

▶ 手术方案

右侧颈5神经根阻滞术。

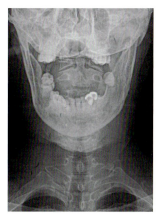
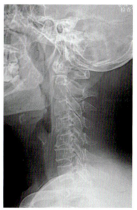
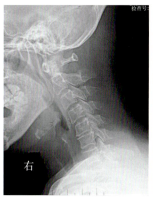
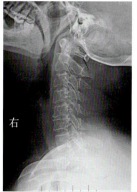

图1 腰椎X线片：颈5/6间隙变窄，椎间盘病变待排除。

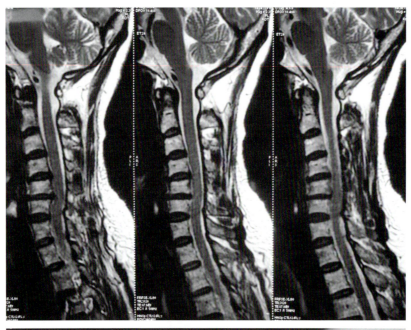

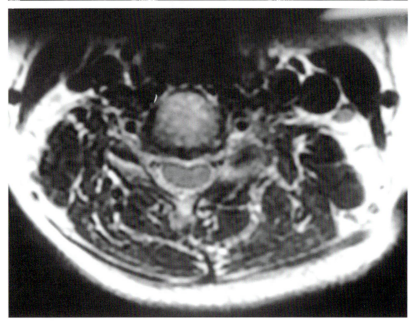

图2　腰椎MRI：颈4/5椎间盘突出，于右侧椎间孔区域压迫C5神经根。

▶ 手术过程

操作主要步骤：患者俯卧于手术台，C型臂透视辅助下体表标记确认穿刺点（图3），常规术区消毒，铺巾，局麻生效后，以颈5横突孔中外1/3处为靶点，利用0.5%利多卡因行局部浸润麻醉，麻醉显效后穿刺点穿刺至右侧颈4/5靶点位置（图4），针刺诱发术前症状区域疼痛，穿刺针后撤2mm，2%利多卡因注射液5ml+地塞米松磷酸钠注射液5mg+0.9%氯化钠注射液4ml配比混匀后在靶点及周围注射2ml，当即患者疼痛消失。患者下地后行颈椎前屈、后伸及旋转活动未诱发疼痛。即刻疼痛VAS评分0分。

▶ 术后结果

术后1周：右上肢放射痛VAS评分1分。

▶ 随访资料

术后1个月：疼痛VAS评分1分。

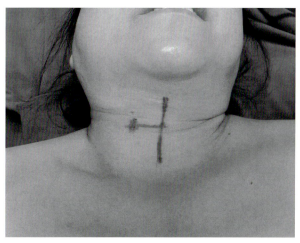

图 3 术前定位照片：术前通过透视机行体表定位。

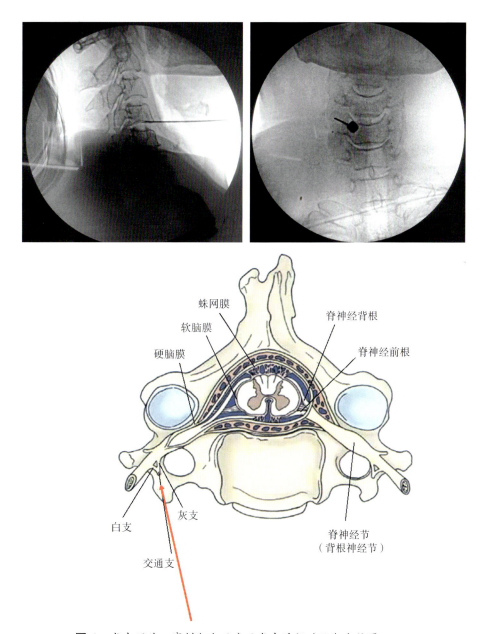

图 4 术中照片：穿刺靶点示意及术中透视确认靶点位置。

术后 3 个月：疼痛 VAS 评分 1 分。

▶ **讨论与思考**

随着医疗技术的发展，对于神经根型颈椎病，临床有了相对微创的治疗方式，比如说后路 KEY HOLE 手术，在经皮内镜等工具的辅助下，能够实现患者症状的缓解，但是其也存在着风险较高、学习曲线陡峭的问题。在应用新技术的同时，有些传统的治疗如神经根阻滞治疗，对于部分患者仍然具有优良的治疗效果。本例患者颈椎间盘突出引起 C5 神经根型颈椎病，虽然椎间盘突出并不显著，但是患者临床症状明显且经药物等保守治疗无效。另外，患者颈椎多节段椎间盘退变，共同作用致局限性后凸，如直接选择单节段颈椎前路椎间盘切除融合术（ACDF），邻近节段退变加速的情况可能在术后形成新的临床症状。因此，考虑到多数神经根型颈椎病保守治疗效果尚可，我们选择较为简单的颈神经根封闭术，借助术中透视的帮助和精准的神经根阻滞，显著地缓解了患者的临床症状。

病例十二

神经根阻滞联合侧路内镜治疗腰椎间盘突出症

▶ **病例信息**

基本信息：女性患者，54 岁，教师。

主诉：间断性右下肢放射痛 6 个月，右下肢放射痛 3 个月。

现病史：患者 6 个月前无诱因出现右下肢放射痛，休息后可缓解。3 个月前加重，疼痛区域主要为右大腿、小腿外侧，偶尔放射至足背。保守治疗后症状未缓解，且进一步加重，行走困难，休息后可轻度缓解。

既往史：无异常。

专科检查：步入病房。腰椎活动受限。腰 4、5 棘突压痛、双侧椎旁叩击痛阳性，并向右下肢放射。双侧梨状肌区压痛阴性。双侧股神经牵拉试验阴性。右侧直腿抬高试验阳性（50°），加强试验阳性。四肢余查体未见异常。右下肢放射痛 VAS 评分 7 分，腰痛 VAS 评分 1 分，腰椎 JOA 评分 5 分。

辅助检查：图 1~ 图 2。

腰椎 CT：腰 4/5 双侧关节突未见明显内聚增生。

诊断：腰椎间盘突出症待查（L4/5）。

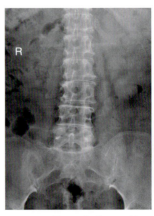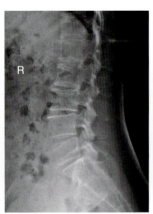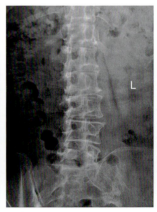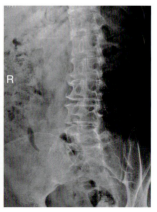

图 1 腰椎 X 线片：腰椎退行性变，腰 2/3、3/4、4/5 椎间盘病变待排除。

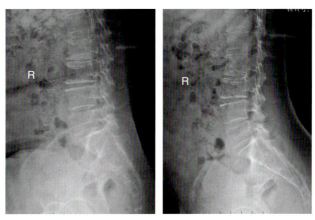

图 1（续）

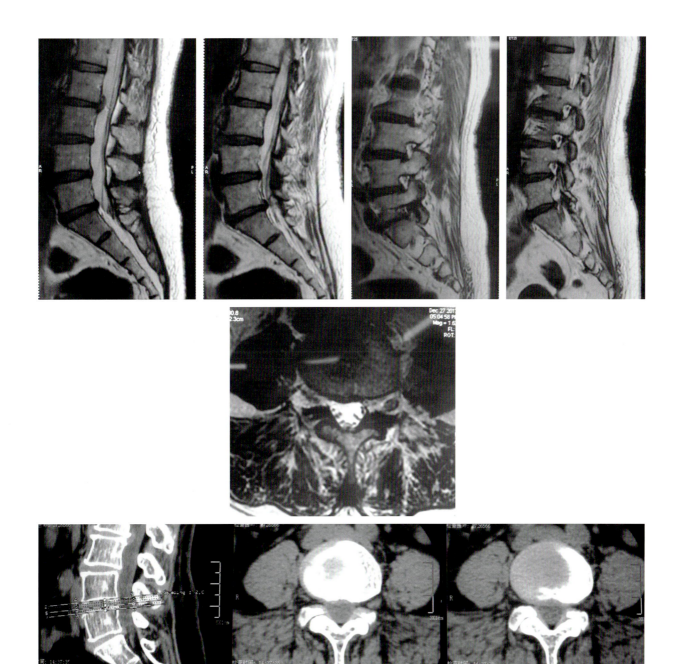

图 2　腰椎 MRI：腰 4/5 椎间盘轻度膨出。

▶ 诊疗思路

- 患者术前症状神经定位不明确，术前辅助检查亦不能明确责任节段。为精确诊断，行腰 5 右侧神经根阻滞术。
- 诊疗操作主要步骤：透视定位腰 4/5 右侧椎间孔区；消毒铺巾；穿刺针到达椎间孔区，诱发右下肢放射痛，穿刺针后撤 2mm；于此处注入 1% 利多卡因注射液与醋酸泼尼松龙混悬液 0.5ml（图 3）。术后患者下地后自觉右下肢放射痛症状明显缓解，右下肢放射痛 VAS 评分 1 分。两天后右右下肢放射痛症状再次出现，右下肢放射痛 VAS 评分 7 分。遂考虑责任节段为腰 4/5。

▶ 手术方案

腰椎侧入路孔镜下椎间孔扩大成形、神经探查松解。

▶ 手术过程（图 4~图 6）

患者俯卧位。于腰 4/5 右侧椎旁 10cm 与椎间盘水平呈 15°角穿刺进针，用 0.5% 盐酸利多卡因行工作通道局部浸润麻醉，局麻成功后，穿刺针经椎间孔到达腰 5 上关节突尖部，沿导针放置 1~3 级工作扩张套管，环锯对椎间孔进行扩大成形，拔除套管内芯连接椎间孔镜设备，镜下探查未见明显髓核突出，神经根腹侧粘连明显，未见髓核游离，予以摘除并行右侧腰 5 神经周围松解。术毕。

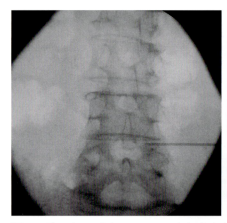
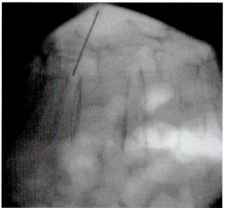

图 3 神经根阻滞术：于 L4/5 右侧走行根区域进行阻滞。

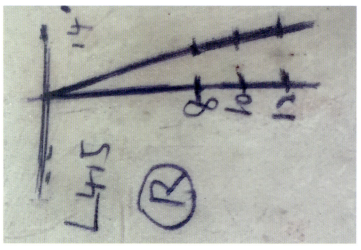

图 4 术前照片：术前定位标识。

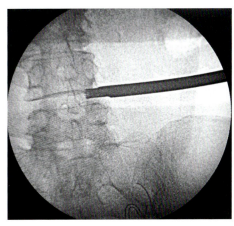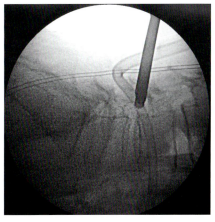

图5 术中照片：术中利用环锯对腰5上关节突磨除，腰5椎间孔区域扩大使术野清晰，便于进行精确减压。

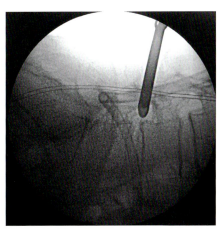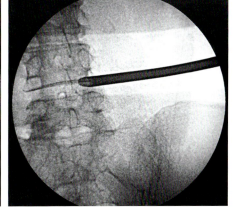

图6 放置工作通道。

▶ **术后结果**

术后第1天：腰下肢放射痛VAS评分1分；腰痛VAS评分2分。

▶ **随访资料**

术后1个月：

· 左下肢放射痛VAS评分1分，腰痛VAS评分0分。

· 腰椎JOA评分22分；治疗改善率87.3%。

▶ **讨论与思考**

该患者术前影像学检查未见明显突出，术前影像辅助检查不能明确责任节段。为精确诊断，行腰5右侧神经根阻滞术，明确责任节段为腰4/5。

临床过程中亦常遇到影像学突出压迫不显著但是临床症状显著的患者，除去压迫因素外，神经根周围的黏连可能也参与了症状的产生，该患者进行椎间孔镜下减压时所观察到的情况也与术前影像学检查相对应，即椎间盘突出压迫不明显，但是神经根周围黏连较重，神经活动度较差。给予神经根全程可视化松解后，患者症状缓解明显。

病例十三

神经根阻滞术治疗腰椎间盘突出症

▶ **病例信息**

基本信息：封某某，女性，66岁，农民。

主诉：腰背部疼痛20年，伴左下肢放射痛7天。

现病史：患者20年前无明显诱因出现腰背部疼痛，剧烈活动及长时间行走加重，休息可缓解，症状间断发作。7天前患者无诱因出现左下肢放射痛及麻木不适，伴左下肢行走无力，以上楼上坡为重，行走活动受限。腰椎MRI示：腰椎间盘突出（腰3/4、4/5、腰5/骶1）；双肾异常信号影，考虑囊肿。为进一步诊治，来我院门诊收住入院，患者自发病来，下地及行走困难，卧床休息时症状有减轻。

既往史：既往无高血压、糖尿病病史，6个月前诊断慢性肾小球肾炎。

专科检查：强迫体位，脊柱外观无畸形，腰椎屈伸活动受限，腰椎屈曲时可诱发左下肢疼痛；腰3至骶1棘突压痛，椎旁叩击痛阴性，腰背部叩击时未诱发出双下肢放射痛；左大腿下段前方痛温觉减退，左侧股四头肌肌力Ⅳ级，余双下肢肌力、感觉及关节活动度未见异常。双侧直腿抬高试验阴性，加强试验阴性；双侧股神经牵拉试验阴性；双侧跟腱反射（-），左侧膝腱反射（+），右侧膝腱反射（++）；四肢病理征阴性。腰痛VAS评分2~3分，腿痛VAS评分6~7分。

辅助检查：图1~图2。

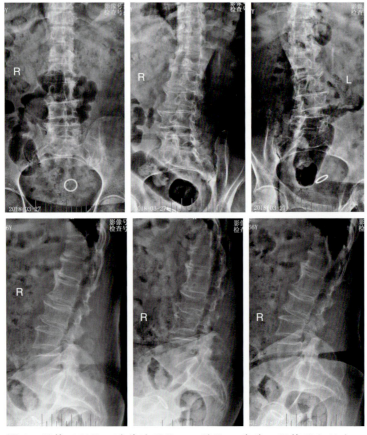

图1 腰椎正侧位、过伸过屈位、双斜位X线片：腰椎退行性变，轻度侧弯畸形，腰椎骨质增生。

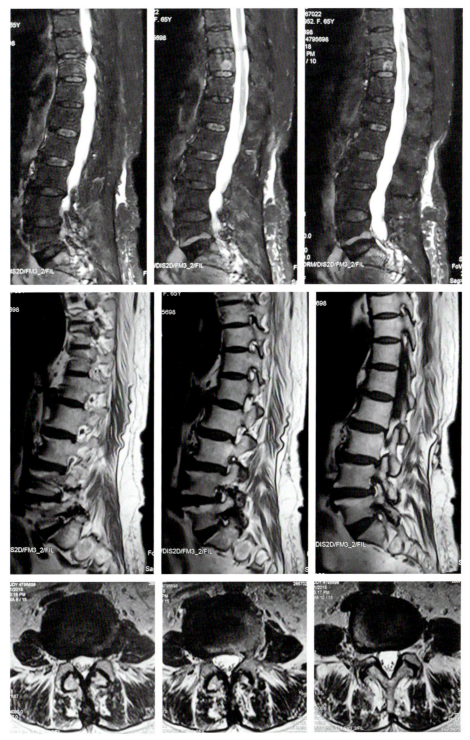

图 2　腰椎 MRI：腰椎退行性变，腰 3/4 椎间盘左侧极外侧突出。

诊断：

（1）腰椎间盘突出症（L3/4，左侧极外侧型）。

（2）慢性肾小球肾炎。

（3）IgA 肾病。

▶ 诊疗思路

患者左下肢疼痛神经支配区定位在腰 3 神经根，影像学提示腰椎间盘突出症（L3/4，左侧极外侧型），可能压迫左侧腰 3 神经根。为进一步明确责任神经根，与患者及家属沟通后，先行左侧腰3神经根阻滞术，根据效果决定下一步治疗或选择手术方案。此外，患者患有基础疾病，体质较弱，尽量先采用简单、有效的治疗方式。

▶ 手术方案

左侧腰3神经根阻滞术。

▶ 手术过程

患者俯卧位，G型臂透视定位腰3/4椎间孔位置，标记笔标记，常规消毒铺巾，皮肤及皮下局部浸润麻醉，以腰3/4左侧椎间孔上半部分，腰3神经根出口处为靶点位置（图3），调整穿刺针至可复制左下肢疼痛，造影剂0.5ml注射后见神经根走形，将1%布比卡因、地塞米松5mg按照1：1配比混合均匀，在靶点区域周围注射3ml，患者自觉疼痛明显缓解，拔除穿刺针，穿刺点加压包扎止血。

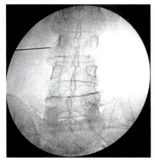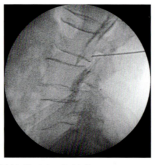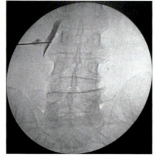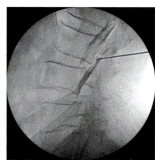

图3 术中照片：术中行穿刺针椎弓根穿刺定位。

▶ 术后结果

术后即刻：
· 感腰背部疼痛明显缓解，可随意翻身。

术后第1天： 腰痛VAS评分2分，下肢疼痛VAS评分2分。患者选择出院。

▶ 随访资料

术后1个月： 电话随访，腰痛及左下肢放射痛无明显加重。

术后3个月： 电话随访，患者自觉腰痛及有左下肢放射痛无明显加重。

▶ 讨论与思考

影像学检查腰椎MRI示：腰3/4椎间盘向左侧极外侧突出，左侧腰3神经根受压，导致左下肢放射痛。关于手术方式主要有如下几种选择：

· 左侧腰3神经根阻滞术。
· 腰椎侧路经皮椎间孔成形探查减压、髓核摘除术（PELD）。
· 腰椎后路通道下探查减压，植骨融合内固定术。

我们选择行神经根阻滞术，因为神经根阻滞术具有以下优势：①神经根阻滞是较为特异性的诊断手段，可判断责任间隙，有效避免手术节段的定位错误，指导下一步的治疗方案，部分患者可以达到治疗目的；②微创、精准、效果确切、安全性高；③操作简便、损伤小，患者易于接受，可以达到诊断及治疗的双重目的[1-2]。

神经根阻滞后，患者腰痛及左下肢放射痛较前明显缓解，腰痛VAS评分2分，下肢疼痛评分2分，根据神经根阻滞情况，判断责任节段为腰3/4，可考虑行PELD，但患者自觉症状明显缓解，暂不考虑行进一步手术治疗，继续口服用药，后期如症状再次加重，可以考虑行PELD。

神经根阻滞术的作用机制：是于病变处神经根注射局麻及糖皮质激素类药物，通过减轻神经根肿胀，神经根周围炎症、粘连等发挥作用[3]。神经根阻滞术中注意事项：①术者对颈胸腰骶椎的解剖结构熟悉掌握，操作熟练，以减少放射线的损害；②由于造影剂会加剧患者疼痛，建议术者在熟练掌握的基础上，减少联用造影剂，以避免或者减少造影剂过敏和神经刺激症状出现的可能；③利多卡因用量不宜过大，原则上不大于1ml，以免导致其局部弥散到相邻节段神经，丧失了神经根的选择性或特异性。

参考文献

[1] 符国良，孟志斌，李俊. 显微镜辅助颈前路手术治疗神经根型颈椎病的临床应用及效果观察 [J]. 中国实用神经疾病杂志，2015, 18(2): 103–105.

[2] 沙吾提江·卡斯木，黄卫民，努尔买买提·巴哈夏尔，等. 两种术式治疗腰椎间盘突出症的解剖学研究及疗效对比 [J]. 中国矫形外科杂志，2015, 23(1): 41–46.

[3] 柳万国，唐成林，刘理迪，等. 腰椎管狭窄症的诊断和手术治疗进展 [J]. 中国脊柱脊髓杂志，2015, 25(5): 465–470.

五、小关节源性腰痛的介入治疗

腰痛是腰椎退行性疾病最常见的临床症状之一，随着影像学技术的发展和人们对腰痛原因的不断认识，在治疗椎间盘源性腰痛的同时，小关节源性腰痛（lumbar facet joint pain）越来越受到人们的重视。1911年，Goldthwait首次提出了腰椎关节突关节的病变可能是腰痛的潜在来源之一。1933年，Ghormley提出了由腰椎关节突关节引起的腰痛，称为小关节综合征（facet syndrome）。1963年，Hirsch等在腰椎关节突关节部位注射高渗氯化钠注射液，从而诱发了腰痛。Mooney等于1976年、McCall等于1979年在透视下对正常志愿者的腰椎关节突关节注射高渗氯化钠注射液，从而诱发了腰痛。1997年，Fukui等证明了腰椎关节突关节和腰脊神经后内侧支可以诱发腰痛及下肢牵扯痛。Mooney等首次报道了在腰椎关节突关节注射局部麻醉药物能够缓解患者的腰痛。以上研究为小关节介入治疗奠定了基础。

患者能否行小关节介入治疗需根据患者临床症状、体格检查及影像学结果综合考虑。目前，小关节介入治疗的方法主要有以下几种：①脊神经内侧支阻滞：除颈2/3小关节外，其余脊椎小关节均由两个垂直相邻脊神经内侧支分布支配，解剖上内侧支行走于脊椎关节突后外侧至相邻横突。脊神经内侧支阻滞不仅是一种治疗手段，更是一种诊断性治疗。操作方法：在X线或B超引导下，将穿刺针置于靶区，注入少量造影剂排除血管摄取后，注入局麻药物。在做诊断性阻滞时可使用作用时间不同的局麻药物（如利多卡因和布比卡因），能获得不同时效的疼痛缓解，可明显提高特异性，降低假阳性率。②小关节内注射：小关节内注射治疗可单独用于关节突源性疼痛治疗，也可联合脊神经内侧支阻滞。小关节内注射常选用类固醇激素作为注射药物，目的是通过类固醇激素的抗炎作用延长疼痛缓解的时间，小关节内注射治疗操作方法与脊神经内侧支阻滞类似。③射频消融术：对比性阻滞可以有效地明确小关节源性疼痛的诊断，一旦诊断明确，可以通过射频治疗处理责任小关节的内侧支，从而长期有效地缓解疼痛。④腰椎内镜脊神经后支切断术：由于脊神经后内侧支存在分支、走行、粗细、骨膜包裹等多种解剖变异，进行射频消融治疗时电极位置不佳、消融不彻底、神经再生等因素可能是影响其有效率及疗效维持时间的重要原因。近年来，经皮穿刺内镜下脊神经内侧支切断术被证实是小关节源性腰痛的有效治疗方法。

适应证

躯体性或非神经根性腰痛及下肢痛，背部或胸壁痛，颈源性疼痛及上肢痛，疼痛VAS评分（0~10分）大于6分持续3个月以上；间歇性或持续疼痛引起躯体障碍；使用理疗、锻炼、按摩及药物等保守治疗无效；原因不明的椎间盘及骶髂关节痛，无椎间盘突出或神经根炎的征象；无认知障碍、麻醉及手术无禁忌；无对比剂、局麻药物、类固醇激素及其他药物过敏史；存在理疗或按摩禁忌，无法耐受非甾体镇痛药；对比性阻滞诊断有效，应用不同局麻药物疼痛缓解率均在80%以上。

禁忌证

全身或局部穿刺位置的感染、出血倾向及妊娠等。

优　点

创伤小，缓解疼痛迅速，可作为手术前辅助诊断方法。

缺　点

长期疗效存在争议。

病例十四

腰椎失稳症后路背内侧支阻滞术

▶ *病例信息*

基本信息：男性患者，61岁，农民。

主诉：腰痛7年，加重伴无力1年。

现病史：患者于7年前无明显诱因出现腰部酸痛，劳累后加重，休息缓解。1年前腰痛逐渐加重，休息未见缓解，腰部无力感明显，无下肢间歇性跛行或放射痛。

既往史：无异常。

专科检查：步入病房。腰4至骶1棘突轻压痛（VAS评分2分），椎旁叩击痛阳性（VAS评分2分），未向臀部放射。行走约500m后出现腰骶部及双侧臀部疼痛（VAS评分7~8分）。四肢运动、感觉、肌力、腱反射均正常，病理征未引出。腰椎JOA评分12分。

辅助检查：图1~图4。

诊断：

（1）腰椎失稳症（L4/5）。

（2）腰椎退变性侧弯。

（3）腰椎小关节骨关节炎。

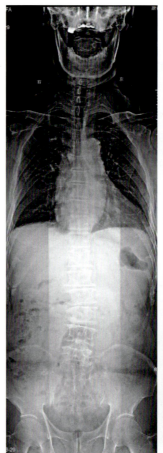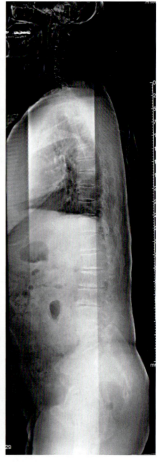

图1　脊柱全长片：腰椎退变性侧弯；冠状位及矢状位平衡尚可。

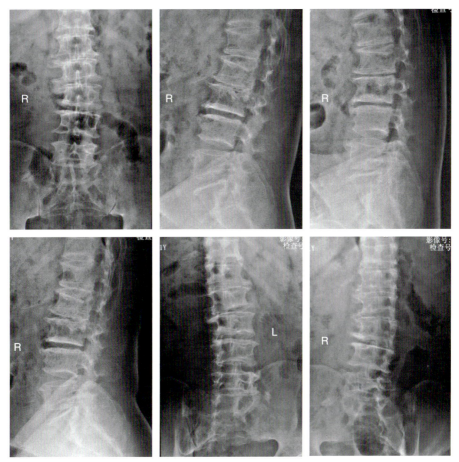

图2　腰椎X线片：腰椎退变性侧弯，腰2/3、腰3/4椎间隙变窄；腰4/5过屈位负角度，失稳待排除。

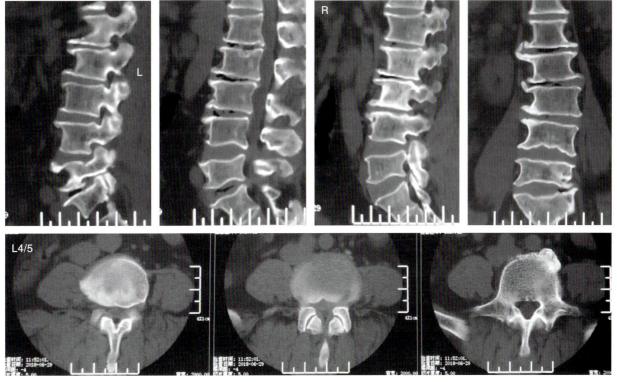

图3　腰椎CT片：腰4/5椎管狭窄，腰椎退行性变。

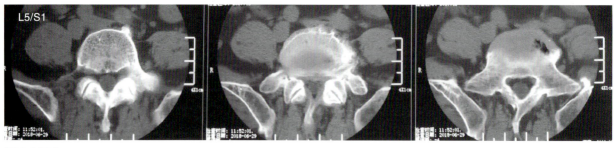

图 3（续）

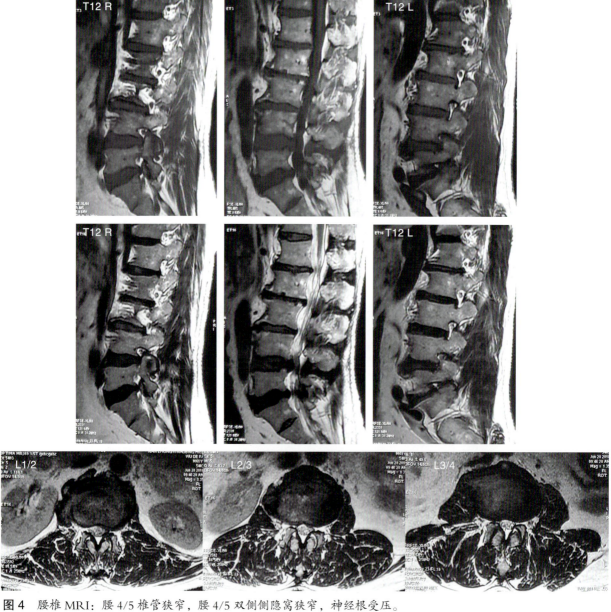

图 4　腰椎 MRI：腰 4/5 椎管狭窄，腰 4/5 双侧侧隐窝狭窄，神经根受压。

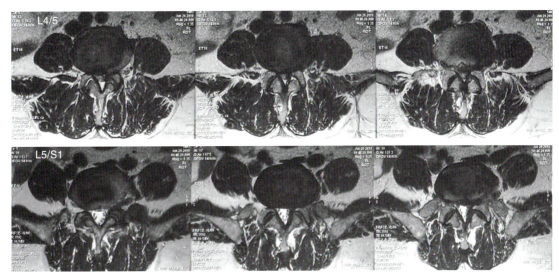

图 4（续）

▶ 诊疗思路

根据患者病史、体格检查及辅助检查，腰椎退变性侧弯诊断明确。患者临床症状仅存在应力性腰痛，无间歇性跛行或下肢根性症状。过屈位平片可见腰椎负角度，腰痛来源考虑腰4/5椎间失稳可能。治疗方面可选择融合内固定手术，但患者脊柱侧弯，多节段退变，融合节段多，手术创伤大，风险高，术后腰椎功能差。考虑患者现阶段无椎管狭窄及神经根性症状，CT片提示多节段椎体有自发融合倾向，疼痛来源于关节失稳退变，可先行关节封闭阻滞，缓解临床症状，继续观察病情进展。

▶ 手术方案

腰椎后路腰4~5双侧背内侧支阻滞结合关节囊封闭术。

▶ 手术过程

患者俯卧位。G型臂透视定位双侧腰4、5横突与上关节突外侧缘交界处。用0.5%盐酸利多卡因注射液行穿刺点局部浸润麻醉，麻醉显效后经皮穿刺至双侧腰4、5横突与上关节外侧缘交界处，按照1:1比例将2%盐酸利多卡因注射液5ml与125mg醋酸泼尼龙注射液5ml混合均匀，并用10ml生理盐水稀释。分别在穿刺点注射2ml混合液阻滞腰椎神经背内侧支，同时分别在腰4/5双侧关节囊内及外部散点注射混合液共2ml（图5）。患者自觉腰部疼痛消失，拔除穿刺针，无菌辅料包扎。

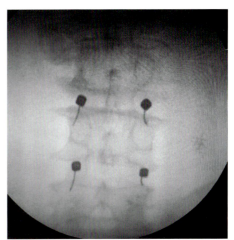

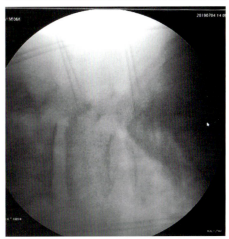

图 5 术中照片。

术后结果

术后第 2 天：腰痛 VAS 评分 1 分。

患者术后腰痛明显缓解，行走 2km 以上腰部稍酸困，无特殊不适。

随访资料

术后 5 个月电话随访：

- 腰部无疼痛，劳累后偶有酸困感。
- 腰痛 VAS 评分 0 分。
- 腰椎 JOA 评分 28 分。

讨论与思考

患者 61 岁，农民，日常生活中体力劳动较多。影像学显示，腰椎退变性侧弯；腰 1/2、腰 2/3、腰 3/4、腰 5/骶 1 椎间盘内真空征，椎间隙高度丢失；腰 4/5 椎管狭窄，腰 4/5 椎间失稳。患者临床症状以应力性腰痛为主，无下肢根性症状或间歇性跛行症状。关于手术方式主要有如下两种选择：

- 脊柱矫形融合内固定。
- 背内侧支神经阻滞结合关节封闭，必要时可行背内侧支射频消融或内镜下切断术。

我们的考虑是：患者属于重体力劳动者，有慢性腰痛病史，但未行任何保守或介入治疗。临床症状以活动后腰部疼痛为主，无下肢根性症状或间歇性跛行症状。虽然影像学提示腰椎退变严重，多节段椎间盘退变，间隙变窄，腰椎侧弯及腰椎管狭窄并存，但均无相应的临床症状。且根据 CT 检查结果，患者椎间存在自发融合及二次稳定倾向。综合考虑，患者为腰 4/5 椎间稳定性降低导致的小关节源性腰痛。根据阶梯治疗原则，我们采用局部神经阻滞结合关节封闭改善患者临床症状，继续观察病情进展，术后 5 个月电话随访，患者腰椎 JOA 评分 28 分。虽然临床上对小关节阻滞远期疗效存在争议，但由于其微创、操作简便、费用低廉、患者易于接受、不影响择期手术等诸多优点，在临床工作中被广泛应用。

病例十五

脊神经背内侧支阻滞治疗腰椎小关节源性疼痛

病例信息

基本信息：男性患者，61 岁，工人。

主诉：腰痛 3 年，加重伴右下肢疼痛 20 天。

现病史：患者于 3 年前无明显诱因出现腰痛，20 天前出现右下肢疼痛、麻木，就诊于当地职工医院，行腰椎 X 线及 CT 检查，显示：腰 4 椎体向前 I 度滑脱，腰椎退变，椎小关节不稳。给予理疗牵引等保守治疗，未见明显缓解。

既往史：无异常。

专科检查：步入病房。腰 4、5 棘突压痛，叩击痛阳性，无下肢放射痛。双侧梨状肌区压痛阴性。双侧股神经牵拉试验阴性。左侧直腿抬高试验阴性，加强试验阴性。四肢余查体未见明显异常。腰痛 VAS 评分 7 分；腰椎 ODI 47%，左下肢放射痛 VAS 评分 2 分。

辅助检查：图 1~图 3。

诊断：

（1）腰椎滑脱症（L4，I 度）。

（2）腰椎失稳症（L4/5）。

（3）腰椎小关节骨关节炎。

诊疗思路

根据病史、术前检查、辅助检查，考虑患者为椎小关节源性疼痛。经保守治疗无效，考虑手术治疗。患者影像学检查提示小关节增生及骨赘形成，融合手术治疗虽然均具有满意的

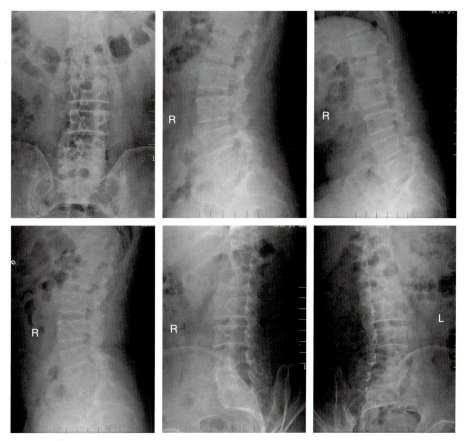

图 1　腰椎 X 线片：腰椎退行性变，腰 4 椎体向前 I 度滑脱，腰椎退变。

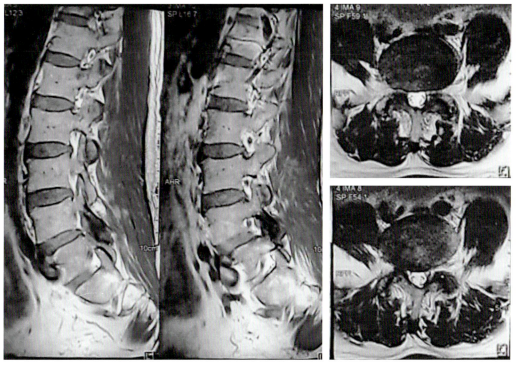

图 2　腰椎 MRI：腰 4/5 椎小关节增生。

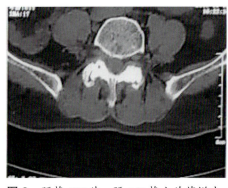
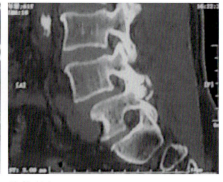

图3 腰椎CT片：腰4/5椎小关节增生，骨赘形成。

临床疗效，但为损伤性治疗，存在术后邻椎病、不融合等可能，脊神经背内侧支阻滞可对椎小关节源性疼痛进行诊断及治疗。

▶ **手术方案**

脊神经背内侧支阻滞术。

▶ **手术过程**

患者俯卧于手术台，G型臂透视辅助下体表标记穿刺点，常规术区消毒，铺巾。局部麻醉生效后，G型臂引导下定位腰4、5横突上缘与上关节突基底部的交界区，按照术前定位行腰4、腰5双侧脊神经背内侧支注射封闭（图4）。询问患者自觉腰痛缓解，局部稍有酸胀感。术毕退出穿刺针，穿刺点加压包扎，安返病房。

▶ **术后结果**

术后第2天：腰痛VAS评分2分，腿痛VAS评分1分。

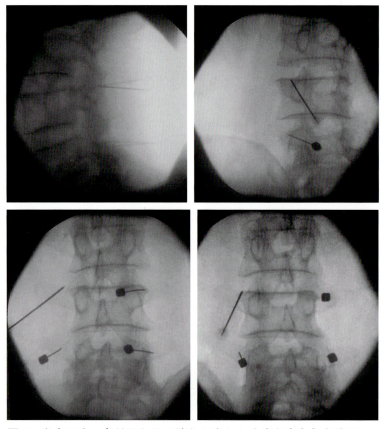

图4 术中照片：穿刺针定位于横突上缘与上关节突基底部交界区。

随访资料

术后 3 个月：腰痛 VAS 评分 1 分，腿痛 VAS 评分 1 分。

技术简介

腰部疼痛非常普遍，人的一生中下腰痛的发生率为 54%~80%，大多数的腰痛流行病学数据都无特异性，当腰痛变成慢性、反复发作性时，必须明确疼痛的原因并制订适当的治疗计划，通过精确的诊断技术，准确定位疼痛源，是恰当有效地治疗慢性脊柱疼痛的前提条件。

尽管疼痛源的定位很复杂，但仍可根据病史、体格检查、影像学及治疗的反应行来进行推断，并可通过介入技术对推断进行验证。采用透视引导下的诊断性阻滞来鉴别疼痛，可以达到 70%~80% 的与组织学检查一致的诊断准确率。关节突阻滞的原理基于关节突关节的解剖，即其神经支配为脊神经内侧支，且能够引起疼痛。对于诊断性阻滞，所选患者疼痛 VAS 评分应在 5 分以上，以便能可靠地判断疼痛缓解程度。主诉疼痛缓解程度在 50% 以上时才能被判断为阻滞阳性。

关节突关节是由上一椎体的下关节突和下一椎体的上关节突相互联结而成，关节突关节具有经典的滑膜关节特征，而其神经支配多来源于脊神经后支的内侧支。丁哌卡因相比利多卡因有更长的阻滞时间，但注射量对阻滞时间的影响更大，不能保证对所有患者应用一致的剂量均能达到良好的阻滞效果，且对局麻药持续时间的评估依赖于患者的主观陈述。有文献报道，通过对内侧支进行热消融阻断痛觉传入获得了 6 个月的疼痛缓解，但却伴随着内侧支的再生疼痛症状出现。因此要根据患者的情况因病施治。

病例十六

背内侧支阻滞术诊治腰椎失稳症

病例信息

基本信息：贾某某，男性，42 岁，退休。

主诉：腰痛 10 余年，加重 1 个月。

现病史：10 年前患者负重 100 余斤后出现腰背部疼痛，当时站立及行走活动受限，平卧后好转，休息后缓解。2 年前因劳累诱发腰痛并出现右下肢放射痛及右足背伸无力，在当地医院诊断为"腰椎间盘突出症"，给予药物对症治疗，症状缓解，1 个月前无明显诱因出现腰背部疼痛加重，以屈伸活动为重，无法直腰行走，需弓背、双手叉腰才能行走，夜间疼痛尤重。来我院行腰椎 MRI 示：腰 4/5、腰 5/ 骶 1 椎间盘突出。

既往史：既往无高血压、糖尿病病史，无外伤、手术史。

专科检查：前屈强迫体位，腰椎前屈后伸活动受限且诱发腰部疼痛，左右侧屈时腰部疼痛加重，腰 3、4 椎体棘突及椎旁关节突压痛、叩击痛阳性；右侧踇背伸肌力Ⅳ级，右侧足背、小腿外侧浅感觉减退；双侧直腿抬高试验阴性；双侧膝腱反射、跟腱反射(++)，四肢病理征阴性。腰痛 VAS 评分 7~8 分。

辅助检查：图 1~图 3。

诊断：

（1）腰椎失稳症（L3/4）。

（2）腰椎间盘突出症（L4/5 MSU R-2AB）。

（3）腰椎小关节骨关节炎。

诊疗思路

根据患者病史、术前体检、辅助检查，诊断明确。影像学提示有腰 3/4 椎体失稳、腰 4/5

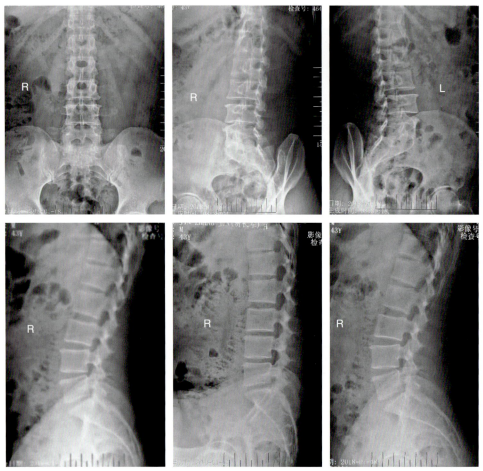

图1 腰椎正侧位、过伸过屈位X线片：腰3/4、腰4/5前屈、后伸位终板角度变化较大，约为13°。腰椎双斜位X线片：无椎弓峡部裂等。

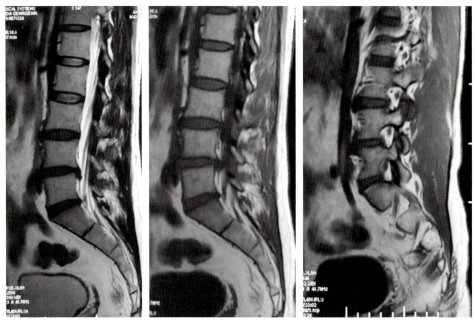

图2 腰椎MRI：腰4/5椎间盘突出，右侧侧隐窝狭窄。

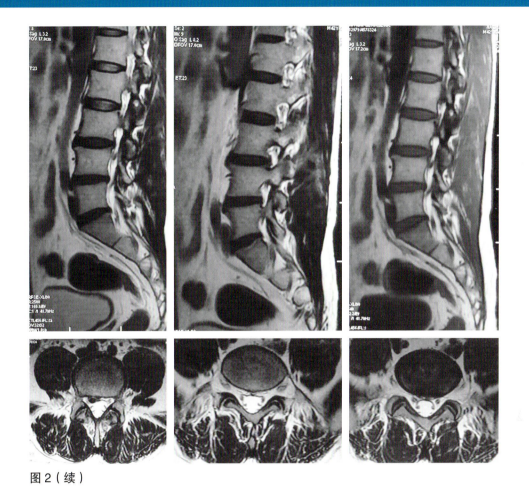

图 2（续）

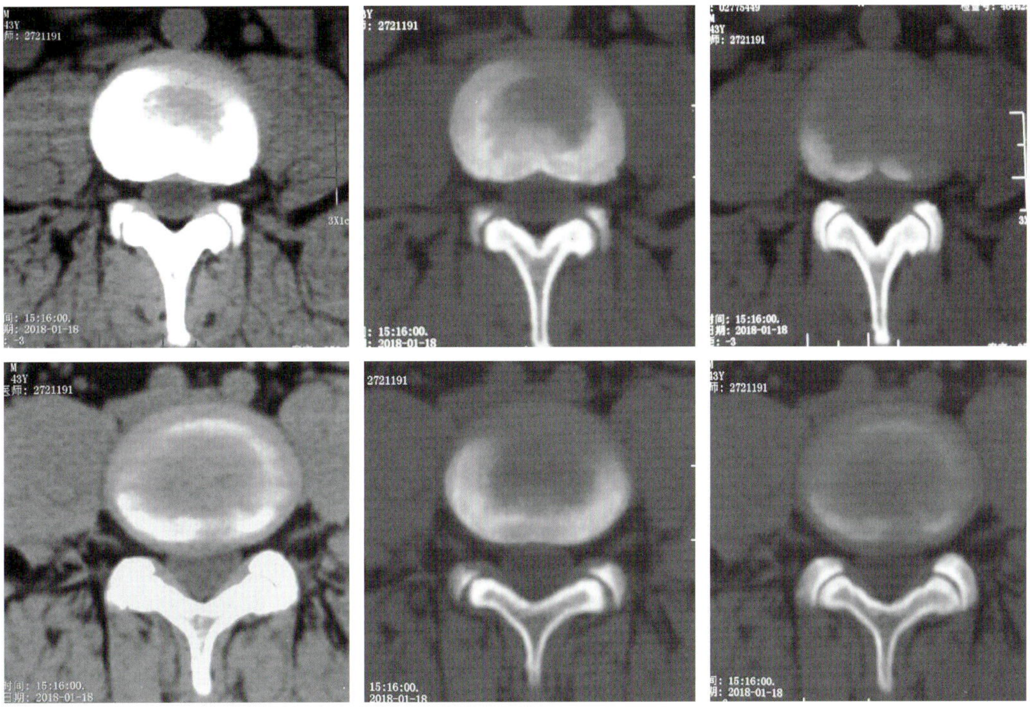

图 3 腰椎 CT 片：腰 4/5 椎间盘突出，右侧侧隐窝狭窄。

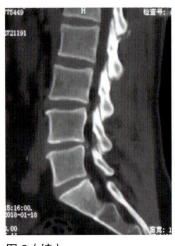
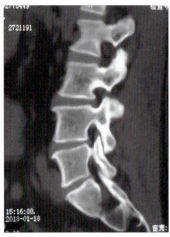
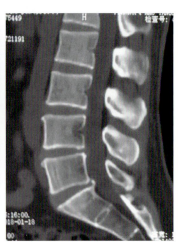

图 3（续）

椎间盘突出。患者主要表现为腰背部疼痛，间断伴有右下肢神经根症状。向患者及家属进一步交代病情及现阶段检查情况，考虑腰痛由腰3/4椎体失稳、腰4/5椎间盘突出导致的腰3/4、腰4/5椎神经背侧支刺激引起，为了明确责任节段及后期的进一步手术方案，结合术前检查，无明显手术禁忌证，与患者及家属沟通后，行腰椎脊神经背内侧支阻滞术。

▶ **手术方案**

腰椎脊神经背内侧支阻滞术（L3/4、L4/5）。

▶ **手术过程**（图4）

患者俯卧位。按压腰背部找出痛点位置，G型臂透视辅助下体表标记确认穿刺点，标记笔标记，常规消毒铺巾，皮肤及皮下局部浸润麻醉，以腰3/4、腰4/5椎弓根与横突交界处为靶点位

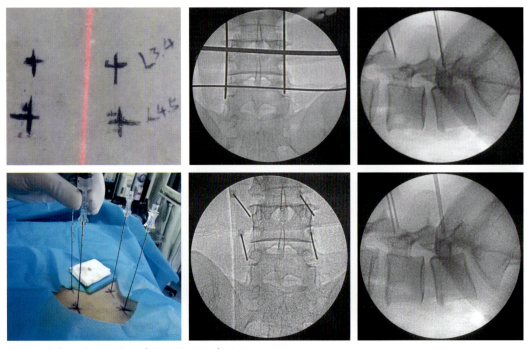

图4 术中照片：术中行穿刺针椎弓根穿刺定位。

置，将 2% 布比卡因和地塞米松按照 1∶1 配比混合均匀，在双侧靶点区域周围各注射 1ml，按压痛点位置，患者疼痛消失，拔除穿刺针，穿刺点加压包扎止血，下床行前屈、后伸及腰背部旋转活动，未诱发腰部疼痛，自行走回病房。

▶ **术后结果**

术后当时感腰背部疼痛明显缓解，可随意翻身，术后第 1 天腰痛 VAS 评分 2 分。

▶ **随访资料**

术后 1 个月：电话随访，症状较前缓解。
术后 3 个月：电话随访，症状较前缓解。

▶ **讨论与思考**

影像学显示，腰椎 MRI 示：腰 4/5、腰 5/骶 1 椎间盘突出，腰 4/5 突出较大，右侧侧隐窝狭窄，神经根有压迫，导致腰背部疼痛。关于手术方式主要有如下几种选择：

· 腰椎脊神经背侧支阻滞术（L3/4、L4/5）。
· 腰椎后路通道下探查减压，植骨融合内固定术。

该患者行脊神经背侧支阻滞后，腰痛及右下肢放射痛较前明显缓解，腰痛 VAS 评分 2 分，根据脊神经阻滞情况，判断责任节段为腰 3/4、腰 4/5，建议行腰椎后路通道下植骨融合内固定术。但患者及家属自觉症状明显缓解，暂不行手术治疗，故嘱出院后注意休息，继续口服用药，后期若症状加重，可行手术治疗。

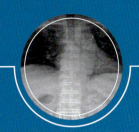

第 2 章　脊柱内镜技术

Chapter 2

经皮椎间孔镜技术与脊柱内镜类似，是一个配备有灯光的管子，从患者身体侧方或侧后方（可以平可以斜的方式）进入椎间孔，在椎间孔安全工作三角区实施手术。在椎间盘纤维环之外做手术，在内镜直视下可以清楚地看到突出的髓核、神经根、硬膜囊和增生的骨组织。然后使用各类髓核钳摘除突出组织、镜下去除骨质、射频电极修复破损纤维环，是同类手术中对患者创伤最小、效果最好的椎间盘突出微创疗法。

历史回顾

纵观脊柱内镜的历史，真正意义的脊柱内镜是从关节镜的应用中发展起来的。1983年 Hausman 和 Forst 报道了他们在手术中应用关节镜去观察脱垂的椎间盘。同年 Kambin 首次报道了 9 例椎间盘突出症患者，通过后外侧入路、经皮穿刺引导关节内镜进行椎间盘切除术，获得了良好效果。后来他提出了著名的 Kambin 三角，即神经根出口、下位椎体上终板及后方上关节突构成工作三角区，该解剖空间足以容纳工作管道。

20 世纪 90 年代，美籍华人 AT Yeung 在 AMD 的基础上设计了更精准和实用的内镜系统（Yeung endoscopic spinal system，YESS），这一系统也是经 Kambin 三角入路、内镜进入病变椎间盘病变内、由里向外切除突出椎间盘组织（inside-outside 技术）。1999 年他报道了 500 例，其满意率达到 86%，没有发生严重神经并发症。这一技术国内邹德威等引进应用后也取得了相似的临床疗效。2008 年，德国专家 Hhnd 发明了 TESSYS（Thomas Hoogland endoscopic spinal system）技术，其入路也是侧后方。与 YESS 技术直接进入 Kambin 三角不同的是，TESSYS 技术通过采用不同工具磨削上关节突，即椎间孔扩大成形后进入硬膜外区即椎管内，因此镜下可直视突出的椎间盘和受压的神经根，也称为 outside-inside 技术。这一技术的优点是更容易直接到达突出部分，几乎可切除各种类型的椎间盘突出。

脊柱内镜的发展只有 20~30 年历史，一些内镜设备与操作器械还在不断改进，临床使用者也在不断学习和总结经验。一名年轻医师如果有志于脊柱内镜事业，必须在漫长的岁月中学习、求索。在学习曲线期间，经历意志磨炼，必将迎来光明的未来。

椎间内镜微创手术的优点

- 手术创伤小：与常规开放手术相比，手术切口小，只有 6mm。
- 疗效满意：对于合适的患者，疗效高于开放手术，近期预后优秀率超过 85%。
- 恢复快：手术后就可以活动。
- 出血少：手术出血非常少，可以说忽略不计。
- 住院时间短：当天出院，住院仅几小时。
- 疾病复发和再发时更容易补救，甚至可以补救开放手术的问题。

椎间内镜微创手术的缺点

- 不能完全摘除椎间盘，存在复发可能。
- 手术仍然是破坏性的，不能完全恢复脊柱平衡。
- 微创的侧重点在于解决症状，远期复发率比开放手术高。
- 适应证窄，尤其是脊柱畸形、神经走形变异者不适合内镜手术。

适应证

- 椎间盘突出：压迫神经，导致腰痛、腰腿痛、行走受限、间歇性跛行。
- 腰椎间盘源性腰痛：椎间盘突出不明显，但是腰痛明显，反复发作，保守治疗无效。椎间盘结构损害，由此引起疼痛者。
- 腰椎间孔狭窄：中老年腰腿痛，因骨质增生、黄韧带肥厚等原因形成椎间孔狭窄，导致神经根受压。
- 适合于腰椎间盘突出诊断明确，经正规保守治疗6个月无效者。
- 反复发作，症状严重者。
- 椎间盘突出、脱出和椎管内游离者。
- 腰椎间盘中央型突出伴马尾神经受压者。

禁忌证

- 多节段椎间盘突出。
- 穿刺部位有感染。
- 伴有脊柱畸形的病例。
- 凝血功能障碍的患者。
- 精神异常的患者。
- 有严重内脏功能减退或者其他身体状况异常不能承受手术的患者。

一、经椎间孔入路脊柱内镜技术

病例一

经皮椎间孔镜下椎间孔扩大成形、髓核摘除、神经探查松解术治疗邻椎病

▶ 病例信息

基本信息：男性患者，57岁工人。

主诉：腰椎管窄症术后7年，伴腰痛5年。

现病史：7年前，患者因左臀部疼痛，在外院诊断为"腰椎管狭窄症"并行"腰椎管扩大减压椎间植骨融合内固定术"，术后患者左臀部疼痛有所好转，但缓解不明显，同时行走后逐渐出现右腰部、臀部疼痛，可放射至右大腿后方，自行到当地多家诊所就诊，给予口服药物治疗，症状缓解不明显。5年前，患者出现左腰部、臀部疼痛，可放射至左大腿后方、小腿后外侧、足背外侧，同时伴右下肢放射痛（右臀部、大腿后外侧、小腿外侧），行走加重，休息后缓解，在外院行腰椎内固定取出术，术后患者自觉右下肢放射痛有所缓解，左下肢缓解不明显。1个月前，患者左下肢放射痛再次加重，仅能忍痛行走100m左右，在外院行腰椎MR检查提示：腰椎退行性改变，腰椎不稳，腰椎管狭窄。患者今为求进一步治疗，来我院就诊，门诊以"腰椎管狭窄症术后"收入院。现患者精神可、食欲可、大小便正常，体重未见明显变化。

既往史：平素体质一般。冠心病病史6年余，2年前在北京阜外医院行"冠状动脉支架植

入术"，术后口服阿司匹林、阿托伐他汀钙、倍他乐克，诉疼痛控制尚可。高血压病史2年，最高140/100mHg，口服替米沙坦，控制一般，否认其他病史。

专科检查：脊柱外观无畸形，生理性弯曲存在。颈椎活动度良好，腰椎屈伸活动受限且可诱发疼痛，胸挤压试验阴性，骨盆将压及分离试验阴性，双侧肩关节外观对称无畸形，耸肩有力，双侧臂丛神经牵拉试验阴性。双上肢皮肤感觉、关节活动及肌力正常。双下肢等长无畸形。腰背部可见一长约20cm手术瘢痕，愈合可，无红肿渗液。腰椎区域棘突无明显压痛，椎旁叩击痛阴性，左侧小腿后外侧、足背外侧痛觉较右侧减退，左跛长伸肌肌力Ⅳ级，右侧正常。其余双下肢肌力及关节活动度未见明显异常。双侧肱二头肌、三头肌腱反射（左++/右++），双侧膝腱反射（左++/右+），双侧跟腱反射（左++/右+）；左侧直腿抬高试验阳性（50°），加强试验阳性，右侧阴性；双侧股四头肌牵拉试验阴性；双侧梨状肌出口压痛阴性。双侧髌阵挛、踝阵挛阴性，双侧巴宾斯基征、霍夫曼征、布鲁津斯基征及克尼格征均阴性。

评估：左下肢疼痛VAS评分6分，腰痛VAS评分3分；腰椎JOA评分8分，ODI 68%。

辅助检查：图1~图4。

诊断：

（1）腰椎间盘突出症（L5/S1 MSU2-B型）。

（2）腰椎管狭窄症术后（L3/4，L4/5）。

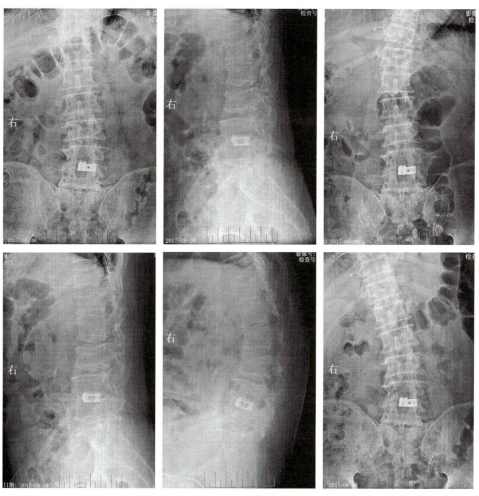

图1 腰椎正侧位、过伸过屈、左右侧偏位X线片：腰椎退行性改变，腰椎以腰3/4间隙为中心，向左侧弯，Cobb角11°，腰4/5椎间融合术后，腰3椎楔形变，腰椎无明显失稳征象。

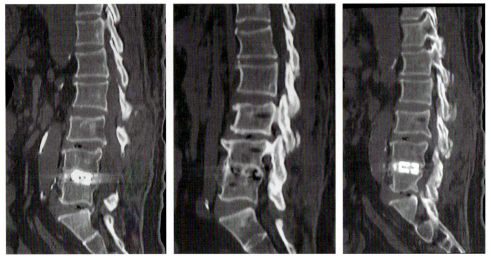

图 2　腰椎矢状位 CT 片：腰 4/5 椎间融合术后，骨性融合良好，腰椎退行性改变，腰 1~5 椎小关节增生，腰 5/骶 1 后方椎间盘突出钙化。

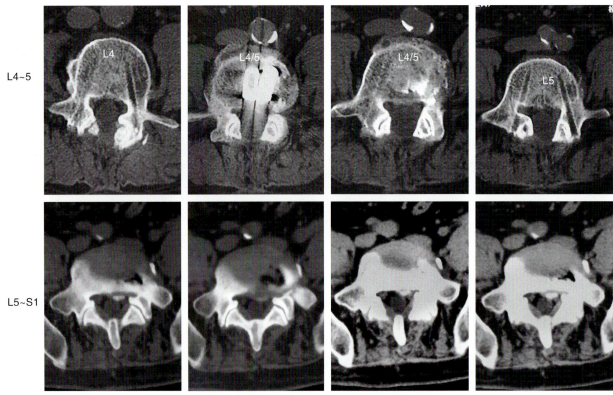

图 3　腰椎轴位 CT 片：腰 4/5 椎间全椎板减压、椎间融合术后，可见腰 4~5 椎钉道，腰 5 椎右侧螺钉偏内，位于侧隐窝位置；腰 5/骶 1 椎间盘突出钙化，左侧侧隐窝狭窄，神经根压迫较重。

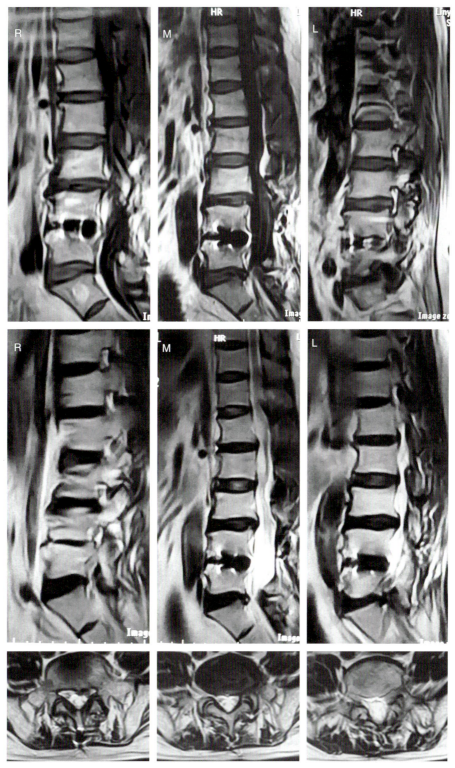

图 4 腰椎 MRI：腰椎退行性变，腰 5/骶 1 椎间盘突出，左旁侧型，左侧骶 1 神经根压迫较重。

（3）高血压病2级（极高危组）。
（4）冠心病。

▶ 诊疗思路

- 根据患者病史、术前体检、辅助检查，腰椎间盘突出症（L5/S1）诊断明确。影像学提示腰5/骶1节段椎间盘突出，左侧侧隐窝狭窄，可行腰5/骶1节段神经减压，可解除患者症状。患者并存腰背部疼痛症状，然腰痛不重，且腰椎动态位未见明确失稳征象，疼痛来源可能为广泛小关节增生退变造成，也可能为椎间盘突出造成，目前暂无进行腰3/4和腰5/骶1节段进行椎间融合的指征，可行单纯减压手术治疗。

- 考虑患者年龄相对较大，活动量较大，无腰3/4和腰5/骶1节段椎间融合指征，单纯减压手术有以下几种选择。首先，后路开窗减压术，可直接解除患者压迫，并可咬除黄韧带，对侧隐窝进行直接减压，但患者曾行腰4/5节段手术治疗，手术区域可能有瘢痕增生，硬膜及神经损伤风险增加，且手术创伤相对较大。其次，椎板间入路髓核摘除术。测量该患者腰5/骶1节段椎板窗，其宽度仅为5mm，要进入椎管需磨除较多的骨质，且同样存在瘢痕增生造成神经损伤的风险。最后，该术式采用局部麻醉，并可避开原手术区域，减少神经损伤风险，也可达到良好的减压目的，所以选择经皮椎间孔镜下椎间孔扩大成形、髓核摘除、神经探查减压术。

▶ 手术方案

经皮椎间孔镜下椎间孔扩大成形，髓核摘除，神经探查松解术。

麻醉方式：0.5%盐酸利多卡因局部浸润麻醉。

▶ 手术过程

患者俯卧于手术台，G型臂透视辅助下体表标记穿刺点，常规术区消毒，铺巾。局部麻醉生效后，以骶1上关节突尖为靶点在左旁侧11cm与椎间盘水平呈30°度角处穿刺点进针，用0.5%盐酸利多卡因注射液15ml行工作通道局部浸润麻醉，麻醉显效后1.5mm克氏针经穿刺点穿刺定位于骶1上关节突尖位置。沿克氏针切开皮肤约8mm，依次置入2~4级软组织扩张管，取出扩张管后置入扩孔钻导杆，环钻扩大椎间孔后置入工作套管。透视检查见工作套管位置满意，接近靶点位置。拔出扩张管、导杆及克氏针，连接椎间孔镜，探查椎间孔区域见套管位于骶1上关节突腹侧头端，正对椎间盘，旋转逐渐将工作通道向后退出，寻找磨除骨面为标志，先咬除背侧黄韧带，显露骶1神经根，然后调整工作通道至突出椎间盘位置，摘除突出的椎间盘，镜下磨钻逐步去除钙化的椎间盘组织，减压完毕后探查骶1神经根，搏动明显，无明显压迫，探查椎管内，见硬膜搏动良好，拔出椎间孔镜及工作套管，全层缝合皮肤，无菌包扎，结束手术。未留置导管。术后检查患者左侧直腿抬高试验阴性，站立及行走无诱发左侧下肢放射痛，步入病房。

术中照片（图5~图8）：克氏针穿刺定位于骶1椎上关节突尖部偏背侧，因为该患者需进行背侧的黄韧带切除进行侧隐窝减压。另外，克氏针定位的好处：靶点穿刺稳定固定，一次成形，节省手术时间，提高效率。

▶ 术后结果

主诉：术中患者感左下肢较术前轻松，疼痛感减轻，术后患者返回病房时左下肢疼痛消失。

查体：术后第2天，双侧直腿抬高试验阴性，左侧小腿后外侧、足背外侧痛觉较右侧减退，感觉减退较术前无明确变化，余基本同术前。

术后第2天评估：腰背部疼痛VAS评分2分，左下肢VAS评分1分；ODI 14%，JOA评分22分。

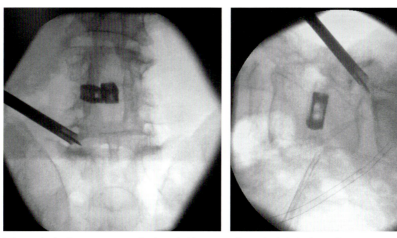

图 5 术中透视正侧位,克氏针穿刺至骶 1 椎上关节突尖部偏背侧,环钻一次成形。

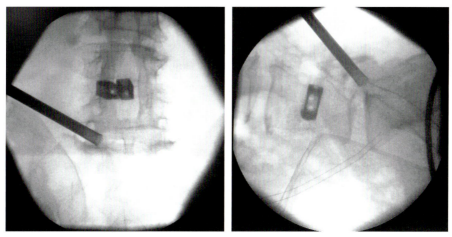

图 6 环钻进行关节突成形。骶 1 关节突成形后位置,正位显示环钻已达椎弓根内侧缘,侧位提示位于椎管,接近椎间隙。

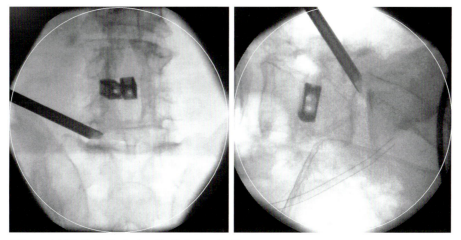

图 7 正侧位透视片显示工作通道进入椎管。

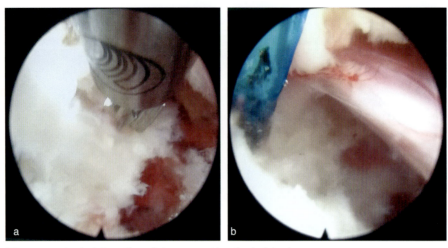

图8 a.环锯磨除钙化椎间盘组织；b.神经根腹背侧减压。

术后复查：图9。

▶ 随访资料

术后1年：
- 患者左下肢放射痛完全消失，无酸困麻木感，行走、跑步、家务劳动等日常活动无受限。
- 腰背部疼痛 VAS 评分1分，左下肢 VAS 评分0分，右下肢 VAS 评分2分。
- ODI 12%，治疗改善率 82.4%。

▶ 讨论与思考

患者有两次手术史，本次入院主要问题为骶1神经根支配区域症状，椎间盘突出伴钙化，同时伴有腰痛症状，经过各种系列保守治疗后

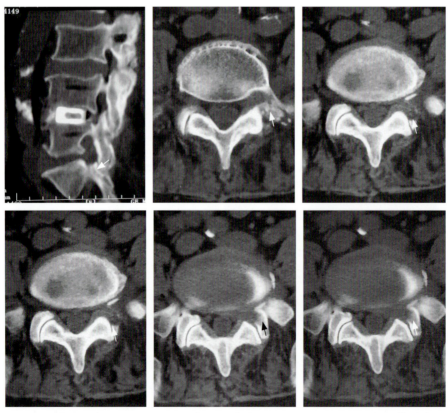

图9 腰椎 CT 片：腰5/骶1左侧部分上关节突已去除，腰5/骶1钙化椎间盘已摘除，侧隐窝区域无明显狭窄。

下肢症状无明显改善。所以手术指征明确，手术方式选择首先需明确患者诉求和主要症状。该患者术前腰痛症状不重，主要为左下肢疼痛症状，且术前过伸过屈、左右侧偏位X线片，均未发现失稳证据，腰椎CT提示腰椎小关节增生较重，可能提示腰痛来源于后关节，因存在椎间盘突出根性痛明确，腰痛也可能来源于前关节（窦椎神经刺激），按照阶梯治疗原则处理椎间盘。观察腰痛及左下肢疼痛缓解情况，若术后腰痛症状仍较重，可行小关节突阻滞或脊神经背内侧支射频消融手术，缓解患者疼痛症状。所以本例患者选择先行腰5/骶1节段经皮内镜下椎间盘摘除术，因该患者椎间盘钙化，所以术中需准备镜下环钻或镜下磨钻、超声骨刀等工具，取出钙化椎间盘才能保证患者的长期治疗效果。另外，患者存在右下肢放射痛症状，查看患者腰椎CT，可能是由于上次手术螺钉偏置造成腰5神经根损伤所致，目前并无明确压迫症状，所以本次暂无须手术治疗。

综上所述，对于病史较长、诊断困难的病例，腰痛和腿痛症状的来源，优先处理顺序需结合患者症状、体征和影像学检查综合判断，采用阶梯治疗的方法，尽量以微创的方法达到良好的治疗效果。

病例二

经皮椎间孔镜治疗极外侧型腰椎间盘突出症

▶ **病例信息**

基本信息：罗某某，67岁，退休工人。

主诉：右下肢疼痛1年，加重3个月。

现病史：患者于1年前无明显诱因出现右下肢臀部至小腿外侧放射痛，活动后明显，休息时缓解。前往当地医院给予按摩、理疗（具体不详）后症状明显缓解。3月前旅游爬山后感右下肢放射痛再次出现，性质同前。在当地医院给予理疗、按摩后未见明显缓解。在西安市红会医院MRI示：腰椎骨质增生，腰2/3、腰3/4、腰4/5椎间盘变性、膨出，腰5/骶1椎间盘变性、突出，相应水平硬膜囊受压；骶1、骶2椎体水平双侧神经根鞘囊肿。未给予治疗。为求进一步诊治来院。

既往史：高血压病史11年，18年前患"子宫肌瘤"在西安市北方医院行"子宫切除术"。

专科情况：步入病房，查体合作。双下肢等长无畸形，双下肢直腿抬高试验阴性，加强试验阴性。右侧梨状肌出口压痛阳性，双下肢股神经牵拉试验阴性。双下肢感觉大致正常，自诉活动后右臀部经大腿后外侧至右小腿外侧放射痛。双侧膝腱反射（左侧+/右侧+），双侧跟腱反射（左侧+/右侧+）。

评估：右下肢疼痛VAS评分6分，腰痛VAS评分1分；ODI 60%，JOA评分11分。

辅助检查：图1~图5。

最后诊断：

（1）腰椎管狭窄症（L5/S1 LEE 2.3型）。

（2）高血压3级（极高危组）。

▶ **诊疗思路**

· 根据患者病史、术前体检，其神经定位为腰5神经根，责任间隙可能为腰4/5或腰5/骶1节段，辅助检查者提示腰4/5节段椎间盘突出，右旁侧型，对神经根的压迫轻，且矢状位MRI提示腰5神经根发出点在腰5椎终板水平以下，所以该突出并未对腰5神经根造成影响，尽管X线片示腰4/5节段椎间隙变窄，考虑退行性改变，但患者无明显腰痛病史，动态位X线片无失稳表现，所以目前暂时无须处理腰4/5节段。轴位MRI提示患者腰5/骶1节段右侧神经根较

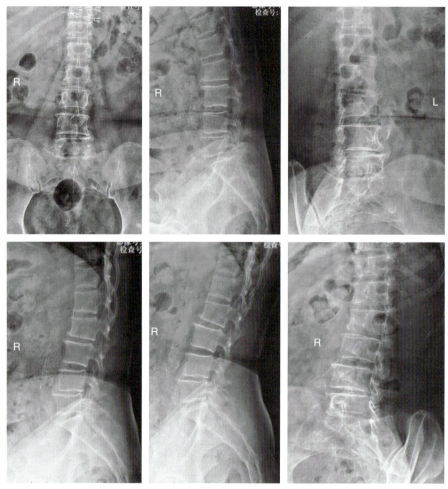

图 1 腰椎 X 线片：腰椎生理曲度变直。腰椎椎体唇样变，腰 4/5 椎间高度明显丢失，继发椎间孔狭窄。

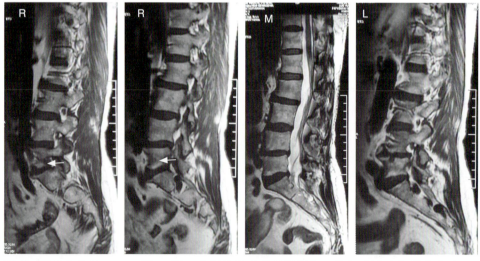

图 2 腰椎矢状位 MRI：腰 5/骶 1 右侧椎间孔神经根增粗，神经周围脂肪量减少（R=右侧，M=中央椎管，L=左侧）。

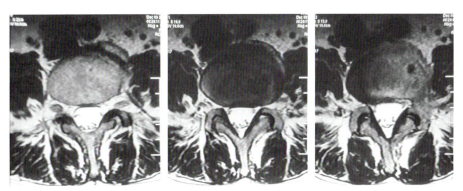

图 3 腰 4/5 椎间盘轴位 MRI：腰 4/5 椎间盘少量突出，右旁侧型，右侧腰 5 神经根轻度压迫。

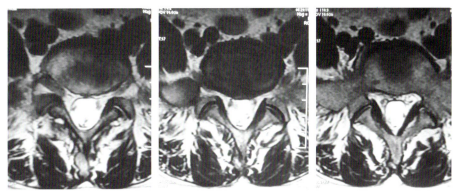

图 4 腰 5/骶 1 椎间盘轴位 MRI：腰 5/骶 1 椎间盘中央型突出，出行腰 5 神经根明显增粗压迫。

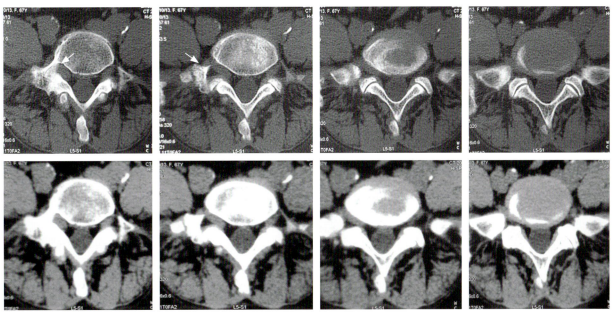

图 5 腰椎轴位 CT 片：腰 5/骶 1 右侧上关节突腹侧增生，腰 5 神经根增粗。

左侧明显增粗，有水肿表现，腰5/骶1节段椎管内无明显椎间盘突出，考虑可能在椎间孔区域存在神经根压迫，结合CT检查提示骶1上关节突腹侧增生，增生呈尖刀样卡压右侧腰5神经根，所以术中仅需进行腰5/骶1节段椎间孔成形，即可解除神经根压迫，缓解患者症状。

• 考虑患者年龄大，退休工人，热爱广场舞等活动，活动量较大，腰背部疼痛不重，过伸过屈位无椎间失稳指征，MRI提示椎间盘退变不重，无明确黄韧带肥厚及中央椎管狭窄指征，术者有丰富的椎间孔成形术经验，所以选择经皮椎间孔镜下椎间孔扩大成形、神经探查减压术。

▶ **手术方案**

经皮椎间孔镜下椎间孔扩大成形结合神经探查减压术。

麻醉方式：0.5%盐酸利多卡因局部浸润麻醉。

▶ **手术过程**

手术步骤：患者俯卧于手术台，G型臂透视辅助下体表标记穿刺点，常规术区消毒，铺巾。局部麻醉生效后，以骶1上关节突尖为靶点在右旁侧11cm与椎间盘水平呈30°角处穿刺点进针，用0.5%盐酸利多卡因注射液15ml行工作通道局部浸润麻醉，麻醉显效后1.5mm克氏针经穿刺点穿刺定位于骶1上关节突尖位置。沿克氏针切开皮肤约8mm，依次置入2~4级软组织扩张管，取出扩张管后置入扩孔钻导杆，环钻扩大椎间孔后置入工作套管。透视检查见工作套管位置满意，接近靶点位置。拔出扩张管、导杆及克氏针，连接椎间孔镜，探查椎间孔区域见套管位于骶1上关节突腹侧头端，逐渐咬除黄韧带、清除周围软组织后，探查椎间孔区域的腰5神经根，搏动明显，无明显压迫，探查椎管内，见纤维环完整无破口，硬膜搏动良好，拔出椎间孔镜及工作套管，全层缝合皮肤，

无菌包扎，结束手术。未留置导管。术后检查患者直腿抬高试验阴性，站立及行走未诱发右下肢放射痛，步入病房。

术中照片（图6~图8）：克氏针穿刺定位于腰骶1椎上关节突中段偏基底部，因为该患者的压迫为椎间孔区和出口区域交界处的压迫，若按照常规方法成形，将定位点放置于上关节突尖部，磨除骨质并置管，将无法解除神经根压迫，即使借助于镜下环钻、镜下磨钻等工具，因椎间孔镜工作套管角度的限制，难以去除增生的骨赘。另外，克氏针定位的好处：靶点穿刺稳定固定，一次成形，节省手术时间，提高效率。

▶ **术后结果**

主诉：术中患者感右下肢较术前轻松，疼痛感减轻，术后患者返回病房时右下肢疼痛消失。

查体：术后第2天，基本同术前。

术后第2天评估：腰背部疼痛VAS评分1分，右下肢VAS评分1分；ODI 10%，JOA评分21分。

术后复查：图9。

▶ **随访资料**

术后6个月：

• 患者右下肢放射痛完全消失，无酸困麻木感，行走、跑步、家务劳动等日常活动不受限。

• 右下肢放射痛VAS评分0分，腰痛VAS评分0分。

• ODI 6%，治疗改善率90%。

▶ **讨论与思考**

患者表现为腰5神经根支配区域症状，然而MR检查包括腰4/5及腰5/骶1节段椎间盘、黄韧带并无明显突出及增厚压迫神经根，腰4/5侧隐窝区域无狭窄。患者初来我院就诊，手持三家不同医院的腰椎MRI，多家医院均表示患

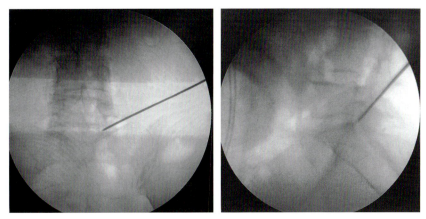

图6 术中正侧位透视，克氏针穿刺至骶1椎上关节突腹侧，定位于靶点。

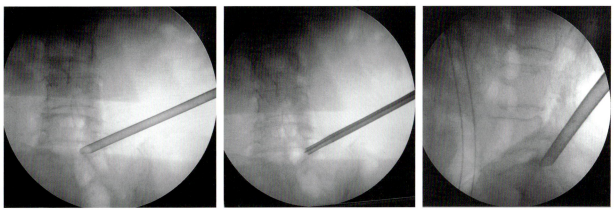

图7 工作通道放置位置，该位置可通过工作通道的进退探查腰5神经根的椎间孔区、出口区至下位椎体间盘水平，方便术者判断神经根周围有无压迫。结合CT检查所示靶点，该通道放置位置可达到充分减压。

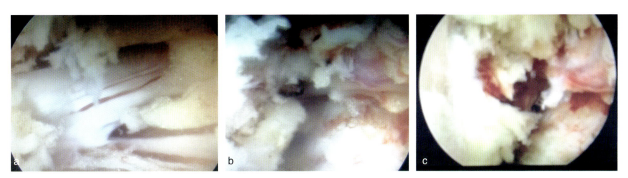

图8 术中截图。a.管道下清理软组织后第一视野，即游离向椎间孔出口区域的椎间盘；b.摘除髓核后，显露发出的腰5神经根；c.摘除游离髓核后显露骶1神经根。

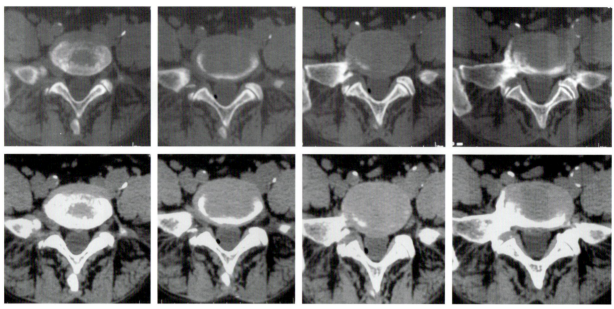

图 9 腰椎轴位 CT 片：腰 5/骶 1 右侧上关节突腹侧增生已去除，腰 5 神经根直径较前缩小，神经压迫解除。

者症状均与腰椎无明确关系，我院初诊明确发现的阳性表现为腰 5 神经根在出口区域增粗，考虑可能是因椎间孔区域压迫造成的神经根水肿表现，在复查腰椎间盘层面 CT 后，发现骶 1 上关节突腹侧骨赘增生像针尖一样刺向腰 5 神经根，即确定该区域的骨性增生造成患者目前的症状。因此，仔细阅片对诊断来说尤其重要，我们的眼睛不能紧紧盯着椎管内黄韧带、椎间盘等，另外，CT 检查对于明确诊断非常重要，对于 MRI 等检查不能明确诊断的患者，可对局部进行薄层 CT 扫描，就可能明确诊断。建议对于脊柱疾患的患者，常规进行腰椎六位 X 线拍片、MRI 检查，对于可能的病变部位进行薄层 CT 扫描，明确诊断，减少误诊风险。

诊断明确后，术中需对腰 5 神经根出口区域进行减压，才能取得良好的效果。关于手术方式选择，开放椎板开窗减压、MED 手术均不能处理关节突外侧面增生，否则需取出较多的关节突，影响脊柱整体稳定性。所以不考虑上述两种术式，术式主要有如下两种选择：

· 经皮椎间孔镜下椎间孔扩大成形术可进行靶点穿刺，直接将成形靶点定位于上关节突增生部位，应用环钻磨除增生的关节突，直接解除神经压迫。该术式具有创伤小、恢复快、对脊柱稳定性无影响等优点，但该术式成形时邻近神经根，可能对神经根造成损伤，避免损伤主要依赖于三方面：首先，局麻下进行手术，在进行关节突局部浸润麻醉时，控制麻醉利多卡因浓度为 0.5%，局部注射不大于 5.0ml，麻醉点不应正对操作靶点，避免造成神经麻醉，即时损伤患者并无感觉；其次，成形位置不能太偏腹侧，太偏腹侧可能直接导致神经损伤；最后，逐级工作套管的应用，尽量将神经根推向腹侧，应用环钻时尽量缓慢，患者有右下肢症状时应及时沟通。

· 后路微创通道下神经探查减压经椎间孔植骨融合（MI-TLIF），经皮椎弓根螺钉内固定术，该术式切除右侧腰 5/骶 1 关节突后，可直接将增生的骶 1 上关节突去除，直接解除神经根压迫，具有疗效确切、减压彻底等优点。但术中需注意不能直接应用骨刀进行截骨，因截骨可能将增生的骨质直接推向神经根，造成神经根直接损伤，可应用超声骨刀，在助手控制截除骨块的前提下进行截骨。然而，该患者并无腰背部疼痛症状，影像学检查椎间高度良好，无腰椎失稳指征，MRI 提示椎间盘信号尚可，无明显椎间盘突出。另外，该手术为全麻手术，创伤、手术时间、出血量等相对于椎间孔镜大，另外，腰 5/ 骶 1 融合后对整体腰椎的活动度影响大。

　　基于以上论述，我们的考虑是：①患者为中年女性，无明显腰背部疼痛，无腰椎失稳指征，双侧关节突无明显增生，椎间高度良好，椎间盘无明显突出，无进行椎间融合的指征。②椎间孔镜技术已有上千例经验，具备镜下动力系统，穿刺即使不能完全到达靶点，也可在术中进行部分修正，现有技术水平可以进行椎间孔手术治疗。综上所述，为了既达到神经根彻底减压又不破坏脊柱稳定性、且减小手术创伤的目的，我们决定为患者实施经皮椎间孔镜下椎间孔扩大成形术。

　　椎间孔镜技术进行椎间孔成形，神经根出口区域的探查有独到的优势，可直接到达靶点，成形后即可达到减压的目的，解除患者症状。

该病例的特殊之处在于，神经根压迫并非传统认知的压迫造成的，诊断困难。关于椎间孔成形术，可采用三种辅助方式：①借助 ISEE 系统，该系统的优点是可在镜下进行成形，保证手术安全和靶点的准确性，且可辅助进行诊断，但该系统的工作通道和环钻相对较大，神经根损伤风险相对增加；②导航辅助下椎间孔成形术，该技术可在导航下辅助下精准判断成形部位，达到更精准有效的成形和减压，但设备相对昂贵，且需专业科室技师进行配合；③克氏针靶点定位穿刺，该术式的优点是，无须购置其他设备，且一次成形，效率较高，但要求对术前影像学检查的精准预判，因术中只有透视二维图像，还需术者在脑海中将三维图像转换为术中的二维图像，才能达到精准减压的目的，若判断不够准确，可能造成减压不彻底残留症状等问题。相对上述两种方法，精准度相对较差。

病例三

经皮椎间孔镜治疗游离型腰椎间盘突出症

▶ 病例信息

基本信息：男性患者，51 岁，其他劳动者。

主诉：腰痛 3 个月，伴左下肢放射痛 14 天。

现病史：3 个月前，患者无明显诱因出现腰背部酸困疼痛，无明显下肢放射，行走及坐立加重，平卧位休息可缓解，无明显夜间痛，但日常生活影响不大，未就诊及治疗。14 天前，患者无明显诱因出现左下肢放射痛（腰背部向左大腿外侧、小腿上段外侧及前方），当即不能站立及行走，被他人背至荆门医院，平卧位休息数小时后自觉好转，行 MR 检查示：腰 3/4、腰 4/5 椎间盘突出，腰 3/4 椎间盘游离至左侧椎弓根后方。患者为求进一步治疗来我院诊治。

既往史：无特殊。

专科情况：血压 120/70mmHg，体重 75kg，身高 175cm，BMI 24.5kg/m²。步入病房。脊柱外观无畸形，生理性弯曲存在。颈椎活动度良好，腰椎活动无明显受限。胸廓挤压试验阴性，骨盆挤压及分离试验阴性。双侧肩关节外观对称无畸形，耸肩有力，双侧臂丛神经牵拉试验阴性。双上肢皮肤感觉、关节活动及肌力正常。双下肢等长无畸形。双下肢无明显感觉减退及缺失区域，双下肢肌力及关节活动度未见明显异常。腰椎棘突无明显压痛、叩击痛，椎旁叩击时无下肢放射痛。双下肢直腿抬高及加强试验阴性，双侧肱二头肌、三头肌腱反射（左 ++/右 ++），双侧膝腱反射（左 +/右 ++），双侧跟腱反射（左 ++/ 右 ++），双侧踝阵挛阴性、髌阵挛阴性，双侧巴宾斯基征阴性、双侧霍夫曼征阴性，双侧布鲁津斯基征及克尼格征均阴性。

评估：左下肢疼痛 VAS 评分 5 分，腰痛 VAS 评分 2 分，腰椎 JOA 评分 12 分；ODI 60%。

辅助检查：图 1~ 图 3。

最后诊断：腰椎间盘突出症（L3/4，脱出游离 4 区）。

▶ **诊疗思路**

· 根据患者病史、术前查体，其神经定位为腰 4 神经根，责任间隙为腰 3/4 或腰 4/5 节段，辅助检查明确将患者诊断为腰 3/4 节段椎间盘突出，该椎间盘突出向尾端游离入椎管内，椎间盘层面无突出髓核，而在椎弓根层面和神经根入口层面突出较大，压迫腰 4 神经根诱发患者症状，所以术中需对游离髓核进行完全摘除，才能取得良好的效果。

· 考虑患者为中年男性，体型偏瘦，干部，活动量大，腰背部疼痛不重，过伸过屈位无椎间失稳指征，X 线片测量提示腰 4 上关节突基底部距离椎体后缘为 10mm（可置入 7.9mm 工作套管），MRI 提示无明确黄韧带肥厚及中央椎管狭窄指征，CT 片提示椎间盘边缘无明确钙

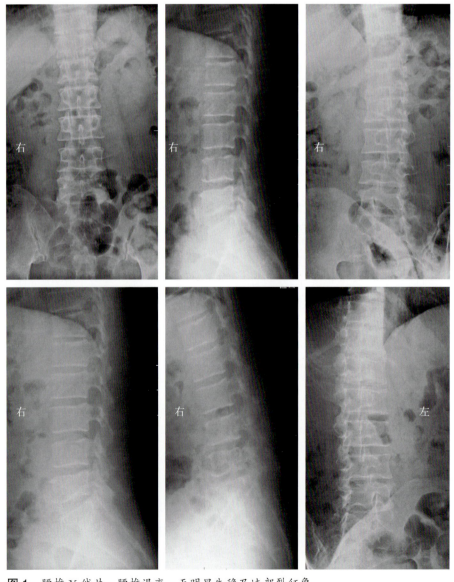

图 1　腰椎 X 线片：腰椎退变，无明显失稳及峡部裂征象。

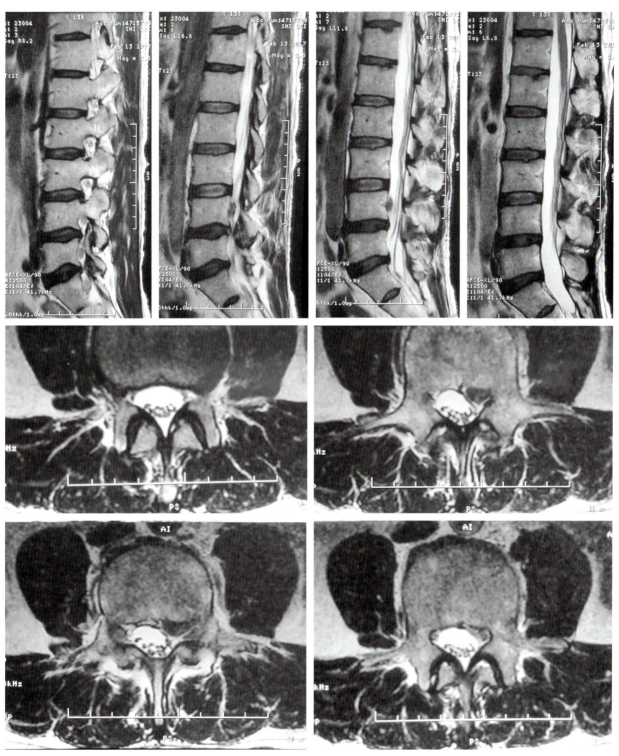

图2 腰椎MRI：腰3/4椎间盘突出，向左侧尾端游离至腰4椎下缘水平。

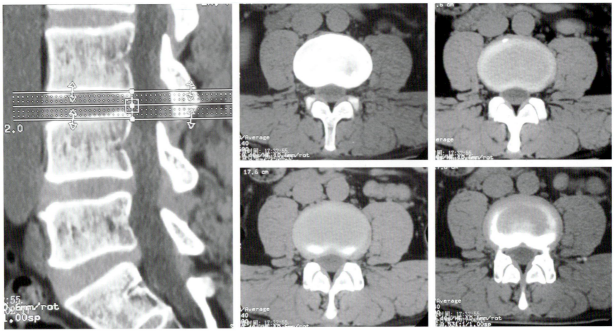

图 3 腰椎 CT 片：腰 3/4 椎间盘无明显膨出及突出，椎体边缘无钙化及骨化。

化，我科已处理过较多的游离型椎间盘突出患者，所以选择经皮椎间孔镜下神经探查减压、髓核摘除术，麻醉方式选择局部浸润麻醉。

▶ 手术方案

经皮椎间孔镜下神经探查减压、髓核摘除术。

▶ 手术过程（术中视频 1~2）

手术步骤：患者俯卧于手术台，G 型臂透视辅助下体表标记穿刺点，常规术区消毒、铺巾。局部麻醉生效后，以腰 4 椎弓根上缘为靶点在左旁侧 10cm 与椎间盘水平呈 60°角处穿刺点进针，用 0.5% 盐酸利多卡因注射液 15ml 行工作通道局部浸润麻醉，麻醉显效后穿刺点穿刺经椎间孔达到腰 3/4 椎间盘突出位置。沿穿刺针置入 0.2mm 导针，拔带裂处出穿刺针，沿导针切开皮肤约 8mm，沿导针置入导杆，沿导杆依次置入 1~3 级软组织扩张管，取出扩张管后置入扩孔钻导杆，环钻逐级扩大椎间孔后置入工作套管。透视检查见工作套管位置满意，接近突出的椎间盘。拔出扩张管、导杆及克氏针，连接椎间孔镜，探查椎管见套管位于腰 4 上关节突内侧，椎弓根内侧壁上缘，逐渐咬除黄韧带、清除周围软组织后，探查见腰 4 神经根，无明显搏动，压迫较重，髓核突出至椎管内向下方游离，完整取出髓核组织，探查椎管内，见纤维环破口基本愈合无破口。旋转工作套管探查，见神经根、硬膜搏动好，松解彻底，拔出椎间孔镜及工作套管，全层缝合皮肤，无菌包扎，结束手术。未留置导管。术后检查患者直腿抬高试验阴性，站立及行走未诱发左下肢放射痛，步入病房。

术中照片（图 4）：术前克氏针标记椎间隙下缘水平，另一枚克氏针标记穿刺路径，预判穿刺点位置和旁开距离，方便后续置入工作套管，局部麻醉完成导丝置入椎间孔内，放置较细的工作套管，可利用该钢性工作套管再次将工作套管置入位置，并根据透视像比照套管和椎间孔尾侧部分的直径，判断是否可置入套管，节省手术时间，提高效率。

术中照片（图 5~图 7）：工作通道放置位置，该位置需按照外科手术理念，由浅入深、逐层

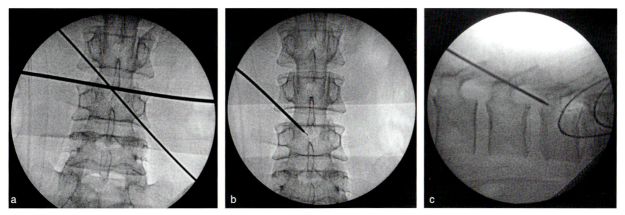

图4 a.腰椎正位：术前定位划线，标记穿刺路径；b.腰椎正位：导针置入后放置逐级套管，提示已进入椎管内；c.腰椎侧位：导针置入后放置逐级套管，提示导针到达椎弓根上缘水平。

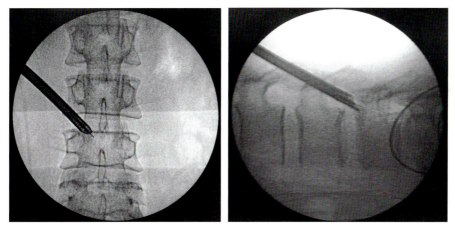

图5 腰椎正侧位，提示工作套管位于腰3/4椎间盘左侧水平，椎弓根上端内侧缘水平，即正对游离椎间盘。

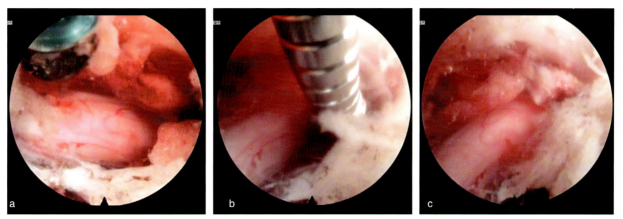

图6 术中截图。a.管道下清理软组织后第一视野，即走形神经根；b.显露游离椎间盘后，利用弹簧钳的灵活性和弹性摘除及松解髓核；c.摘除游离髓核后显露走形腰4神经根。

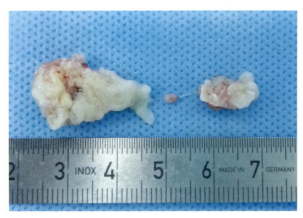

图7 摘除的髓核组织。

解剖、逐渐深入的原则，避免神经损伤，该通道位置位于腰4椎左侧椎弓根头端内侧缘位置，已作为靶点在游离髓核的位置穿刺，对镜下视野的预判内侧为硬膜囊和腰4神经根的发出点，外侧为椎弓根内侧壁，并以此为解剖学标志，逐层深入探查并摘除游离髓核，术前需准备弹簧髓核钳、镜下磨钻等器械，若游离髓核无法摘除，可应用镜下磨钻磨除腰4椎弓根上缘，以扩大椎管内探查范围。

▶ 术后结果

主诉：术中患者感左下肢较术前轻松，术后患者返回病房时左下肢疼痛消失，无明显麻木感。

查体：术后第2天，同术前，无阳性体征。

术后第2天评估：腰背部疼痛 VAS 评分 1 分，左下肢疼痛 VAS 评分 0 分；ODI 8.9%，JOA 评分 24 分。

▶ 随访资料

术后6个月：

· 患者未诉腰背部疼痛及左下肢放射痛及麻木感，行走等日常活动无受限。

· 左下肢放射痛 VAS 评分 0 分，腰痛 VAS 评分 0 分。

· ODI 2%，治疗改善率 96.7%。

▶ 讨论与思考

影像学显示，腰3/4椎间盘突出，髓核向尾端游离入椎管内，对腰4神经根发出点、入口区压迫较重，所以术中需对腰4神经根上述区域进行减压，才能取得良好的效果。患者腰痛轻，腰椎无失稳征象，不考虑融合手术，选择单纯髓核摘除手术，手术方式主要有如下三种选择：

· 开放椎板开窗减压、髓核摘除术。该术式可借助显微镜、通道等工具，打开上下位椎板及侧隐窝，直视下将游离髓核摘除，探查松解神经根，优点是减压彻底、疗效确切，但手术创伤相对较大，出血量多，需全身麻醉或硬腰联合麻醉才能完成，若对椎板和关节突的破坏较大则有潜在失稳的风险。

· 辅助通道下髓核摘除。该术式借助 MED 的照明和内镜系统，通道系统采用肌肉扩张的形式进行椎板的暴露和开窗，减少肌肉剥离，内镜系统可接近椎管，避免了显微镜视野遮挡的问题，并可有效放大视野，清晰显示神经根及其周围结构，减少神经损伤风险，直视下摘除游离的髓核组织。但该术式仍需采用全麻或腰硬联合麻醉的方式进行，需对椎板结构进行破坏，对椎管内结构的干扰较大。

· 经皮椎间孔镜下髓核摘除术。该术式采用靶向技术，直达游离髓核的靶点，直接摘除髓核，借助椎间孔，不破坏任何骨性结构，另外，采用局麻下手术，对患者全身状况影响最小，出血量少，恢复快，但对术者的技术要求较高，若穿刺靶点位置不佳、游离髓核与周围组织粘连较重无法整块取出、镜下工具欠缺等，极有可能导致髓核残留，症状缓解不彻底。

我们的考虑是：①患者为中年男性，无明显腰背部疼痛，无腰椎失稳指征，双侧关节突无明显增生，无椎间融合指征，若为摘除髓核进行椎间融合，得不偿失；②椎间孔镜技术已有上千例经验，具备镜下动力系统，穿刺即使不能完全到达靶点，也可在术中进行部分修正，技术水平可进行椎间孔手术治疗；③患者主观诉求微创手术，不愿进行融合手术。综上所述，为了既达到神经根彻底减压又不破坏脊柱稳定性，且减小手术创伤的目的，我们决定为患者实施微创侧路椎间孔镜手术。

椎间孔镜技术在处理高度游离性椎间盘突出（游离至1区和4区）方面具有独到的优势，可直达靶点，以最小的创伤取得最大的获益，可针对不同靶点选择不同的入路。

·椎间孔入路，包括以下方法：①同侧直接穿刺技术。适用于旁侧型并向头侧或尾侧游离的椎间盘突出，具有以下特点，对于（2、3区）移位椎间盘需要行纤维环和后纵韧带的部分切除是关键；椎间孔狭窄或者（4区）移位的碎裂髓核，纤维环切除和椎间孔成形是必要的；对于（1区）移位，因为头端的椎间孔相对较大，一般无须椎间孔成形或仅需将上关节突尖部磨除一小部分。1、4区的效率低于2、3区；另外，如果是碎裂的髓核可能不易发现是否有残留[1]。②同侧反斜向穿刺（1、4区）。对于尾端或者头缘游离较大的椎间盘突出，有时需要分别从头端的邻近椎间盘或尾端的邻近椎间盘椎间孔进入，摘除髓核。③经对侧椎间孔入路技术[2]。对于一些同侧入路难以到达靶点位置、患侧椎弓根阻挡、椎间孔狭窄、需磨除较多骨质、影响稳定的患者可以采取从同节段对侧椎间孔进行穿刺的技术，其特点为穿刺入路较平，腹腔脏器损伤、椎管内压增加、神经损伤、硬膜破裂风险较大，学习曲线也较长，一般不选用该技术。④双通道技术[3]。对于上述入路均无法完全摘除髓核减压的患者，可以采用头尾端会师的方法进行髓核摘除，避免髓核残留，但会增加患者创伤，一般也较少使用。⑤经椎弓根入路[4]。对于头远端游离较大的患者，可以采用该入路，但建议仅磨除椎弓根上内侧缘和上关节突基底部腹侧即可，绝大多数患者无须在椎弓根上进行打洞进行手术操作，一般不建议使用，仅适合椎间孔及椎板间入路难以完成的病例，另外，解剖学提示腰1~5椎弓根逐渐变长、变粗，女性更小[L1（8.4±1.8mm）、L5（17.1±4.2mm）]。选择经椎弓根入路男性腰3~5、女性腰4~5，其并发症包括神经损伤、硬膜撕裂脑脊液漏、髓核遗漏及椎弓根骨折等。

·后路技术包括以下几种：①椎板间入路[5]。该入路一般适合于腰5/骶1节段椎间盘向头端或尾端游离的患者，但对于1区和4区游离的患者效率仍较低，尤其是对于1区的患者效率更低，常需利用环钻或者镜下动力工具对椎板进行部分磨除，但是该术式对于侧路难以到达和摘除的患者仍为一种有效的选择。②经椎板入路[6]。该入路的适应证范围较椎板间入路广，但仍不推荐在腰3/4椎平面以上的椎间盘突出应用。其优点为：经骨性结构而非软组织结构穿刺，可减少软组织损伤；到达游离椎间盘的路径较经椎间孔入路短，可降低神经损伤的风险；头端尾端探查范围广，可有效避免碎裂髓核残留。其缺点为：对于中央型椎间盘突出及盘内椎间盘难以处理，易导致残留及复发；没有黄韧带覆盖的骨性通道在建立过程中可能造成硬膜破裂；建议应用于经椎间孔入路和椎板间入路无法完成的病例。结合以上技术，可处理所有游离性椎间盘突出。

参考文献

[1] Lee S, Kim SK, Lee SH, et al. Percutaneous endoscopic lumbar discectomy for migrated disc herniation: classification of disc migration and surgical approaches[J]. Eur Spine J, 2007, 16(3): 431–437.

[2] Kim JS, Choi G, Lee SH, et al. Percutaneous Endoscopic Lumbar Discectomy via Contralateral Approach: A Technical Case Report[J]. Spine, 2011, 36(17): E1173–1178.

[3] Wu X, Fan G, Gu X, et al. Surgical Outcome of Two-Level Transforaminal Percutaneous Endoscopic Lumbar Discectomy for Far-Migrated Disc Herniation[M]. Hindawi Publishing Corporation BioMed Research Internationa, 2016: 4924013.

[4] Krzok G, Telfeian AE, Wagner R, et al. Transpedicular Lumbar Endoscopic Surgery for Highly Migrated Disk Extrusions: Preliminary Series and Surgical Technique[J]. World Neurosurgery, 2016, 95: 299–303.

[5] Kim CH, Chung CK, Woo JW, et al. Surgical Outcome of Percutaneous Endoscopic Interlaminar Lumbar Discectomy for Highly Migrated Disk Herniation[J]. Clinical Spine Surgery, 2016, 29(5): E259–266.

[6] Du J, Tang X, Jing X, et al. Outcomes of percutaneous endoscopic lumbar discectomy via a translaminar approach, especially for soft, highly down-migrated lumbar disc herniation[J]. International Orthopaedics, 2016, 40(6): 1247–1252.

病例四

经皮椎间孔镜下椎间孔扩大成形、神经探查减压、髓核摘除术治疗腰椎间盘突出症

▶ 病例信息

基本信息：梁某，39岁女性，农民。

主诉：右下肢疼痛伴麻木3月余，加重10天。

现病史：患者于3个多月前无明显诱因出现右下肢疼痛伴麻木（右臀部、大腿后外侧、小腿前内侧、外侧），卧床休息可缓解，劳累后加重，行走活动部分受限，可行走500m左右。给予"针灸、理疗"等治疗，症状较前缓解。10天前患者上述症状较前加重，位置同前，站立、翻身、行走即疼痛，可忍痛行走20m左右，保守治疗无效。

既往史：2015年12月曾行"剖宫产"手术。

专科检查：步入病区，自动体位。脊柱无侧凸及后凸畸形；腰椎活动右侧屈曲可诱发右下肢疼痛。双上肢感觉、运动未见明显异常。腰4、5棘突及右侧椎旁压痛（+），叩痛可诱发右下肢放射痛，骨盆挤压试验及分离试验阴性。右小腿内侧、前外侧触觉痛觉减退。双下肢其余部位及会阴区感觉未见明显异常。右侧直腿抬高试验阳性（40°），加强试验阳性，左侧阴性。四肢肌张力基本正常，双侧肱二头肌腱反射（左+/右+）、三头肌腱反射（左+/右+），双侧膝腱反射（左+/右+），双侧跟腱反射（左+/右+），双侧踝阵挛阴性、髌阵挛阴性，双侧巴宾斯基征阴性、双侧克尼格征阴性，双侧霍夫曼征阴性，双侧奥本海姆征阴性，双侧布鲁津斯基征阴性。

评估：右下肢疼痛VAS评分8分，腰背部VAS评分2分；ODI 65.7%，JOA评分9分。

辅助检查：图1~图4。

诊断：腰椎间盘突出症（L4/5 ZONE 1, MSU R2-C型）。

▶ 诊疗思路

· 根据患者病史、术前体检，其神经定位为腰4及腰5神经根，责任间隙可能为腰3/4或腰4/5节段，辅助检查明确患者诊断为腰4/5节段椎间盘突出，该椎间盘突出物向头端游离入椎管内，并伴神经根管中间区、出口区及极外侧型椎间盘突出，对腰4影响大，也对腰5神经产生部分影响，所以术中需进行神经根管出口区域、出口外、椎间孔区域及椎管头端减压，才能取得良好的效果。

· 考虑患者年轻，农民，活动量大，腰背部疼痛不重，过伸过屈位无椎间失稳指征，MRI提示无明确黄韧带肥厚及中央椎管狭窄指征，CT提示椎间盘突出物明显钙化，所以选择经皮椎间孔镜下椎间孔扩大成形、神经探查减压、髓核摘除术。

▶ 手术方案

经皮椎间孔镜下椎间孔扩大成形、神经探查减压、髓核摘除术。

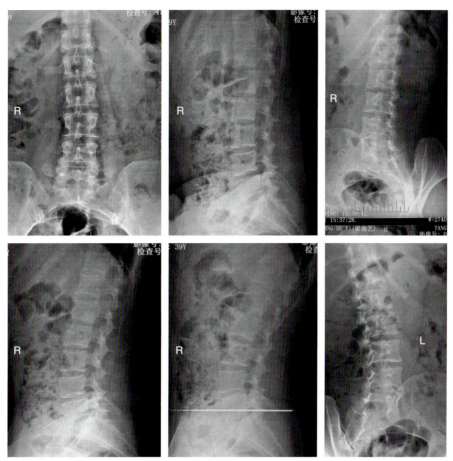

图 1　X 线片：腰椎轻度侧弯，腰椎前凸角度小，腰 4/5 椎间隙狭窄。

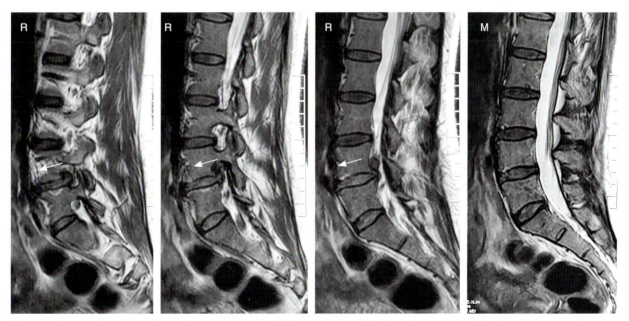

图 2　腰椎矢状位 MRI：腰 4/5 椎间盘突出，突出物向腰 4/5 右侧椎间孔区域及头端椎管内游离（R= 右侧，M= 中央椎管）。

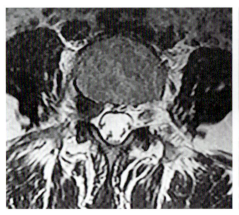
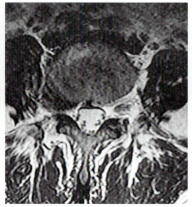
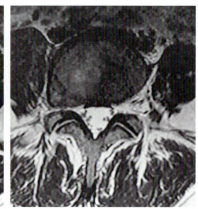

图3 腰椎轴位 MRI：腰 4/5 椎间盘突出，极外侧型，出行神经根压迫较重。

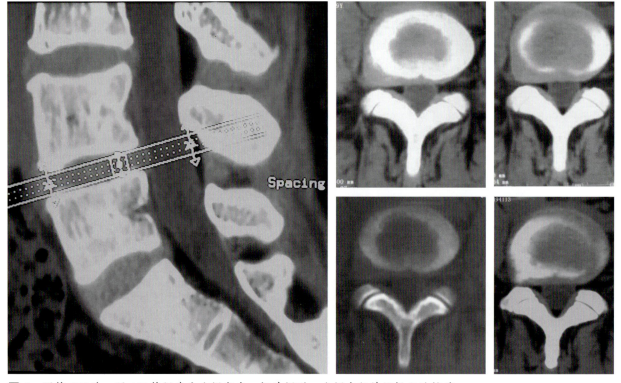

图4 腰椎 CT 片：腰 4/5 椎间盘向右侧突出，极外侧型，右侧出行神经根压迫较重。

▶ **手术过程**（术中视频 1~2；图 5~图 8）

手术步骤： 患者俯卧于手术台，G 型臂透视辅助下体表标记穿刺点，常规术区消毒铺巾。局部麻醉生效后，以右侧腰 4/5 椎间盘中心点旁侧 11cm 斜向上方 10°穿刺点进针，用 0.5% 盐酸利多卡因注射液 15ml 行工作通道局部浸润麻醉，麻醉显效后经穿刺点穿刺经椎间孔达到腰 4/5 椎间孔上上半部分上关节突尖背侧。沿穿刺针置入克氏针，定位于上述位置，沿克氏针切开皮肤 10m，沿克氏针置入导杆，沿导杆依次置入 1~3 级软组织扩张管，取出扩张管后置入扩孔钻导杆，环钻逐级扩大椎间孔后置入工作套管。透视检查见工作套管位置满意，位于椎间孔入口处，椎间孔上半部分，接近突出椎间盘。拔出扩张管、导杆及克氏针，连接椎间孔镜，探查椎管见椎间孔区突出的髓核组织，部分髓

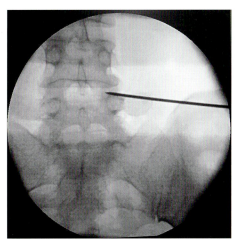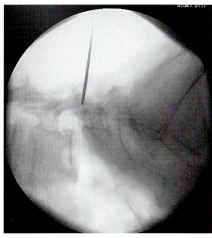

图5 克氏针穿刺定位于腰5椎上关节突尖端，定位点偏背侧，因该患者椎间盘突出游离髓核位于神经根管中间区、出口区，若按照常规方法成形、置管，将会增加椎间孔内容积和压力，损伤神经根。因此，放置在该位置，在不增加神经根管及椎管内压力的前提下，进行良好的椎间孔成形，放置工作通道于最佳位置，并可实现工作通道更自由的活动度及更广的探查范围。克氏针定位的好处：靶点穿刺稳定固定，一次成形，节省手术时间，提高效率。

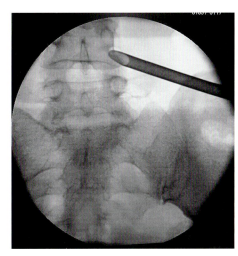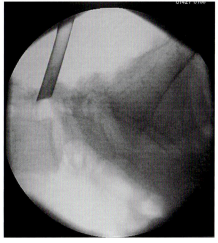

图6 工作通道放置位置，该位置需按照外科手术理念，由浅入深、逐层解剖、逐渐深入的原则，避免神经损伤，选择需兼顾极外侧型椎间盘所有正位提示工作通道尖端位于腰4椎弓根中心点位置，侧位透视位于椎间孔上缘，上关节突尖端腹侧已去除，为工作通道摆动提供了足够的空间；其次，需兼顾头端游离的髓核，所以正位透视该通道放置方向偏向头侧，且位于椎弓根下缘，侧位透视位于椎间孔上半部分，逐层深入可摘除头端游离的髓核；最后，需兼顾椎间孔中间区的髓核摘除，所有正位透视工作通道位置与椎间孔头端，但并未进入椎间孔，可在不增加椎间孔内容积和压力的情况下，直达靶点，侧位透视工作通道位于椎间孔上半部分，并位于背侧，远离出行神经根，但逐层深入可探查整个椎间孔中间区域。结合MRI，该通道放置位置可达到良好的减压。

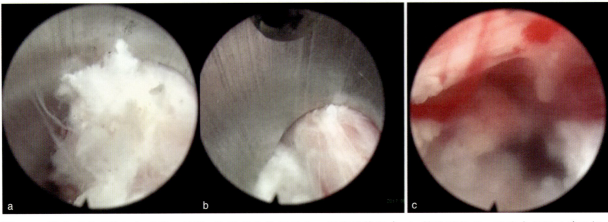

图7 a.管道下清理软组织后第一视野,即游离向椎间孔出口区域的椎间盘;b.摘除髓核后,显露出行腰4神经根;c.摘除游离髓核后显露走形的腰4神经根。

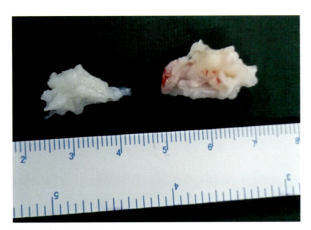

图8 摘除的髓核组织。

核组织与神经根粘连。摘除椎间孔区域突出的髓核组织后见出行神经根减压彻底,将工作通道斜向腹侧及尾侧,显露极外侧型即C区突出的髓核组织,逐渐摘除髓核组织后,再将工作通道向头端及深部旋转探查椎管内向上游离的髓核,到达硬膜囊腹侧及腰4椎体背侧间隙,可见一巨大游离脱出的髓核,摘除髓核组织,见纤维环背侧神经根、硬膜搏动良好。纤维环裂口用射频消融处理后裂口变规则回缩。探查见神经根松解彻底,拔出椎间孔镜及工作套管,压迫止血,切口缝合1针,无菌包扎,术毕。

▶ 术后结果

主诉:术中患者感右下肢较术前轻松,疼痛感减轻,术后患者返回病房时右下肢疼痛消失,残留右小腿前内侧轻度麻木感。

查体:术后第2天,右小腿内侧、前外侧痛触觉均较术前好转,双侧直腿抬高试验及加强试验阴性,余基本同术前。

术后第2天评估:腰背部疼痛VAS评分1分,右下肢VAS评分1分;ODI 5.7%,JOA评分23分。

▶ 随访资料

术后3个月:

· 患者未诉腰背部疼痛及右下肢放射痛,右下肢小腿内侧仍残留些许麻木感,但较术前及术后明显减轻,小腿外侧麻木感消失。行走等日常活动无受限。

· 右下肢放射痛VAS评分0分,腰痛VAS评分0分。

· ODI 4%,治疗改善率93.9%。

▶ 讨论与思考

影像学显示,腰4/5椎间盘突出,髓核向头端游离入椎管内,并伴神经根管中间区、出口区及极外侧型椎间盘突出,对腰4神经根影响大,并对腰5神经产生了部分影响,所以术中需对腰4神经根走形区域、神经根管区域及出口区域进行全段的彻底减压,才能取得良好的效果。关于手术方式选择,开放椎板开窗减压、

MED手术均不能处理极外侧区域的游离髓核，对于椎间孔中间区的髓核也难以处理，强行手术需破坏较多的关节突关节，影响脊柱的稳定性。所以不考虑上述两种术式，术式主要有如下两种选择：

· 侧路椎间孔镜可将向极外侧突出、椎间孔区域和头端游离的髓核完全摘除，达到减压腰4神经根全段和腰5神经根发出点位置的探查减压。该术式具有创伤小、恢复快、对整个脊柱稳定性无影响等优点，但该术式对术者的技术要求高，工作套管置管位置需要兼顾三个方面（见"手术方案"），若椎间孔成形欠缺或者穿刺靶点位置不佳，极有可能导致髓核残留，症状缓解不彻底。

· 后路微创通道下神经探查减压经椎间孔植骨融合（MI-TLIF），单侧经皮椎弓根螺钉内固定术，该术式切除右侧腰4/5关节突后，可直接显露游离的髓核、椎间孔中间区及极外侧型椎间盘突出，术后融合，因患者左侧关节突关节无明显增生退变，右方单侧固定即可恢复脊柱的稳定性，疗效肯定。但该术式为全麻手术，创伤相对于椎间孔镜较大，对于39岁年轻患者，融合后邻椎病风险增加。

我们的考虑是：①患者年轻女性，无明显腰背部疼痛，无腰椎失稳指征，双侧关节突无明显增生，无进行椎间融合的指征，若为摘除髓核进行椎间融合，得不偿失。②椎间孔镜技术已有上千例经验，具备镜下动力系统，穿刺即时不能完全到达靶点，可在术中进行部分修正，技术水平可进行椎间孔手术治疗。③患者青年女性，农民，自诉未来要承担繁重的体力劳动，主观诉求微创手术，不愿进行融合手术。综上所述，为了既达到神经根彻底减压又不破坏脊柱稳定性，且减小手术创伤的目的，我们决定为患者实施微创侧路椎间孔镜手术。

椎间孔镜技术在处理游离性椎间盘突出和极外侧型椎间盘突出方面具有独到的优势，尤其是极外侧型椎间盘突出，可直接到达靶点，摘除髓核，缓解患者症状。该病例的特殊之处在于，患者上述两种突出方式同时存在，在靶点穿刺时需兼顾多个方面，才可达到良好的减压目的。我们的经验是：①穿刺位置的选择——兼顾椎管内外的穿刺（角度、距离）；②椎间孔大小的预判——是否需要椎间孔成形（决定探查的范围）；③镜下空间结构的辨识——逐层解剖外科技术（避免并发症的关键）；④术前的精确诊断、根据患者病情和具体情况决定的手术方案、术中精准的操作减压，是保证疗效的关键。

病例五

经皮椎间孔镜下椎间孔扩大成形（Zessys通道）、髓核摘除、神经探查松解术治疗腰椎间盘突出症

▶ **病例信息**

基本信息：女性患者，72岁农民。
主诉：腰痛19年，左下肢放射痛15天。
现病史：19年前，患者无明显诱因感劳累后腰痛，无明显双下肢放射痛及感觉功能障碍，休息后稍缓解，日常生活稍受限。外院行腰椎CT、MR检查考虑腰椎间盘突出症，给予按摩、牵引、理疗、口服药物（具体不详）等对症治疗，感腰痛明显缓解，后腰背部疼痛间断出现，程度不重，可忍受。15天前，患者无明显诱因感左下肢放射痛（左臀部至大腿后方、小腿外侧），行走活动受限，行走100m左右需休息5min才

能继续行走，在外院就诊的腰椎MRI示：腰椎间盘广泛变性，腰3/4椎间盘膨出，腰4/5、腰5/骶1椎间盘突出，硬膜囊前缘及腰4/5左侧神经根受压。建议手术治疗，患者为进一步治疗来我院就诊。

既往史：既往体检，否认其他病史。

专科检查：脊柱各生理弯曲正常存在，腰4至骶1椎旁压痛阳性，无明显双下肢放射痛，余椎体棘突及椎旁压痛阴性，腰椎活动度稍受限，腰椎后伸、左侧弯曲可诱发左下肢放射痛。双上肢查体未见明显异常。骨盆挤压试验及分离试验阴性。双下肢直腿抬高及加强试验阴性，左侧髋关节内旋可诱发左下肢放射痛。双下肢肌力V级，双下肢感觉功能大致正常。反射：双侧肱二头肌、肱三头肌反射（++），双侧膝腱、跟腱反射（+），双侧踝阵挛、髌阵挛阴性，双侧巴宾斯基征、霍夫曼征阴性，布鲁津斯基征及克尼格氏征阴性。

评估：左下肢疼痛VAS评分6分；腰痛VAS评分2分；腰椎JOA评分10分；ODI 60%。

辅助检查：图1~图3。

最后诊断：

（1）腰椎间盘突出症（L4/5 MSU-2C型）。

（2）腰椎管狭窄症（L4/5 LEE 2.1型）。

（3）腰椎间盘突出（L5/S1）。

▶ 诊疗思路

· 根据患者病史、术前体检、辅助检查，

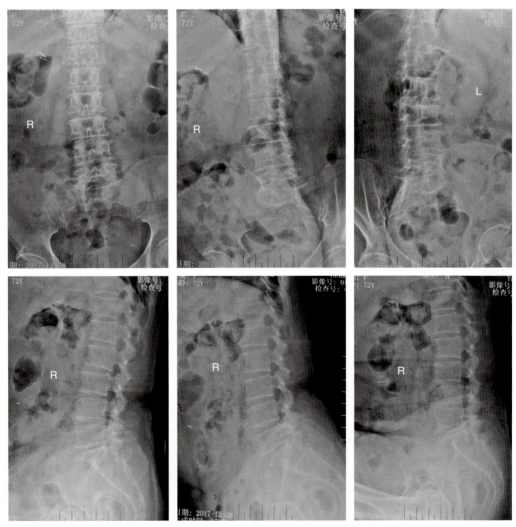

图1 腰椎X线片：腰椎退行性变，腰4/5、腰5/骶1椎间高度降低，过伸过屈位无明显失稳。

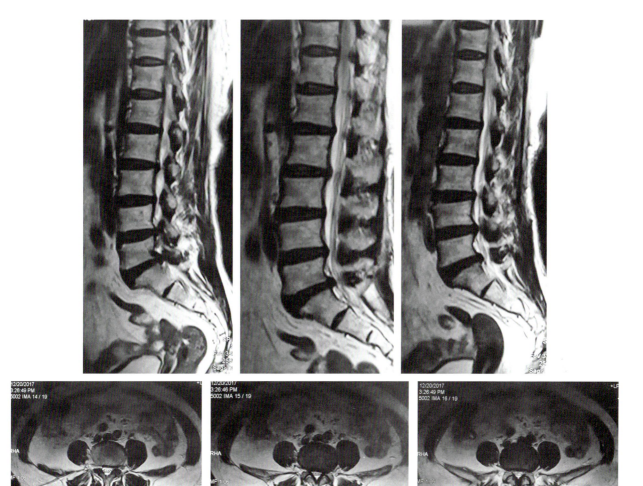

图2 腰椎MRI：腰椎间盘广泛变性，腰3/4椎间盘膨出，腰4/5、腰5/骶1椎间盘突出，腰4/5节段黄韧带肥厚，硬膜囊前缘及腰4/5侧隐窝及左侧侧隐窝区域狭窄，神经根受压。

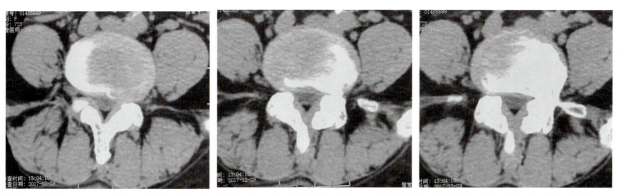

图3 腰椎CT片：腰4/5椎间盘突出（向左），硬膜囊前缘及腰4/5侧隐窝及左侧侧隐窝区域狭窄，神经根受压。左侧关节突增生、骨赘。

腰椎间盘突出症（L4/5 左侧极外侧型）诊断明确，症状主要为腰 5 神经根刺激症状，左侧侧隐窝及椎间孔区域狭窄，CT 提示关节突增生和椎间盘突出同时造成侧隐窝狭窄，需进行关节突成形解除骨性压迫，行椎间盘摘除，解除软性压迫；患者并存腰背部疼痛症状，然腰痛不重，且腰椎动态位未见明确失稳征象，目前暂无进行腰椎椎间融合的指征，可行单纯减压手术治疗。

· 考虑患者老年女性，活动量不大，无腰 4/5 节段椎间融合指征，单纯减压手术有以下几种选择：首先，后路开窗减压术，可直接解除患者压迫，并可咬除黄韧带，对侧隐窝进行直接减压，但患者椎间孔区域狭窄，该术式要进行该区域减压，需大量切除关节突才可完成，增加患者椎间失稳风险，且手术创伤相对较大。其次，经皮椎间孔镜下椎间孔扩大成形，髓核摘除，神经探查松解术，该术式采用局部麻醉，可进行关节突成形，解除骨性压迫，成形偏背侧可进行黄韧带的摘除，并且可处理椎间孔全段和侧隐窝的减压，创伤最小，对老年人风险最小。所以选择经皮椎间孔镜下椎间孔扩大成形、髓核摘除、神经探查减压术，因患者减压范围较大，包括背侧黄韧带及侧隐窝区域，需进行二次椎间孔成形，所以选择在 Zessys 通道下进行椎间孔扩大成形。

▶ 手术方案

经皮椎间孔镜下椎间孔扩大成形，髓核摘除，神经探查松解术。

麻醉方式： 0.5% 盐酸利多卡因局部浸润麻醉。

▶ 手术过程（图 4~图 10）

患者俯卧于手术台，G 型臂透视辅助下体表标记穿刺点，常规术区消毒，铺巾。局部麻醉生效后，以腰 4/5 椎间孔内口下缘（即腰 5 椎体后上缘，腰 5 上关节突腹侧）为靶点在左旁侧 10cm 与椎间盘水平呈 20°角处穿刺点进针，用 0.5% 盐酸利多卡因注射液 15ml 行工作通道局部浸润麻醉，麻醉显效后 1.5mm 克氏针经穿刺点穿刺定位于上述靶点位置。沿克氏针切开皮肤约 10mm，依次置入 2~4 级软组织扩张管，取出扩张管后沿克氏针置入 Zessys 通道，将 Zessys 通道旋转至腰 5 上关节突尖至腹侧中段位置，应用直径 7mm 环钻扩大椎间孔后，再次旋转 Zessys 通道，将靶点放置在腰 5 上关节突基底部，应用直径 7mm 的环钻进行二次成形，成形完毕后置入工作套管。透视检查见工作套管位置满意，位于腰 4/5 椎间隙水平椎管内，接近靶点位置。拔出扩张管、导杆及克氏针，连接椎间孔镜，探查椎间孔区域见套管位于腰 5 上关节突腹侧头端，正对黄韧带，摘除腰 5 神经根背侧黄韧带至侧隐窝水平，背侧减压后调整工作通道至神经根外侧，篮钳修剪纤维环，摘除突出的椎间盘，神经根及硬膜囊完全下沉后再次调整工作通道至神经根背侧，探查见侧

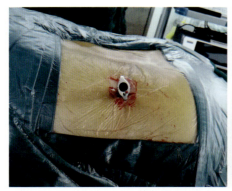
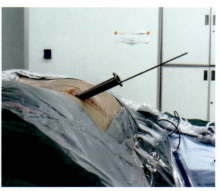

图 4　术中照片：克氏针穿刺定位于腰 4/5 椎间孔内口下缘（即腰 5 椎体后上缘，腰 5 上关节突腹侧），置入 Zessys 通道，进行椎间孔成形。

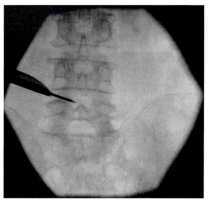 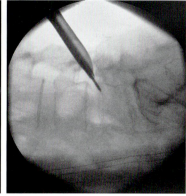

图 5 术中图及正侧位透视图

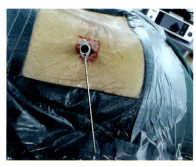 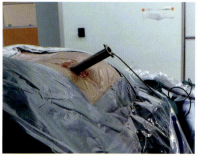

图 6 术中照片：折弯克氏针，将环钻放置入 Zessys 偏心通道内，环钻进行关节突成形，透视见关节突成形良好，成形位置偏背侧，范围较大，方便处理侧隐窝及背侧黄韧带。

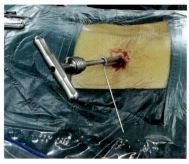 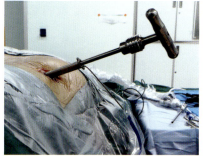

图 7 术中正侧位透视示意椎间孔成形。

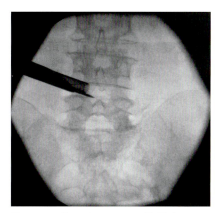 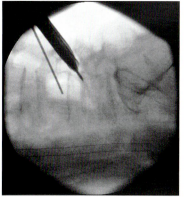

图 8 工作通道放置位于椎管内、硬膜囊及神经根背侧。

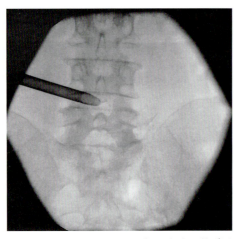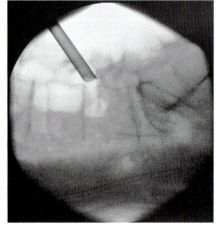

图9 正侧位透视提示工作通道进入椎管内。

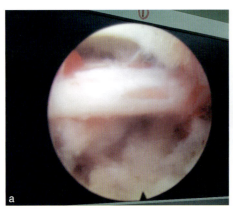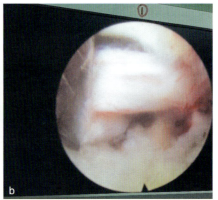

图10 a.腰5神经根腹侧及背侧减压彻底，神经根无明显压迫；b.侧隐窝区域无明显压迫。

隐窝区域部分肥厚黄韧带未摘除，继续摘除完毕后探查见腰5神经根，搏动明显，无明显压迫，探查椎管内，见硬膜搏动好，拔出椎间孔镜及工作套管，全层缝合皮肤，无菌包扎，结束手术。未留置导管。术后检查患者左侧直腿抬高试验阴性，站立及行走无诱发左侧下肢放射痛，步入病房。

▶ 术后结果

主诉：术中患者感左下肢较术前轻松，疼痛感减轻，术后患者返回病房时左下肢疼痛消失。

查体：术后第2天，双侧直腿抬高试验阴性，余基本同术前。

术后第2天评估：腰背部疼痛VAS评分1分，左下肢VAS评分1分；ODI 10%，JOA评分22分。

▶ 随访资料

术后1年：

· 患者腰背部疼痛缓解，左下肢放射痛消失，日常行走、跑步、家务劳动等日常活动无受限，行走2km以上可偶可感左下肢酸困感。

· 腰背部疼痛VAS评分1分，左下肢VAS评分0分。

· ODI 6%，治疗改善率90%。

▶ 讨论与思考

患者主要表现为腰5神经根受压的症状，侧隐窝狭窄，椎间盘突出较小，但由于黄韧带肥厚、关节突增生导致小的突出即对患者的神经根走形空间造成较大影响，所以，本次手术需进行黄韧带、小关节突腹侧、侧隐窝区域的减压，并进行髓核摘除，才能缓解患者症状。该患者可采取 Delta 内镜下侧隐窝减压手术，优点是可进行硬膜囊背侧黄韧带和椎管的良好减压，并同时解除椎间盘突出造成的压迫，相对减压范围更大，对于腰椎管狭窄效果良好。但也有其不足之处，首先，需采用全身麻醉；其次，腰 4/5 椎板窗较小，需要进行大量的椎板磨除才有足够的空间进行手术治疗，创伤相对较大，且后路内镜对于处理腹侧的椎间盘突出效果相对有限，所以未采用该术式。另外，患者虽有多年腰痛病史，但该患者术前腰痛症状并不重，主要为左下肢疼痛症状，且术前过伸过屈、左右侧偏位 X 线片，均未发现失稳证据，腰椎 CT 提示腰椎小关节增生较重，腰痛可能为小关节来源，可在进行椎间孔镜手术后观察患者恢复情况，必要时进行小关节神经阻滞术治疗，缓解患者腰痛，该患者术后腰背部疼痛减轻，说明腰痛主要来源于椎间盘，故未进行小关节突脊神经背内侧支阻滞术治疗。

对于 Zessys 通道，该技术在通道外侧设计了一个小孔，可通过 1.5mm 克氏针，将克氏针穿刺至上关节突腹侧后，通过以克氏针为轴心，旋转工作通道对需成形位置进行成形，选择不同直径的通道可使成形中心点偏移 3~5mm。所以，应用该通道，无须按照常规椎间孔成形技术，逐级进行成形，也避免了应用克氏针成形必须到达靶点位置的缺点，对术者的穿刺和成形技术要求更低，降低了术者的学习难度。另外，对于侧隐窝狭窄和游离性椎间盘突出症等需进行多次成形才能达到减压目的的患者，该通道可达到一次穿刺、多次成形的目的，可简化手术步骤，避免术者多次穿刺并减少透视次数和手术时间，有效地降低了术者的学习曲线和手术难度。但该通道的应用切口相对较大，需延长 3mm 左右，且术中旋转对术者于穿刺点解剖结构的理解要求较高，若旋转位置不当可能直接造成出行神经根的损伤，不建议在腰 3/4 以上节段应用，初次使用该器械在放置通道后需透视确定管道位置才能放置环钻进行关节突成形，且放置环钻需缓慢采用逆时针方向进入，避免暴力，直至接触骨质结构才可用力进行操作。

综上所述，对于侧隐窝狭窄伴极外侧型椎间盘突出的患者，常需进行二次椎间孔成形才可达到有效减压的目的，Zessys 通道可降低靶点穿刺难度，高效完成椎间孔成形的操作，但初次应用该技术时需谨慎，避免损伤出行神经根。

病例六

经皮椎间孔镜下椎间孔扩大成形、髓核摘除、神经探查松解术治疗极外侧型合并中央型腰椎间盘突出症

▶ **病例信息**

基本信息：女性患者，30 岁农民。
主诉：右下肢疼痛 1 年，加重伴麻木 1 个月。
现病史：患者于 1 年前无明显诱因出现右侧臀部、小腿后外侧疼痛，活动时明显，休息后缓解。前往西安市航天医院行 CT 检查提示：腰 4/5 椎间盘突出（中央型）。给予甲钴胺片、迈之灵片口服疼痛缓解。1 个月前，患者无明显诱因出现右下肢放射痛加重，右小腿麻木明显，偶有左下肢放射痛。为求进一步诊治，到我院门诊行 MR 检查示：①腰椎间盘突出（腰

4/5、腰5/骶1，中央型），继发椎管狭窄，腰4/5双侧神经根受压；②腰椎骨质增生，腰5、骶1椎体对应缘损伤水肿性改变；③子宫腔异常信号影，考虑积液形成。门诊以"腰椎间盘突出症"收入院。

既往史：平素体检无特殊异常。

专科情况：步入病房，跛行步态。脊柱外观无畸形，生理性弯曲存在。腰4至骶1右侧椎旁轻度叩击痛并偶向臀部放射。双下肢等长，右侧直腿抬高试验阳性（50°），加强试验阳性，左侧阴性。双侧梨状肌出口压痛阴性；双下肢股神经牵拉试验阴性。右侧𧿹长伸肌肌力Ⅳ级 -，双侧趾屈肌力（左Ⅳ级，右Ⅲ级 +），余四肢各屈伸肌力正常。右小腿后外侧针刺痛觉减退，余双下肢感觉及末梢血运未见明显异常。双侧膝跟腱反射（左 +/右 +）。

评估：右下肢疼痛VAS评分6分，腰痛VAS评分2分；腰椎JOA评分10分，ODI 60%。

辅助检查：图1~图3。

诊断：

（1）腰椎间盘突出症（L5/S1 MSU 1-C、2-A 型）。

（2）腰椎间盘突出（L4/5 MSU 1-A 型）。

▶ **诊疗思路**

· 根据患者病史、术前查体，其神经定位为骶1神经根，腰5神经根可能参与部分症状，责任间隙为腰5/骶1节段，辅助检查明确患者诊断为腰5/骶1节段椎间盘突出，该椎间盘突出在腰5/骶1椎间盘上部分为极外侧型，突出位于椎间孔区域，中间为中央型，部分椎间盘组织钙化，压迫腰5、骶1神经根诱发患者症状，所以术中需对椎间孔区及中央管区域突出髓核进行完全摘除，才能取得良好的效果。

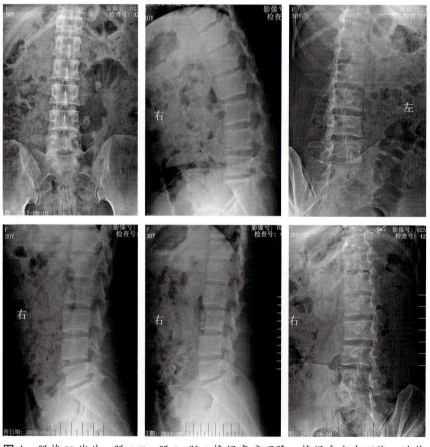

图1 腰椎X线片：腰4/5、腰5/骶1椎间高度下降，椎间盘突出可能，过伸过屈位无明显失稳征象。

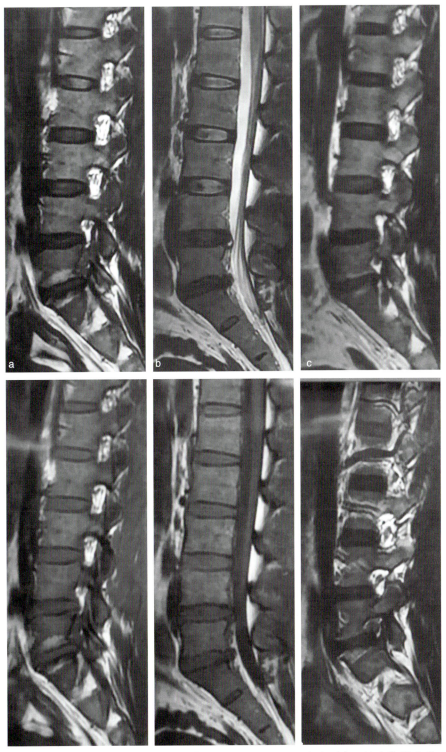

图2 腰椎MRI：a.腰椎间盘突出（腰4/5、腰5/骶1，中央型），继发椎管狭窄，腰4/5双侧神经根受压；b.腰椎骨质增生，腰5、骶1椎体对应缘损伤水肿性改变；c.子宫腔异常信号影，考虑积液形成。

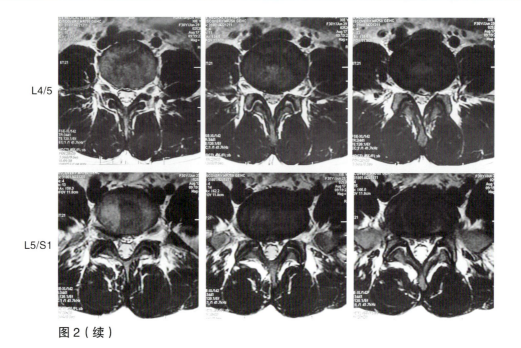

图 2（续）

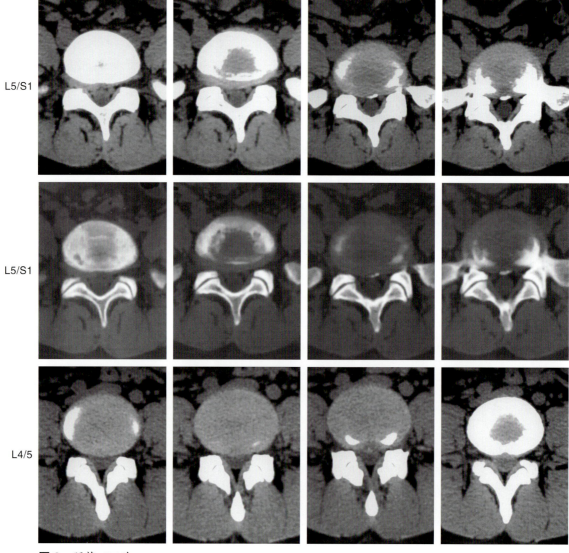

图 3　腰椎 CT 片。

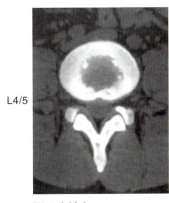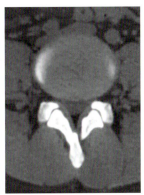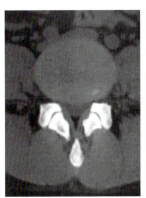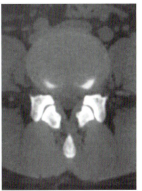

L4/5

图 3（续）

- 考虑患者为青年女性，体型偏瘦，活动量大，腰背部疼痛不重，过伸过屈位无椎间失稳指征，X 线片测量提示髂嵴最高点位于腰 5 上终板水平，MRI 提示无明确黄韧带肥厚及中央椎管狭窄指征，该型椎间盘突出为中央型伴极外侧型椎间盘突出，所以侧路椎间孔镜为最佳选择，我们选择经皮椎间孔镜下椎间孔扩大成形、髓核摘除、神经探查松解术，因该患者腰 5/ 骶 1 椎间孔较小，中央型突出合并极外侧型，成形范围大，所以扩大成形选择 ISEE 偏心套筒工具，可实现一次穿刺两次成形，且镜下成形可最大限度避免神经损伤。麻醉方式选择局部浸润麻醉。

▶ 手术方案

经皮椎间孔镜下椎间孔扩大成形、髓核摘除、神经探查松解术。

▶ 手术过程（图 4~图 5）

手术步骤：患者俯卧于手术台，G 型臂透视辅助下体表标记腰 5/ 骶 1 穿刺点，常规术区消毒，铺巾。以右侧腰 5/ 骶 1 椎间盘中心点旁侧 11cm 与椎间盘水平呈 25°角处穿刺点进针，用 0.5% 盐酸利多卡因注射液 15ml 行工作通道局部浸润麻醉，麻醉显效后采用克氏针沿穿刺点穿刺至腰 5/ 骶 1 椎间孔内侧缘，置入逐级套筒、导杆及环钻，放置偏心导棒，连接椎间孔镜，镜下先对骶 1 上关节突尖进行成形，然后应用偏心导棒调整成形位置为骶 1 上关节突中段至基底部，逐级扩大椎间孔后换常规工作套管。透视见工作套管位置满意，连接椎间孔镜，探查见套管位椎间孔外侧，可见椎间孔内游离的条索状髓核、腰 5 右侧出行神经根受压明显。摘除游离髓核组织，探查见出行神经根周围松

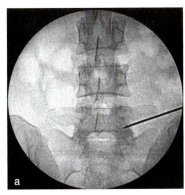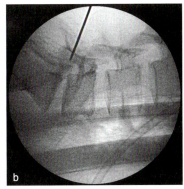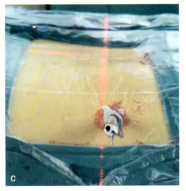

图 4　a. 腰椎正位透视片：克氏针穿刺定位为上关节突尖；b. 腰椎侧位透视片：克氏针穿刺定位于上关节突背侧，关节间隙水平；c. ISEE 偏心导杆可在术中调整成形位置，实现二次成形。

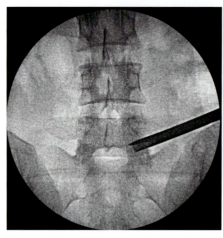 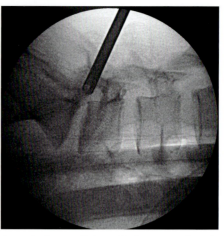

图5 腰椎正侧位，提示成形范围位于椎板下水平。环钻成形范围。ISEE系统为镜下环钻进行磨除，无须术中透视确定成形范围，因演示需要了解成形位置，故进行透视，此次成形位置更偏背侧，因极外侧型椎间盘突出，需在不增加椎间孔内压的情况下进行手术，才能保证不损伤腰5神经根，向骨组织要空间是最佳的方法，然而该患者成形过程中仍诉腰5神经根支配区域轻度疼痛。成形后放置工作通道，需按照外科手术理念，由浅入深、逐层解剖、逐渐深入的原则，先处理极外侧型椎间盘突出，减少腰5神经根损伤风险，减少患者术中痛苦，同时完成对腰5神经根的减压；随后完成骶1神经根的减压。

解彻底。继续深入工作套管，镜下见纤维破口处髓核突出游离，硬膜囊受压。彻底摘除突出游离髓核，旋转工作套管探查，见纤维环背侧神经根、硬膜搏动良好。纤维环裂口用射频消融处理后裂口变规则回缩。探查见神经根松解彻底，拔出椎间孔镜及工作套管，压迫止血。切口无菌敷料包扎，术毕。

▶ **术后结果**

主诉： 术中患者感右下肢较术前轻松，术后患者返回病房时右下肢疼痛消失，残留轻度麻木感。

查体： 术后第2天，双侧直腿抬高试验阴性。右侧姆长伸肌肌力Ⅳ级，双侧趾屈肌力（左Ⅳ级，右Ⅳ级），余四肢各屈伸肌力正常。右小腿后外侧针刺痛觉减退较前稍好转，余双下肢感觉及末梢血运未见明显异常。

术后第2天评估： 腰背部疼痛VAS评分1分，右下肢VAS评分0分；ODI 11.1%，JOA评分22分。

▶ **随访资料**

术后6个月：

· 患者未诉腰背部疼痛及右下肢放射痛及麻木感。行走等日常活动无受限。查体：双侧直腿抬高试验阴性。双侧足背伸、趾屈肌力Ⅴ级。右小腿后外侧针刺痛觉轻度减退。

· 右下肢放射痛VAS评分0分；腰痛VAS评分0分。

· ODI 2%，治疗改善率96.7%。

▶ **讨论与思考**

影像学显示，腰5/骶1椎间盘突出，极外侧型伴中央型，对腰5及骶1神经根压迫较重，所以术中需对腰5及骶1神经根上述区域进行减压，才能取得良好的效果。要完成椎间孔区域的减压，若无椎间孔镜技术，必须去除关节突才能显露极外侧突出的椎间盘，达到减压的目的，但去除后需重建腰5/骶1节段稳定性，必须进行融合手术。但该患者为青年女性，腰痛轻，腰椎无失稳征象，腰5/骶1节段融合手术对于患者将来生活影响较大，所以不考虑融合手术，选择经皮椎间孔镜下髓核摘除手术。但该型突出需要良好的椎间孔成形。近年来，国内外关于椎间孔镜技术研究的热点是如何更好更快地进行椎间孔成形，主要有以下几种选择。

· 传统成形技术。该技术在麻醉穿刺定位后，利用导丝将环钻放置在上关节突腹侧，按照从大到小的顺序进行逐级成形，由于该技术逐级进行成形，可推开神经根，相对安全，但手术效率低，需进行 2~3 次成形，才可完成椎间孔扩大的目的，且需要多次透视，增加了患者和术者的放射线暴露，对于需进行二次成形的患者，则需进行多次调整。

· 克氏针定位一次成形技术。该技术采用靶向穿刺技术，将克氏针直接穿刺定位于需成形的靶向位置，利用环钻进行成形。该技术效率高，无须进行多次调整及采用有小到大的顺序进行椎间孔成形，但对术者的穿刺技术要求较高，需靶向到达需成形位置，若位置不佳，调整需重新放置克氏针或取出逐级套筒徒手调整环钻位置才可达到理想的成形位置，且存在克氏针移位导致成形位置偏离及克氏针穿透硬膜囊的风险。初期应用该技术需术中多次透视，避免神经损伤风险。

· 偏心套筒技术。该技术代表为 Zessys 技术和 ISEE 技术，采用偏心套杆和偏心套筒技术，将克氏针放置沿上关节突尖、腹侧滑向椎管内，分别利用偏心套筒或偏心套杆调整成形位置，无须进行靶向穿刺，并方便进行二次成形，技术要求相对较低，降低了术者的学习难度。另外，该技术对于侧隐窝狭窄、中央型合并极外侧型、尾端游离型椎间盘突出，需进行二次成形的患者尤其具有较大的优势。

该患者合并两型椎间盘突出，因此，我们选择 ISEE 技术进行椎间孔成形，达到了良好的成形目的，进行了神经根彻底减压又不破坏脊柱稳定性，取得了良好的手术效果。椎间孔镜技术对于极外侧型合并中央型椎间盘突出具有无可比拟的优势，良好的椎间孔成形是完成手术的重要保证。

二、经椎板间入路脊柱内镜技术

病例七

经椎板间入路椎间孔镜治疗腰椎间盘突出症

▶ **病例信息**

基本信息：男性患者，54 岁。

主诉：间断腰腿痛 5 年，加重伴左下肢抽痛 1 个月。

现病史：5 年前，患者无明显诱因出现腰骶部酸痛不适，可正常行走，不伴间歇性跛行，偶伴有左下肢抽痛麻木不适（左臀部后方、大腿后方、小腿后外侧及外踝足跟外侧区），未予重视，自行在外行按摩、牵引等理疗，症状有一定程度减轻。5 年来间断性发作，时重时轻，劳累后加重，卧床休息后减轻，40 天前腰痛时再次出现左下肢抽痛，外院行腰椎 MR 检查示"腰 5/骶 1 椎间盘突出"，行保守对症治疗后症状减轻，1 个月前久坐后出现腰痛及左下肢抽痛症状明显加重，伴行走困难，继续在外行按摩、牵引等理疗 4 次，症状仍无明显缓解。

既往史：糖尿病 10 年余。

专科检查：脊柱生理曲度大致正常，腰 5 棘突左侧可见两处表面破损区域，最大面积约 2.2cm×2.2cm，边缘略红，无明显渗出，各椎体棘突及椎旁肌无明显压痛及叩击痛，颈椎活动度正常，腰椎活动度轻度受限。双下肢无畸形，无明显肌肥大及肌萎缩，双下肢肌力 V 级；左外踝及足跟外侧、左足底外侧皮肤感觉、触觉减退。左侧直腿抬高试验阳性（50°），加强试验阳性，右下肢直腿抬高试验阴性，双侧"4"字试验阴性，骨盆挤压试验及分离试验阴性，双侧股神经牵拉试验阴性。双侧膝腱反射（++），左侧跟腱反射阴性，双侧巴宾斯基征阴性，双侧霍夫曼征阴性，余病理反射未引出。

评估：左下肢疼痛 VAS 评分 5 分，腰痛 VAS 评分 3 分；腰椎 JOA 评分 11 分，ODI 64%。

辅助检查：图 1~图 3。

最后诊断：

（1）腰椎间盘突出症（L5/S1 脱出游离 4 区）。

（2）2 型糖尿病。

▶ **诊疗思路**

· 根据患者病史、术前查体，其神经定位为骶 1 神经根，责任间隙为腰 5/骶 1 节段，辅助检查明确患者诊断为腰 5/骶 1 椎间盘突出，该椎间盘突出先向椎管内突出，再向尾端游离入椎管内，所以术中需对中央型及游离髓核进行完全摘除，才能取得良好的效果。

· 考虑患者为中年男性，腰背部疼痛不重，

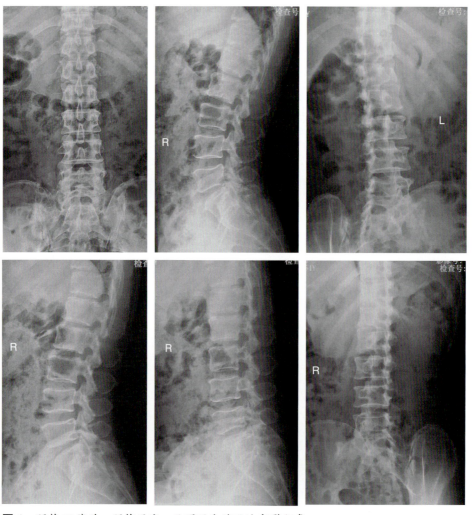

图 1　腰椎 X 线片：腰椎退变，无明显失稳及峡部裂征象。

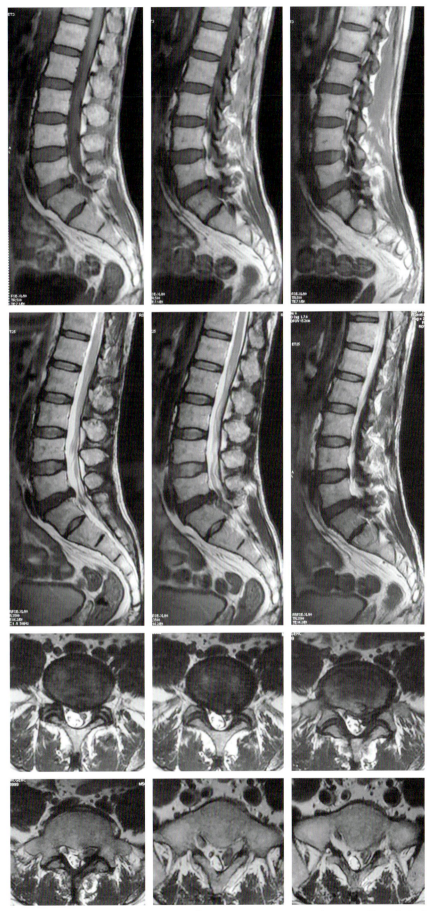

图 2 腰椎 MRI：腰 5/骶 1 椎间盘突出，向左侧尾端游离至骶 1 椎下缘水平。

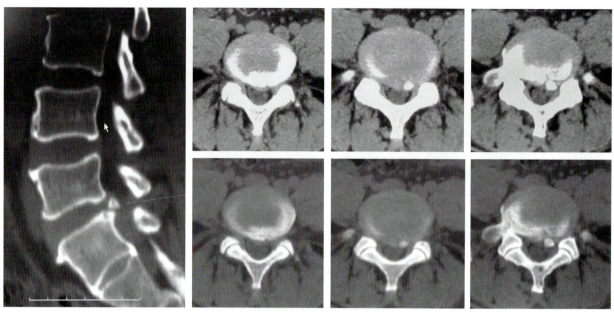

图 3 腰椎 CT 片：腰 5/骶 1 椎间盘突出、椎体后缘离断，骶 1 神经根压迫，侧隐窝狭窄。

过伸过屈位无椎间失稳指征，X 线片测量提示腰 5/骶 1 间隙椎板窗较大，而由于该节段髂嵴和横突的遮挡等问题，该患者髓核游离，会对工作通道放置的角度造成影响，无法完全摘除髓核，患者椎体后缘的骨化组织一般需较长时间才能形成，一般不是造成患者下肢症状的主要原因。因此，是否需要去除应对患者的症状缓解无显著影响，该患者的处理以摘除突出和游离的髓核组织为主。综上所述，我们选择经皮椎间孔镜下椎板间入路髓核摘除术，麻醉方式选择全身麻醉。

▶ 手术方案

经皮椎间孔镜下椎板间入路神经探查减压、髓核摘除术。

▶ 手术过程（术中视频 1~2；图 4~图 6）

手术步骤：术前体表定位穿刺点（腰 5 左侧椎板与骶 1 左侧关节突内缘交界处）。麻醉满意后，患者俯卧位，常规术区消毒，铺巾。取腰 5 棘突远端偏左约 1cm 处切开皮肤、皮下及筋膜，铅笔头一级导杆沿术前穿刺定位点依次经皮肤、皮下组织、肌肉组织、腰 5 左侧下关节突内缘穿入，沿一级导杆依次置入 1~3 级软组织扩张管，置入工作套管。透视检查见工作套管位置满意，拔出导杆及扩张管，连接椎间孔镜，探查椎管见套管位于黄韧带上方，用篮钳沿关节突内侧缘咬除黄韧带开口，轻柔旋转套管直入椎管内，将硬膜推向对侧，见髓核向左后方巨大突出，卡压于硬膜囊与骶 1 神经根腹侧、腋部及肩上部分区域，摘除突出髓核组织约 10g，旋转工作套管探查骶神经根肩部，见减压彻底，硬膜囊搏动明显，调整工作套管向腰 5/骶 1 椎间盘尾端探查，工作通道向尾端倾斜约 40°，见髓核组织向尾端游离，将骶 1 神经根及硬膜囊挤向背侧，髓核钳及弹簧钳完整摘除髓核组织约 8g，摘除后见硬膜囊及神经根下沉，周围软组织点状渗血，彻底止血后，探查神经根及硬膜囊无卡压，拔出椎间孔镜及工作套管，压迫止血，切口缝合 1 针，无菌包扎，结束手术。麻醉清醒后安返病房。

▶ 术后结果

主诉：术中患者感左下肢较术前轻松，术后患者返回病房时左下肢疼痛消失，无明显麻木感。

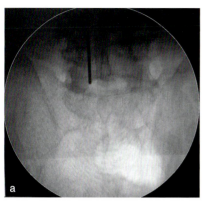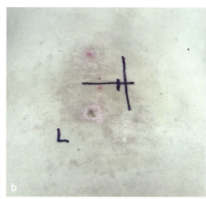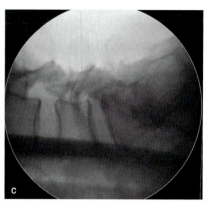

图4 a.结合体表标志点,利用克氏针进行靶点定位,即上位椎板下缘和关节突移行处;b.术前划线标记棘突连线即中心线,椎间隙连线和切口连线,方便术中进行判断通道的位置;c.术前定位后术中再用长针头穿刺定位,确定术前位置的准确性。

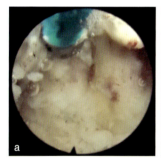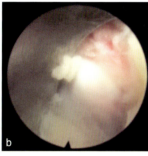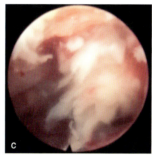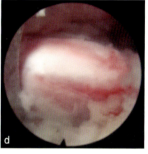

图5 a.管道下清理软组织后第一视野,即显露出黄韧带;b.破除黄韧带后第一视野,发现被顶向背侧的骶1神经根;c.显露游离髓核组织;d.减压完成后显露走形骶1神经根下沉。

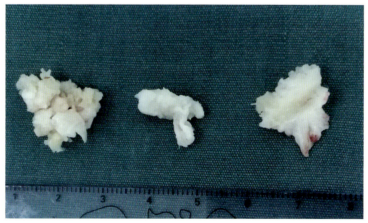

图6 摘除的髓核组织

查体：术后第 2 天，左外踝及足跟外侧、左足底外侧皮肤感觉、触觉减退较术前好转；双侧直腿抬高试验阴性，加强试验阴性。

术后第 2 天评估：腰背部疼痛 VAS 评分 1 分，左下肢 VAS 评分 1 分；ODI 11.1%，JOA 评分 20 分。

▶ 随访资料

术后 6 个月：

- 患者未诉腰背部疼痛及左下肢放射痛，残留稍许麻木感。行走等日常活动无受限。
- 左下肢放射痛 VAS 评分 1 分，腰痛 VAS 评分 0 分。
- ODI 4%，治疗改善率 93.8%。

▶ 讨论与思考

影像学检查显示，腰 5/骶 1 椎间盘突出，髓核向尾端游离入椎管内，对骶 1 神经根发出点、走行区域压迫较重，所以术中需完全摘除突出及游离的髓核，才能取得良好的效果。患者腰痛轻，腰椎无失稳征象，不考虑融合手术。选择单纯髓核摘除手术，手术方式主要有如下三种选择：

- 开放椎板开窗减压、髓核摘除术。该术式可借助显微镜、通道等工具，打开上下位椎板及侧隐窝，直视下将游离髓核摘除，探查松解神经根，优点是减压彻底，疗效确切，但手术创伤相对较大，出血多，需全身麻醉或腰硬联合麻醉才能完成，若对椎板和关节突的破坏较大则有潜在失稳的风险。

- MED 辅助通道下髓核摘除。该术式借助 MED 的照明和内镜系统，通道系统采用肌肉扩张的形式进行椎板的暴露和开窗，减少肌肉剥离，内镜系统可接近椎管，避免了显微镜视野遮挡的问题，并可有效放大视野，清晰显示神经根及其周围结构，减少神经损伤风险，直视下摘除游离的髓核组织。但该术式仍需采用全麻或腰硬联合麻醉的方式进行，因髓核游离范围较大，可能需要对椎板结构进行破坏，对椎管内结构的干扰较大。

- 椎间孔入路经皮椎间孔镜下髓核摘除术。该术式对椎间孔进行扩大成形，靶向穿刺至突出及游离的位置，直接摘除髓核，采用局麻下手术，对患者全身状况影响最小，出血最少，恢复最快，但该患者游离范围较大，腰 5/骶 1 节段椎间孔相对于其他腰椎节段最小，若采用该术式，为到达完全摘除髓核的目的，对关节突成形的范围将较大，可能会对脊柱的稳定性造成影响。另外，髂嵴和横突根部的遮挡，将可能使通道位置调整受限，可能造成髓核残留，症状缓解不彻底。

我们的考虑是：①患者中年男性，无明显腰背部疼痛，无腰椎失稳指征，无进行椎间融合的指征，腰 5/骶 1 节段椎板窗较大，无须过多开窗即可达到摘除髓核的目的，且无髂嵴等结构遮挡，能方便术者进行操作，残留髓核的发生风险最低，且该术式也是目前后路摘除髓核最为微创的术式。②具备镜下动力系统，即使椎板遮挡，无法完全摘除髓核组织，也可在镜下对下位椎板上缘进行开窗，完成该术式。③患者主观诉求微创手术，不愿进行融合手术。综上所述，为了既达到神经根彻底减压又不破坏脊柱稳定性，且减小手术创伤的目的，我们决定为患者实施椎板间入路椎间孔镜手术。

椎间孔镜技术在处理高度游离性椎间盘突出（游离至 1 区和 4 区）的不同方法详见本章病例三。

三、脊柱内镜 Key-hole 技术

病例八

经皮内镜后路椎板开窗、髓核摘除、神经探查松解术（Key-hole）治疗神经根型颈椎病

▶ **病例信息**

基本信息：女性患者，56 岁农民。

主诉：左上肢疼痛麻木 2 个月，加重 1 个月。

现病史：患者于 2 个月前无明显诱因出现左肩部、左前臂疼痛并左手示指麻木，颈部后伸时明显，休息后稍缓解。前往西安市中心医院行 MRI 示：颈椎间盘突出（颈 3/4 中央偏右型；颈 6/7 中央偏左型），颈 6/7 左侧神经根受压。给予甲钴胺片、迈之灵片、依托考昔片口服症状缓解（具体不详）。1 个月前，患者左上肢疼痛及麻木逐渐加重，口服药物治疗效果欠佳。为求进一步诊治来我院，门诊以"颈椎病"收住我科。

既往史：平素体质良好。无特殊疾病史，2013 年在外院行"痔疮手术"。生产时曾输血，血型 O 型，具体不详。

评估：颈疼痛 VAS 评分 4 分，左上肢 VAS 评分 6 分，NDI 56%。

辅助检查：图 1~图 3。

最后诊断：颈椎病（C6/7，神经根型）。

▶ **诊疗思路**

· 根据患者病史、术前体检、辅助检查，颈椎病（C6/7，神经根型）诊断明确。患者症状主要表现为左肩部、左前臂疼痛并左手示指麻木，为颈 7 神经根支配区域表现，主要责任节段应该位于颈 6/7 平面。

· 手术方式选择：①内镜下前路直接减压，前路采取经椎间盘入路、经椎体入路摘除椎间盘，改善患者症状，但前路椎间盘内穿刺或椎体内穿刺，可导致椎间盘损伤，退变继发椎间失稳，可能需要再次手术。②前路髓核摘除、植骨融合内固定术。前路摘除突出的椎间盘，进行神经减压，并进行融合术，为颈椎间盘突处理的经典方法，疗效确切，但该患者椎间高度良好，无明确椎间失稳征象，MRI 提示颈 6/7 间隙无终板炎表现，并无明确的融合手术指征，且融合手术会增加患者费用，对邻近节段椎间盘生物力学影响较大，故暂不考虑前路融合手术。③后路减压髓核摘除术，该术式有多重方式可以选择：首先，全椎板切除侧块螺钉固定或开门手术，该术式可达到良好的减压目的，但手术创伤大，费用高昂；其次，MED 辅助 Key-hole 技术，该术式可达到良好的减压，且创伤小，手术效果肯定，但空气介质视野可能不清晰，且 MED 管道相对于经皮内镜创伤较大；最后，经皮内镜辅助 Key-hole 技术，直接到达靶点，进行神经根腹背侧减压，摘除髓核，该技术创伤最小，水介质视野清晰，可达到良好的减压目的，但相对风险较大。综上所述，我们选择经皮内镜后路椎板开窗、髓核摘除、神经探查松解术。

▶ **手术方案**

经皮内镜后路椎板开窗、髓核摘除、神经探查松解术（Key-hole）。

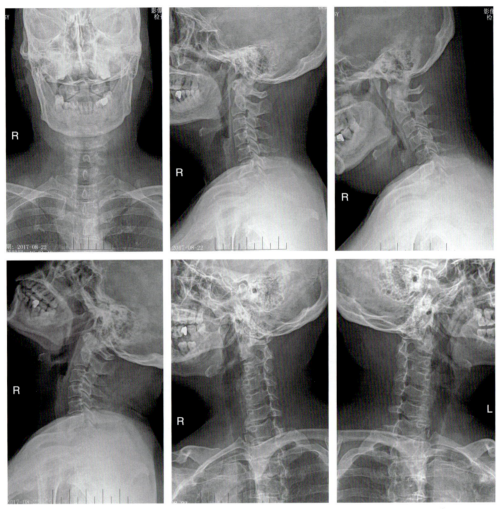

图1 颈椎六位片：颈椎退行性变，曲度良好，无明显失稳征象，双侧椎间孔无明显狭窄。

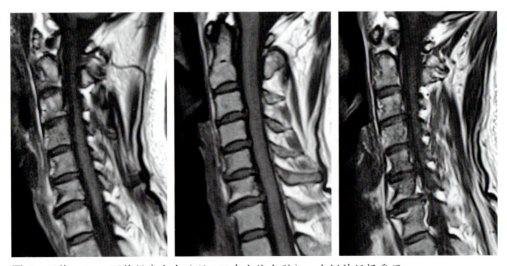

图2 颈椎MRI：颈椎间盘突出（颈6/7中央偏左型），左侧神经根受压。

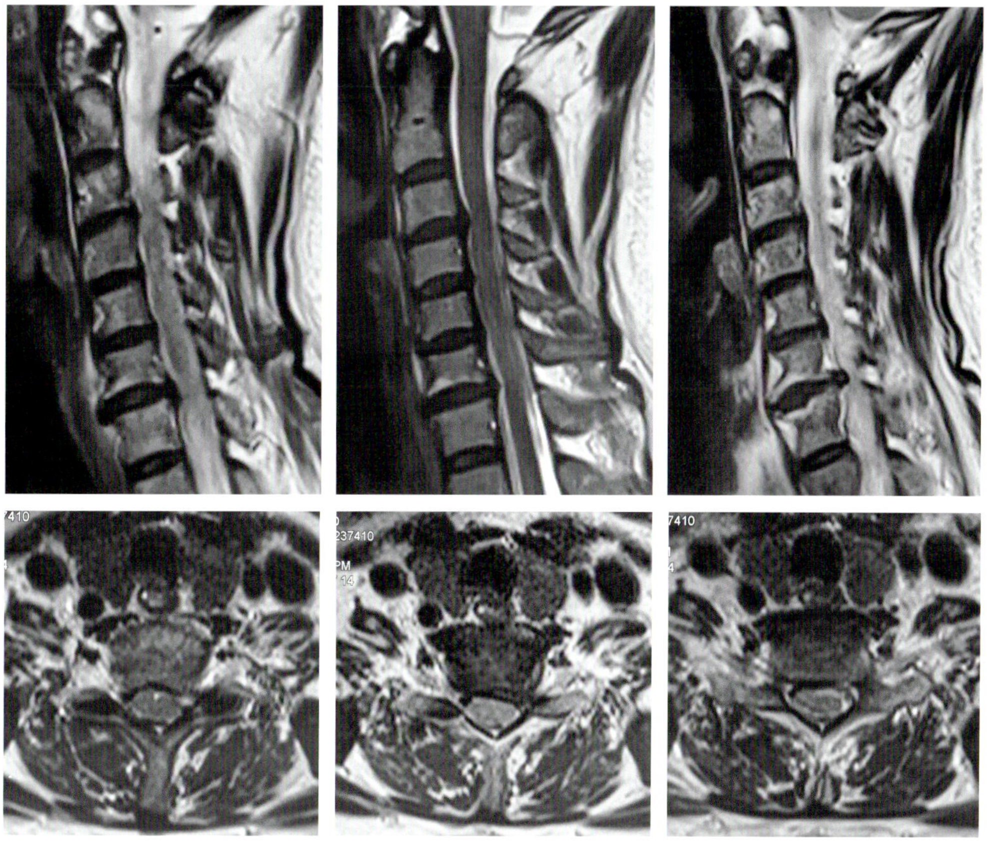

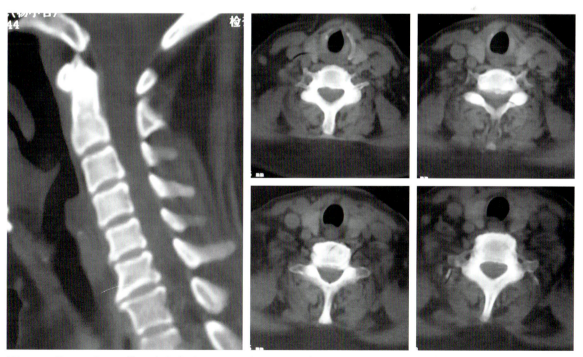

图 2（续）

图 3　颈椎 CT 片：颈椎间盘突出（颈 6/7，中央偏左型），左侧椎间孔区域及神经根入口区域压迫较重。

手术过程

手术步骤及术中所见(图4~图5):麻醉显效后,患者取俯卧位,头架固定颈椎于稍屈曲位。调整手术床使颈椎平行于地面,C型臂透视辅助下体表标记穿刺点,定位颈6/7椎间隙,左侧椎板关节突。常规术区消毒,铺巾,在第7颈椎棘突左侧约1cm切开长约1cm手术切口,逐层达到左侧椎板。沿穿刺针依次置入1~3级软组织扩张管,置入工作套管。透视检查见工作套管位置满意,拔出扩张管、导杆及导丝,连接椎间孔镜,探查椎管见套管位于椎板V点位置,磨除部分椎板及关节突骨质,显露黄韧带,摘除部分黄韧带显露硬膜囊和神经根自硬膜囊的发出点,神经剥离子探查神经根腹侧,见髓核嵌顿于纤维环裂口,将神经根推向背侧,摘除突出髓核组织后探查椎管内无明显压迫,旋转工作套管探查,见减压彻底,硬膜囊搏动明显,神经根无卡压,神经根搏动明显,拔出椎间孔镜及工作套管,压迫止血。切口缝合1针,无菌包扎,术毕。

术后结果(图6)

主诉:术后第1天患者左肩部、左前臂疼痛并左手示指麻木消失,四肢可随意进行活动。

查体:术后第5天,左手示指触觉较前好转,四肢肌力基本正常。

评估:NDI 10.0%;颈部疼痛VAS评分1分,左上肢VAS评分0分。

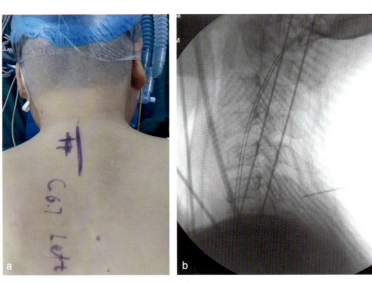

图4 a.术前标记;b.术中细针头穿刺再次定位,正对颈6/7椎间隙。

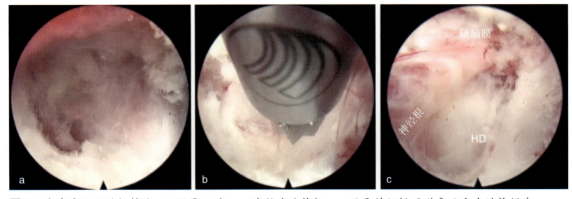

图5 术中减压及髓核摘除。a.显露V点;b.磨钻磨除椎板;c.显露神经根硬膜囊及突出的椎间盘。

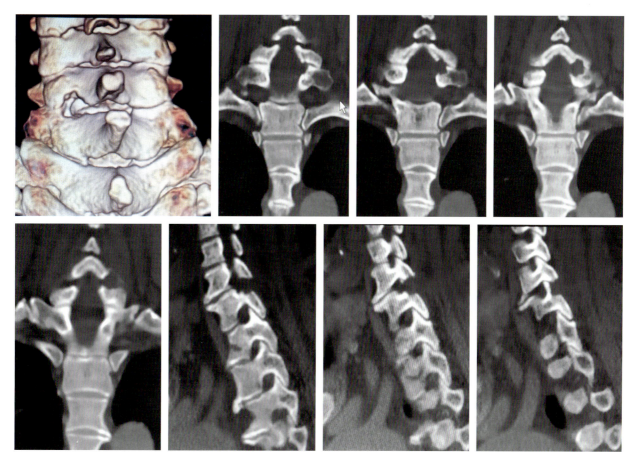

图6 术后CT片：颈6/7椎板左侧开窗，范围未超过侧块关节的1/2，对颈椎的稳定性无明显影响。

▶ 随访资料

术后1年：

主诉： 患者颈肩部及双上肢无明显疼痛，久坐及低头劳动时颈肩部有酸困感，行走等活动无受限。

查体： 四肢感觉肌力正常，压颈试验阴性，颈椎屈伸、旋转及左右侧偏活动未诱发疼痛。

评估： NDI 2.0%，治疗改善率96.4%；颈部疼痛VAS评分1分，左上肢VAS评分0分。

▶ 讨论与思考

症状和体征提示患者存在左上肢放射痛，位于颈6/7区域，诊断明确，保守治疗2个月效果不佳，患者症状严重，要求手术，手术指征选择明确，处理方案选择后路经皮内镜下椎板开窗、髓核摘除术，该术式为目前内镜处理颈椎间盘突出症的最佳方法之一，也是最微创的方式之一。

关于经皮内镜下 Key-hole 手术的手术指征目前包括神经根型颈椎病、椎间孔区域颈椎间盘突出、单节段或多节段颈椎椎间孔狭窄、前路颈椎术后持续的上肢症状。其禁忌证包括节段失稳、中央椎管狭窄、中央型椎间盘突出、椎间孔外型狭窄。目前，国内外学者对于脊髓型颈椎病的治疗进行了部分探索，但仍被列为相对禁忌证之一。要开展此类手术需要特殊的手术工具，主要包括椎间孔镜系统，镜下动力系统如磨钻或超声骨刀等、超薄枪钳、C型臂X线机等。若没有这些工具设备，将不能完成手术。镜下操作需要注意的首先是辨明解剖学结构，必须找到V点，即上下椎板的交界点，也有文献报道为"节点"，以此为标志，向外侧打磨椎板。开窗范围不要超过侧块关节的1/2，避免过多暴露脊髓和损伤脊髓，避免神经损伤和失稳，V点的下方为神经根的发起点，内侧为脊髓，外侧为椎间孔，也是侧块关节，侧块关节也是颈椎重要的稳定性结构，一般成形时需先把上位椎板的下缘磨开，再进行下关节突磨除，然后进行上关节突磨除，保证手术安全。麻醉方面可选择全麻或者局麻，笔者建议选择全麻手术，因局麻需患者高度配合，增加患者痛苦，并增加神经和脊髓损伤风险，另外，局麻无法将患者体位固定于稳定的屈曲位，椎板窗小，可能需要更大的开窗才能完成手术。

关于经皮椎间孔镜治疗颈椎间盘突出的效果，详见"第6章计算机辅助导航技术"。关于该手术内镜的选择，可以采用iLESSYS套装中的7.5mm工作通道（传统后路镜）开展Key-hole手术，也可以采用Delta大通道开展内镜辅助下的后路椎间孔切开手术。笔者更推荐采用大通道内镜，因其通道外径为13mm，内镜工作通道为10mm，避免了通道误入椎管造成脊髓损伤的风险，并具有更开阔的手术视野，允许更大的工具进行手术，更高效地完成手术。

综上所述，对于神经根型颈椎病，经皮内镜后路椎板开窗、髓核摘除、神经探查松解术（Key-hole）是一个良好的选择，术中准确定位、术中仔细操作，患者可取得良好的手术效果。

病例九

颈椎后路内镜下探查减压、髓核摘除术

▶ **病例信息**

基本信息：男性患者，53岁，农民。

主诉：颈肩部间断疼痛3个月。

现病史：患者3个月前无明显诱因出现颈背部疼痛，给予理疗、按摩等保守治疗缓解。1个月前再感颈背部疼痛伴有左上肢麻木，完善颈椎MRI示：颈椎生理曲度变直，颈椎病。继续给予按摩、理疗、脱水等对症治疗后无缓解且进一步加重。

既往史：无异常。

专科检查：步入病房。颈椎屈伸活动受限。颈椎诸棘突及椎旁压痛、叩击痛阳性；双上肢放射痛阴性。双上肢各关节主动、被动活动基本正常。双上肢肌力基本正常；左侧虎口区皮肤感觉减退，双上肢余感觉基本正常。左侧肱三头肌反射（+++），右侧肱三头肌反射（++）；四肢病理征阴性。

评估：颈椎JOA评分6分，颈背部疼痛VAS评分7分。

辅助检查：图1~图3。

诊断：颈椎病（C5/6，神经根型）。

▶ **诊疗思路**

根据患者病史、术前查体、辅助检查，颈椎病诊断明确。影像学提示颈5/6椎间盘突出合并相应椎管狭窄，突出组织部分钙化，颈椎后路内镜可直接减压神经根减压。

▶ **手术方案**

颈椎后路内镜下探查减压、神经松解术。

▶ **手术过程**（图4）

全麻成功后，患者俯卧位。C型臂透视确定体表穿刺点，定位左侧颈5/6椎间隙，常规消毒铺单，第5颈椎棘突左侧1.5cm切口，放置穿刺针至满意位置，置入工作通道，透视工作套管位置满意，连接椎间孔镜，探查椎管间套管位于椎板V点位置，磨除部分椎板及关节突骨质，显露黄韧带，摘除部分黄韧带，松解颈6神经根，松解后再次磨除内侧部分椎板，咬除增厚的黄韧带。探查见硬膜囊搏动良好，

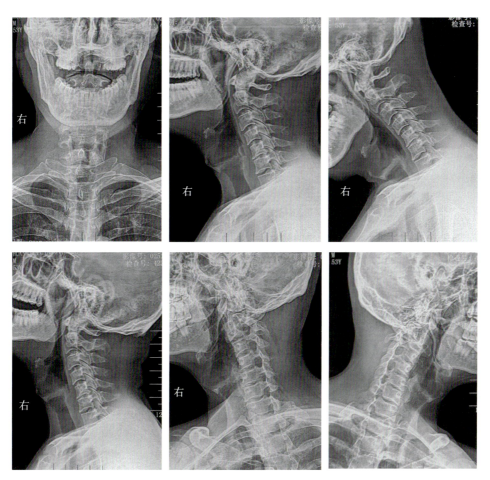

图 1　颈椎 X 线片：颈椎退行性改变，颈 5/6 椎间隙变窄。

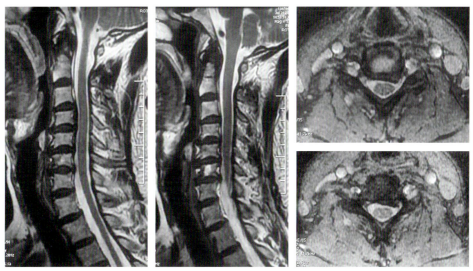

图 2　颈椎 MRI：颈椎间盘突出（颈 5/6 左侧旁型），继发椎管狭窄，颈 5/6 水平左侧神经根受压，颈椎退行性改变。

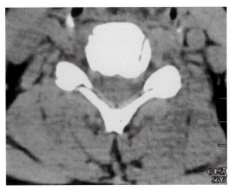
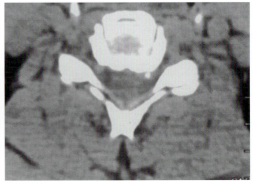

图3 颈椎CT片：颈椎间盘突出（颈5-6）伴有钙化，继发椎管狭窄，颈椎骨质增生。

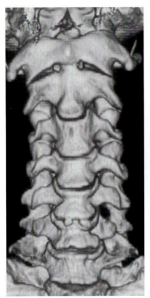
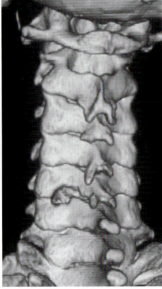
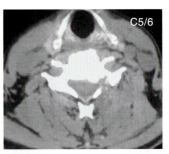
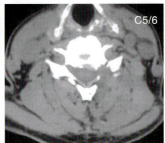

图4 颈椎CT片：可见减压窗，椎间孔区减压充分。

神经根松弛，神经无卡压，探查减压彻底，缝合无菌包扎。

▶ 术后结果

术后第2天：颈肩部疼痛及左手麻木感较前缓解，颈肩部疼痛VAS评分2分。

▶ 讨论与思考

影像学提示颈5/6椎间盘突出合并相应椎管狭窄，突出组织部分钙化，生理曲度变直；脊髓受压时间较长极易出现脊髓缺血性表现，主要行受压神经根减压，减轻脊髓损伤的进一步加重。

神经根型颈椎病患者大多数经过保守治疗，症状能够得到缓解，但仍有许多患者保守治疗无效，病情反复发作。对于这类患者以往均采用开放手术治疗，具有创伤大、出血多、费用高、手术需要行脊柱融合，术后易引起相邻节段椎间盘退变、颈项部轴向疼痛等一系列问题；而脊柱内镜下行Key-hole术治疗神经根型颈椎病及部分脊髓型颈椎病已成为一种越来越引起关注的选择。Key-hole即"钥匙孔"技术，就是从颈后方经皮将工作通道放入病变节段的骨面，镜下在椎板骨质上打个类似于钥匙孔的区域，经过该骨孔到达病变部位，进行病变部位突出髓核的摘除这样一种手术。镜下可以在屏幕上直视放大5倍的神经根、硬膜囊等神经结构，以及突出压迫神经的椎间盘髓核组织，在微创特制器械的帮助下，术者可安全地去除病变压迫。

Ruetten 等[1] 2007年报道经皮全内镜下后路颈椎间盘微创治疗，术中使用6.9mm直径内镜，2年随访效果良好，该团队[2]在2008年对175例患者的手术后路内镜手术和前路开放手术在疗效和并发症方面无明显差异，87.4%患者术后疼痛消失，目前文献报道使用颈椎后路内镜下椎间盘摘除术治疗神经根型颈椎病可获得满意的临床疗效[3]。

颈椎后路内镜手术（Key-hole 术）可安全实现神经根的直接减压，为颈椎最常实施的手术之一。具有明显的优势：①通过的是厚厚的颈后肌群，入路途径安全方便，维持脊柱稳定，最大限度减少肌肉韧带损伤；②对神经根充分暴露及减压具有出血少、术后下地早、住院时间短、术后感染率低等优势[2,4,5]。

参考文献

[1] Ruetten S, Komp M, Merk H, et al. Use of newly developed instruments and endoscopes: full-endoscopic resection of lumbar disc herniations via the interlaminar and lateral transforaminal approach[J]. Journal of Neurosurgery: Spine, 2007, 6(6): 521–530.

[2] Ruetten S, Komp M, Merk H, et al. Full-endoscopic interlaminar and transforaminal lumbar discectomy versus conventional microsurgical technique: a prospective, randomized, controlled study[J]. Spine, 2008, 33(9): 931–939.

[3] Kim C H, Shin K H, Chung C K, et al. Changes in cervical sagittal alignment after single–level posterior percutaneous endoscopic cervical diskectomy[J]. Global spine journal, 2015, 5(1): 31–38.

[4] Kwon Y J. Long–term clinical and radiologic outcomes of minimally invasive posterior cervical foraminotomy[J]. Journal of Korean Neurosurgical Society, 2014, 56(3): 224.

[5] Terai H, Suzuki A, Toyoda H, et al. Tandem keyhole foraminotomy in the treatment of cervical radiculopathy: retrospective review of 35 cases[J]. Journal of orthopaedic surgery and research, 2014, 9(1): 38.

四、大通道（Delta）脊柱内镜技术

病例十

经皮内镜下椎板间入路开窗减压、神经探查松解术（Delta 内镜下开窗减压）治疗腰椎管狭窄症

▶ **病例信息**

基本信息：张某，女性，70岁，农民。

主诉：间断性腰臀部疼痛7年，加重伴左下肢放射痛1个月。

现病史：患者于7年前无明显诱因出现腰背部及左臀部疼痛。当地医院诊断为"腰椎间盘突出症（L5/S1）"，给予患者按摩、拔罐、外敷膏药等治疗，上述疼痛症状缓解，后疼痛多次出现，疼痛不重，对生活影响不大，给予按摩及理疗，症状可缓解。1个月前，患者劳累后再次出现左臀部伴左下肢疼痛（臀部、大腿后外侧及小腿后侧），平卧翻身坐位、站立及行走均较重，其中以坐位及站立最重，可站立及坐立不到1min，平卧需屈膝屈髋位才可正常休息。患者为求进一步治疗，遂来我院就诊。精神尚可，饮食及睡眠不佳，大小便正常。

既往史：2型糖尿病病史5年。

专科检查：脊柱外观无畸形，生理性弯曲存在。颈椎活动度良好，腰椎屈曲活动无受限。胸廓挤压试验阴性，骨盆挤压及分离试验阴性。

双侧肩关节外观对称无畸形，耸肩有力，双侧臂丛神经牵拉试验阴性。双上肢肤感觉、关节活动及肌力正常。双下肢等长无畸形，双下肢关节活动度未见明显异常。腰椎棘突压痛、叩击痛阴性，双下肢深浅感觉及肌力正常。余双下肢查体未见明显异常，双侧直腿抬高及加强试验阴性，双侧肱二头肌、三头肌腱反射（左 +/右 +），双侧膝腱反射（左 +/右 +），跟腱反射（左 +/右 +），病理征未引出。

评估：左下肢疼痛 VAS 评分 8 分，腰痛 VAS 评分 1 分；ODI 90%，JOA 评分 4 分。

辅助检查：图 1~图 5。

诊断：

（1）腰椎管狭窄症（L5/S1 LEE 2.1 型，Schizas A2 型）？

（2）2 型糖尿病。

▶ **诊疗思路**

· 根据患者病史、其症状定位于骶 1 神经根，但患者查体无任何阳性体征，难以确定责任节段，影像学检查提示腰 5/骶 1 层面侧隐窝轻度狭窄，为骶 1 椎上关节突增生导致骶 1 神经根受压变扁（CT 所见），无明显椎间盘突出表现，影像学表现并不重，但症状严重，无法

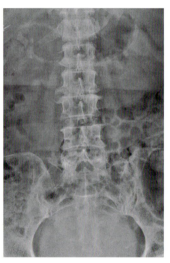
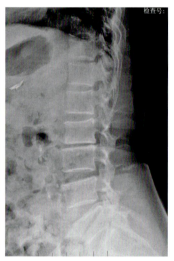

图 1 腰椎 X 线片：腰 2/3 椎间高度降低，终板软骨硬化，腰椎前突角 30°，腰骶角 12°，腰 3/4、4/5 及腰 5/骶 1 椎间孔狭窄，腰椎退变。

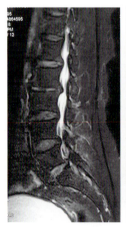
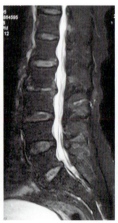
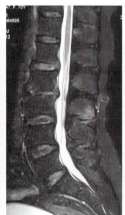
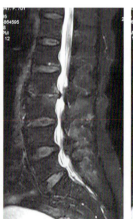
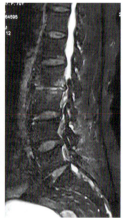

图 2 腰椎 MRI：腰 1/2、腰 2/3、腰 3/4、腰 4/5、腰 5/骶 1 椎间盘突出，腰 2/3 突出较大，腰椎管狭窄，马尾神经走形基本正常，腰 4 椎体信号改变。

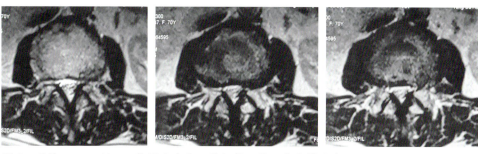

图 3　腰椎 MRI：腰 2/3 椎间盘突出，黄韧带肥厚，中央管狭窄。

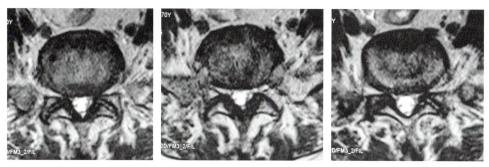

图 4　腰椎 MRI：腰 5/骶 1 椎间盘突出，黄韧带肥厚，双侧侧隐窝狭窄。

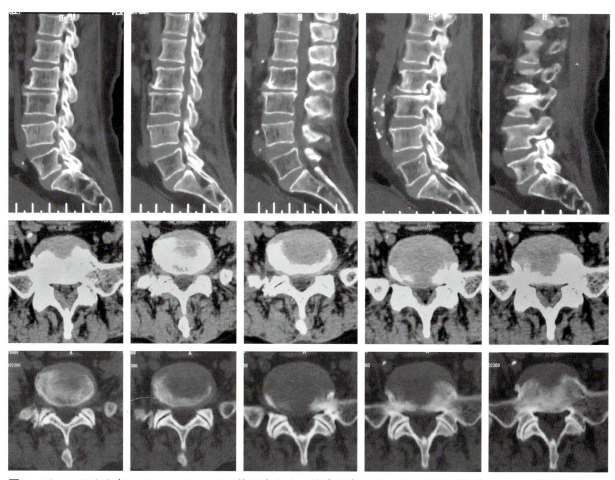

图 5　腰 2/3 间隙狭窄，腰 4/5、腰 5/骶 1 椎间盘突出，椎管狭窄，腰 5/骶 1 节段黄韧带肥厚，椎管狭窄，左侧骶 1 上关节突增生，侧隐窝狭窄，左侧神经根受压。

坐立及站立，为明确诊断，行骶1左侧神经根阻滞术。

· 诊疗操作主要步骤：透视定位腰5/骶1左侧椎间孔区，消毒，铺巾；穿刺针到达腰5/骶1左侧椎间孔区，诱发患者左下肢术前相似部位的放射痛，注射造影剂后患者症状进一步加重；于此处局部进行神经根阻滞（0.5%罗哌卡因7ml+复方倍他米松注射液1ml），局部注射2ml后患者症状缓解。患者下地后自觉左下肢放射痛明显缓解。术后患者下地后自觉左下肢放射痛明显缓解，术后患者坐立、站立及行走，左下肢放射痛明显缓解，8h后站立、行走疼痛再现，坐位及平卧位左下肢疼痛缓解。

· 手术方案选择，综合以下几方面因素考虑；首先，一般情况下，患者为70岁老年女性，2型糖尿病，手术尽量微创；其次，症状为左侧骶1神经根症状，无腰痛，本次症状前无间歇性跛行（可行走1km），无明确融合手术指征，无右侧减压指征；再次，患者无椎间失稳、中央椎管狭窄相关体征，无须进行中央管减压；最后，影像学检查也提示腰5/骶1左侧侧隐窝狭窄，并且左侧骶1神经根阻滞术时造影可诱发术前症状，阻滞可缓解患者症状，已明确诊断。且文献已说明，单纯减压可缓解患者症状，所以我们选择经皮内镜下椎板间入路开窗减压，神经探查松解术。

▶ **手术方案**（图6）

经皮内镜下椎板间入路开窗减压、神经探查松解术（Delta内镜下开窗减压）。

▶ **手术过程**（术中视频1~11；图7）

手术步骤：患者全身麻醉满意后，取俯卧位，C型臂透视辅助下体表标记穿刺点，确认穿刺位置位于腰5椎板下缘水平脊椎中央左侧约1cm处。常规术区消毒，铺巾从穿刺点切开皮肤约15mm，逐层达到黄韧带，沿穿刺针依次

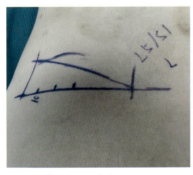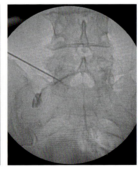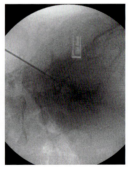

图6 神经根阻滞术：于腰5/骶1左侧椎间孔区对骶1左侧神经根（走形神经根）进行神经阻滞（0.5%罗哌卡因7ml+复方倍他米松注射液1ml），局部注射2ml。

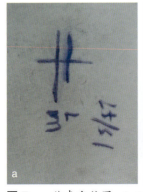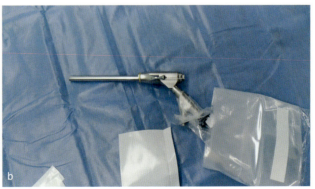

图7 a.体表定位图；b.Delta内镜。

置入 1~3 级软组织扩张管，置入工作套管。透视检查见工作套管位置满意，拔出扩张管、导杆及导丝，连接椎间孔镜探查椎管见套管位于黄韧带表面，探查椎板窗上下缘，应用磨钻逐步打磨上位椎板，镜下枪钳咬除椎板骨质，然后向外侧咬除下关节突内侧骨质及下位椎板，扩大侧隐窝，椎板开窗完毕后，剪开黄韧带后进入椎管，逐步咬除黄韧带。探查硬膜囊及神经根无明显压迫，神经根松解良好，侧隐窝无明显压迫，探查纤维环见纤维环完整平滑，无破口及明显突出脱出椎间盘，在穹顶摘除对侧黄韧带，减压至对侧侧隐窝，再次探查见神经无明显压迫，逐层缝合伤口，无菌包扎，切口缝合两针，麻醉效果满意，病变部位处理彻底，无正常脏器损伤，术中止血彻底，达到术前预期效果。缝合后无菌敷料包扎。

▶ **术后结果**（图 8~图 9）

麻醉清醒后患者自觉左下肢轻松，无明显疼痛。术后 20h 下地活动左下肢无明显疼痛，站立、洗漱、坐便等活动未诱发患者疼痛。

查体：术后第 2 天，直腿抬高试验阴性，余基本同术前。

评估：左下肢疼痛 VAS 评分 1 分，腰 VAS 评分 1 分；ODI 13.3%，JOA 评分 25 分。

▶ **随访资料**

术后 3 个月：

· 患者未诉腰背部疼痛、左下肢放射痛及麻木感，行走等日常活动无受限。

· 左下肢放射痛 VAS 评分 0 分，腰痛 VAS 评分 0 分。

· ODI 4%，治疗改善率 95.6%。

▶ **讨论与思考**

该患者的特点是有明确的骶 1 神经根刺激症状，但无明确体征，且影像学检查并未提示明确的压迫，决定手术与否需症状、体征与影像学检查相符合才是最佳指征。所以，对该患者第一步首先是明确诊断。目前，神经根阻滞术是鉴别诊断及明确责任节段非常重要的手段之一，对于该患者，左侧横突肥大，椎间孔较小，虽穿刺困难，但基本上已到达椎间孔的入口区位置，且该位置可诱发患者症状，虽然该穿刺位置和常规骶 1 神经根所在位置不甚相符，但应以患者感觉为主要标准，患者明确诉可诱发术前类似区域的症状，给予造影剂碘海醇 0.5ml 后患者症状加重，给予罗哌卡因和地塞米松混合液后可减轻。所以，封闭后可以确定责任节段，为治疗提供准确的靶点。

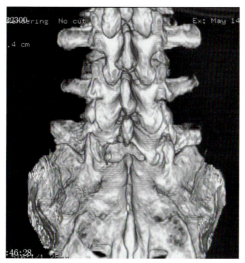
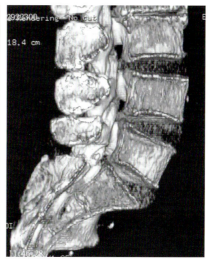

图 8　腰椎 CT 片：腰 5/ 骶 1 左侧椎板开窗位置良好。

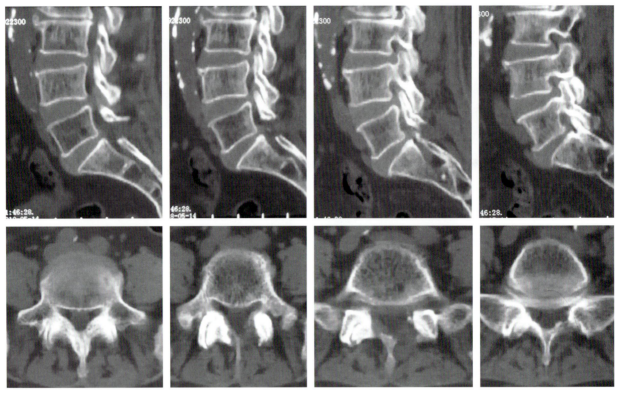

图9　腰椎CT片：腰5/骶1左侧椎板开窗位置良好。

影像学检查提示腰5/骶1层面双侧侧隐窝狭窄，左侧稍重，无明显椎间盘突出，但骶1上关节突增生，黄韧带肥厚，中央椎管狭窄，所以术中需对骶1神经根发出点、侧隐窝区域进行全段彻底减压，才能取得良好的效果。关于手术方式选择，开放椎板开窗减压、MED手术均可处理，但开窗椎板减压在进行侧隐窝减压时极可能对关节突关节造成破坏，诱发脊柱失稳，MED虽然相对于开放手术更微创，但在器械操作中，工作通道无法进入椎管，为保证良好的视野，强行手术需破坏较多的关节突关节，影响脊柱的稳定性。所以不考虑上述两种术式，术式主要有如下三种选择：

·侧路椎间孔镜可对骶1神经根侧隐窝区域做到良好的减压、并可切除部分黄韧带，扩大椎管内容积，且为局麻手术，创伤最小。但该患者髂嵴高、横突肥大，工作套管置入困难，且置入后灵活度欠佳，难以达到神经全段减压，所以，暂不考虑该手术方案。

·后路微创通道下神经探查减压经椎间孔植骨融合并经皮椎弓根螺钉内固定术，该术式切除左侧腰5/骶1关节突后，可直接取出骨性压迫，同时摘除黄韧带扩大椎管容积，融合重建脊柱稳定性，效果肯定。但该术式为全麻手术，创伤相对于椎间孔镜较大，且患者无明确融合手术指征（"诊疗思路"中已描述）。

·Delta内镜下开窗减压、神经探查松解术，该术式创伤最小，水介质视野清晰，大通道结合镜下动力可以实现大范围的良好减压，所以我们选择该术式，也取得了良好的手术效果。

对于腰椎管狭窄症，单纯减压能否达到良好的效果，尚存在争议，但2016年在《新英格兰医学杂志》发表的两篇前瞻性随机对照临床试验已经说明，腰椎管狭窄症单纯减压，不进行融合手术，中期效果良好。Forsth等[1]纳入1~2个节段腰椎管狭窄症患者，单纯减压（117例）和减压融合组（111例）比较，平均随访6.5年。发现再手术率在单纯减压组为21%，减压融合组为22%，并发症率均为11%，融合手术费用更高。作者总结，对于伴或者不伴退变性滑脱的腰椎管狭窄症患者，相对于单纯减压，减压融合并不会在2~5年带来更好的效果。另一篇文章[2]纳入66例患者，比较椎板切除术和椎板切除融合术对于稳定型Ⅰ度退变性滑脱合并有症状的腰椎管狭窄症患者的治疗效果。发现融合组在术后2、3、4年SF-36评分显著高于单纯切除组，但是术后2年的ODI指数并无显著差异。术后4年再手术率，融合组显著低于单纯切除组（14% vs. 34%），切除组主要由于渐进性的脊柱失稳，融合组则为邻椎病，且单纯切除组翻修率在术后36个月开始显著提升。这两者的结论稍有矛盾，但这两者的手术方式均针对有滑脱的患者，且椎板切除减压手术均为开放手术，对脊柱稳定性破坏相对较大，而该患者为微创手术方式，无椎旁肌肉剥离，无棘上棘间韧带破坏，关节突破坏极小，所以二期翻修风险应该会明显减少，但该推断无明确文献支持。

参考文献

[1] Forsth P, Olafsson G, Carlsson T, et al. A randomized, controlled trial of fusion surgery for lumbarspinal stenosis[J]. N Engl J Med, 2016, 374(15): 1413–1423.

[2] Ghogawala Z, Dziura J, Butler WE, et al, Barker FG 2nd, BenzelEC. Laminectomy plus fusion versus laminectomy alone for lumbar spondylolisthesis[J]. N Engl J Med, 2016, 374(15): 1424–1434.

Chapter 3

第3章 脊柱螺钉固定技术

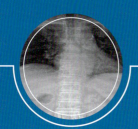

脊柱螺钉固定技术目前在胸腰椎最常用的是椎弓根螺钉技术及皮质骨轨迹（CBT）螺钉技术。

椎弓根螺钉技术能够提供脊柱三柱稳定性，现已广泛应用于脊柱固定融合术。然而开放置钉需要大范围地剥离椎旁肌，以便显露进钉点以及获得合适的内倾角度。广泛的肌肉剥离不但增加了出血量及术后切口感染率，也会造成术后椎旁肌无力，残存腰背疼痛。影像引导下的经皮椎弓根钉技术的引进有效地解决了开放置钉的上述问题，近年来得到越来越广泛的应用。

1982年Magerel在治疗腰椎骨折时第一次应用经皮腰椎穿刺的手术方式进行椎弓根钉临时外固定技术，这是腰椎微创术的首创[1]。2001年Foley等[2]报道了利用Sextant椎弓根螺钉系统对腰椎行内固定，并将连接棒置于肌肉深层，此后经皮椎弓根螺钉在微创脊柱外科中得到广泛应用。早期经皮椎弓根螺钉主要应用于胸腰段椎体，随着导航、影像增强技术的发展，近年来也有学者将其应用于上胸椎及颈椎的固定[3]。

适应证

单独或者与其他技术联合广泛应用于脊柱骨折，脊柱退变（腰椎间盘突出症、腰椎管狭窄症、腰椎滑脱症、脊柱退行性侧弯），脊柱感染及脊柱肿瘤等。

并发症

经皮椎弓根螺钉的常见并发症为椎弓根钉位置不良、椎小关节损伤、导丝断裂及导丝前方穿破导致的内脏血管损伤[4]。系统文献[5]回顾显示，经皮椎弓根钉置钉准确率与开放置钉相当，易发生螺钉位置不良的椎体分别为T1、S1、T4及L5椎体，与相应椎体的解剖学特征及术中影像不佳有关。椎小关节损伤为经皮椎弓根钉技术另一常见并发症，文献报道[6]其发生率可达18.18%~42.8%，与开放置钉相当或者高于开放置钉。导丝断裂及前方穿破导致的血管内在损伤报道较少，多与攻丝或者置钉过程中角度调整过多有关[7-8]。

椎弓根螺钉内固定系统也存在较为明显的不足，主要表现在：①对于骨质疏松患者，椎弓根螺钉把持力不够，术后螺钉松动或拔出导致内固定失败；②对于过度肥胖或腰背肌发达的患者，由于椎弓根螺钉进钉点和进钉角度限制，需要广泛的牵拉和剥离椎旁组织，易导致椎弓根螺钉置钉困难、位置不良、甚至失败。因此，脊柱外科医生不断探索新的脊柱内固定方式和改进椎弓根螺钉固定技术，以克服以上缺点。

参考文献

[1] Magerel FP. Stabilization of the lower thoracic and lumbar spine with external skeletal fixation[J]. Clinical Orthopaedics and Related Research, 1984(189): 125–141.

[2] Foley KT, Gupta SK, Justis JR, et al. Percutaneous pedicle screw fixation of the lumbar spine[J]. Neurosurg Focus, 2001, 10(4): E10.

[3] Hansen–Algenstaedt N, Chiu CK, Chan CY, et al. Accuracy and safety of fluoroscopic guided percutaneous

pedicle screws in thoracic and lumbosacral spine: a review of 2000 screws[J]. Spine (Phila Pa 1976), 2015, 40(17): E954–963.

[4] Kwan MK, Chiu CK, Chan CY, et al. A comparison of feasibility and safety of percutaneous fluoroscopic guided thoracic pedicle screws between Europeans and Asians: is there any difference?[J]. Eur Spine J, 2016, 25(6): 1745–1753.

[5] Chiu CK, Chan CYW, Kwan MK, et al. The accuracy and safety of fluoroscopically guided percutaneous pedicle screws in the lumbosacral junction and the lumbar spine: a review of 880 screws[J]. Journal of orthopaedic surgery (Hong Kong), 2017, 25(2): 2309499017713938.

[6] Patel RD, Graziano GP, Vanderhave KL, et al. Facet Violation with the Placement of Percutaneous Pedicle Screws[J]. Spine (Phila Pa 1976), 2011, 36(26): E1749–1752.

[7] Chiu CK. The accuracy and safety of fluoroscopically guided percutaneous pedicle screws in the lumbosacral junction and the lumbar spine: a review of 880 screws[J]. Bone Joint J, 2015, 97–B(8): 1111–1117.

[8] Santoni BG, Hynes RA, McGilvray KC, et al. Cortical bone trajectory for lumbar pedicle screws[J]. Spine J, 2009, 9(5): 366–373.

一、经皮椎弓根螺钉技术

病例一

后路经皮椎弓根螺钉固定治疗双节段腰椎骨折

▶ **病例信息**

基本信息：男性患者，64岁，农民。

主诉：车祸致胸腰背部疼痛8天。

现病史：患者于8天前骑电瓶车时不慎被小汽车撞伤，伤后即感头部、腹部及腰背部等多处疼痛，并伴有伤口出血，急诊被送至富平县人民医院，腰椎CT片示：腰1椎体压缩性骨折，背部软组织肿胀。急诊以"腰椎骨折"收入我科。

既往史：高血压病8年，余无异常。

专科检查：脊柱各生理弯曲正常存在，腰1~2椎旁压痛阳性，余椎体棘突及椎旁压痛阴性，余脊柱查体未见明显异常。双上肢可见多处、散在皮肤擦伤，已结痂，双上肢未见明显畸形，感觉运动功能大致正常。骨盆挤压试验及分离试验阴性。双下肢未见明显畸形，双侧直腿抬高试验及加强试验阴性。双下肢肌力V级，双下肢感觉功能大致正常。双侧肱二头肌、肱三头肌反射（++），双侧膝反射（++），左侧跟腱反射（++），右侧未查（软组织伤）。双侧踝阵挛、髌阵挛阴性，双侧巴宾斯基征、霍夫曼征阴性，布鲁津斯基征及克尼格征阴性。

辅助检查：图1~图3。

诊断：腰1椎体骨折脱位，腰2椎体上关节突骨折（AO分型 B2型 TLICS，评分7分）。

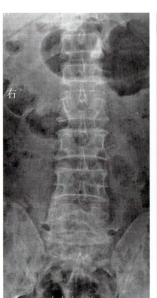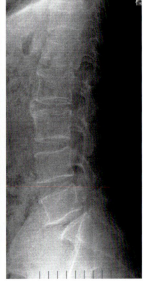

图1 腰椎X线片：腰1椎体骨折脱位，腰2椎体上关节突骨折。

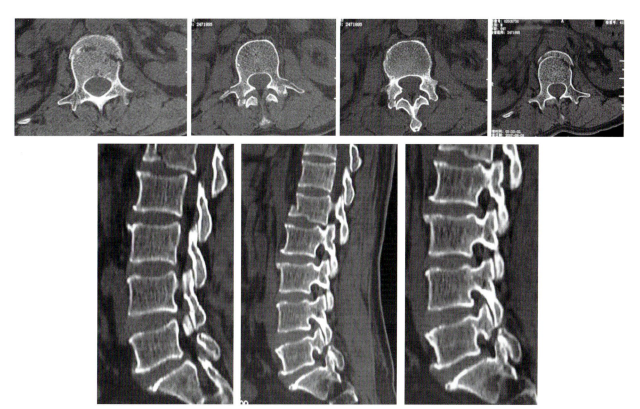

图2 腰椎CT片：旁矢状位重建像提示腰1椎体向后滑移，腰1椎体前下方骨折，双侧小关节突分离。

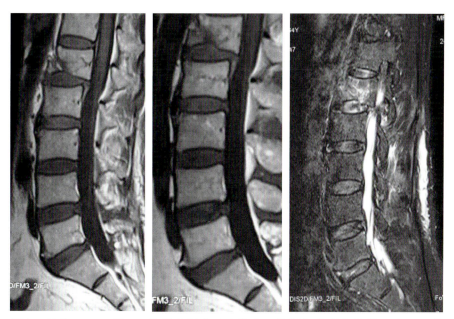

图3 腰椎MRI：腰1/2椎间盘损伤且及棘上、棘间韧带高信号影。腰1、2椎体上下关节突间高信号影，关节囊损伤。

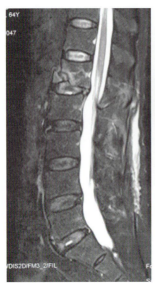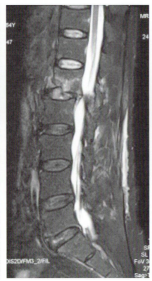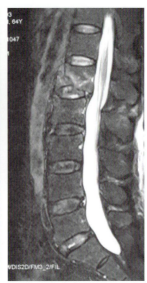

图 3（续）

▶ 诊疗思路

根据患者病史、术前体检，辅助检查，明确患者诊断为腰 1 椎体骨折脱位，腰 2 椎体上关节突骨折。影像学检查可见椎体骨折脱位，后方韧带复合体损伤及脊髓损伤表现，胸腰椎损伤分型及评分系统（TLICS）评分 7 分，ODI 指数 104。治疗重点为复位骨折脱位恢复脊柱序列及稳定性。

- 保守治疗或手术治疗？如行手术治疗，手术方式该如何选择。

- 根据腰椎骨折手术指南，传统开放方式：TLICS 评分 >4 分，手术治疗；TLICS 评分 4 分，根据具体情况选择手术或非手术治疗；TLICS 评分 <4 分，建议非手术治疗。AO A3 型以上，伴或不伴神经症状，建议手术[1-2]。微创经皮固定：TLICS 评分 ≥ 3 分可考虑经皮固定[3-4]。

- 该患者骨折 TLICS 评分 7 分，小关节失稳，虽有脊髓损伤表现但无神经症状，且患者为农民，日后活动、劳动量大，经讨论后最终选择对患者骨质破坏小、创伤小的手术，即腰椎后路经皮骨折复位内固定术。

▶ 手术方案

后路经皮椎弓根螺钉复位内固定术。

▶ 手术过程

患者全麻诱导成功后取俯卧位，体表定位胸 12 至腰 2 双侧椎弓根并用记号笔标记。术区规消毒、铺巾。先行右侧椎弓根导针定位：以胸 12 椎弓根进针点体表定位点横行切开皮肤皮下，长约 2cm，切开深筋膜，确认椎弓根螺钉穿刺针进针点并打入穿刺针，透视见穿刺针方向位置正确。然后拔出穿刺针芯，放入导针，逐级扩张套管保护软组织，丝攻准备钉道，拧入椎弓根螺钉。透视见螺钉位置方向正确无误。同法置入左侧胸 12 椎弓根螺钉。再于双侧腰 1、2 椎弓根体表标记区纵行切开皮肤，同法置入双侧腰 1、2 椎弓根螺钉。测量连接棒长度，由双侧经皮穿过各螺钉基底部，安装顶丝，依次拧紧双侧腰 1 顶丝复位钳，行胸 12 至腰 2 椎体撑开，透视见腰 1 椎体高度恢复良好，脱位复位满意，遂锁紧各个顶丝。冲洗伤口，处理双侧腰 1/2 关节突植骨床，置入人工骨粒，逐层缝合伤口，无菌敷料包扎。再次透视可见腰 1、2 椎体骨折复位良好，内固定物位置满意，冲洗伤口，逐层缝合，无菌敷料包扎。

▶ 术中关键点

- 体位复位：更有利于骨折的复位。

- 螺钉的选择：尽量在拟撑开节段选择单平面钉，并且伤椎椎弓根螺钉要比上下椎体椎弓根短，以伤椎为支点杠杆作用，维持伤椎高度及稳定性，短钉有利于伤椎形态的恢复，减少椎间隙的塌陷，避免平行四边形效应和悬挂效应，降低钉棒应力负荷，避免断钉断棒。
- 撑开方式的选择：固定伤椎椎体，撑开上下位椎体间隙。
- 植骨的重要性：本病例腰1椎体下缘骨折且伴有腰1/2椎间盘损伤和腰2关节突骨折，考虑到椎间盘愈合能力差，为避免后期脊柱失稳及后凸畸形，故而行双侧腰1/2小关节突间植骨融合，以促进脊柱长期生物力学稳定性的恢复。

手术步骤：图4。

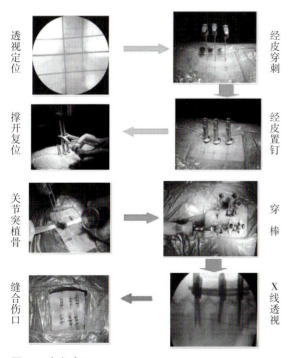

图4 手术步骤。

▶ **术后结果**

术后第2天：复查X线结果，骨折复位良好，内固定位置良好（图5）。

▶ **讨论与思考**

根据术前查体、影像学显示，可明确腰1椎体骨折脱位，腰2椎体上关节突骨折椎间失稳（TLICS评分7分）。因此，需要行骨折脱位复位内固定术。

我们的考虑是：腰椎骨折是常见外伤，严重腰椎骨折合并完全或不完全性脊髓损伤，均应尽早手术治疗，充分减压有利于神经功能的恢复、矫正畸形、消除疼痛，并重建脊柱稳定性与生理曲度。关于手术方式的选择，术式主要有如下两种选择：

- 腰椎后路内固定术：具有手术简单、安全及远期并发症较小等特点，是治疗腰椎骨折的主要手术方式，椎弓根钉内固定可以提供三维矫形复位和稳定度，能够恢复脊柱曲度，恢复骨折椎体高度，纠正后凸畸形，可有效提高后路内固定手术效果[1-2]。由于常规的开放椎弓根钉内固定术需要剥离椎旁肌，可能会造成脊神经后支损伤，进而引起椎旁肌神经源性病变，加剧患者疼痛。
- 后路经皮椎弓根螺钉固定术：无须沿棘突和椎板剥离椎旁肌肉，可有效保护棘间韧带的完整性，患者腰椎稳定性破坏小并可提高脊柱的稳定性，避免术后在肌肉间形成瘢痕，减

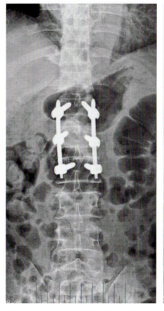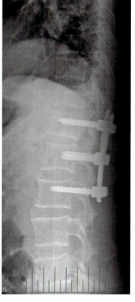

图5 术后骨折复位良好，内固定位置良好。

轻了术后疼痛[3-4]。椎弓根螺钉固定坚强稳定，由于手术时间短、周围组织血供损伤少，骨折愈合较快，患者可以早期下地，避免长期卧床并发症的发生，有益于患者康复。

综上所述，为了既达到骨折复位固定又不破坏脊柱稳定性，且减小手术创伤的目的，我们决定为患者实施后路微创经皮椎弓根螺钉固定术。

参考文献

[1] Reinhold M, Audige L, Schnake KJ, et al. AO spine injury classification system: a revision proposal for the thoracic and lumbar spine[J]. Eur Spine J, 2013, 22(10): 2184–2201.

[2] Urrutia J, Zamora T, Yurac R, et al. An independent interobserver reliability and intraobserver reproducibility evaluation of the new AO Spine Thoracolumbar Spine Injury Classification System[J]. Spine (Phila Pa 1976), 2015, 40(1): E54–58.

[3] Kepler CK, Vroome C, Goldfard M, et al. Variation in the management of thoracolumbar trauma and postoperative infection[J]. Journal of spinal disorders & techniques, 2015, 28(4): E212–218.

[4] Machino M, Yukawa Y, Ito K, et al. The complement of the load-sharing classification for the thoracolumbar injury classification system in managing thoracolumbar burst fractures[J]. J Orthop Sci, 2013, 18(1): 81–86.

病例二

后路经皮椎弓根螺钉固定治疗腰椎骨折

▶ 病例信息

基本信息：女性患者，62岁，农民。

主诉：摔伤致腰背部疼痛1天。

现病史：患者于1天前骑电动自行车时不慎摔伤致腰背部疼痛，随即被患者家属送往当地医院就诊，给予腰椎X线检查，结果示：腰1椎体压缩性骨折。现患者为求手术治疗，今来我院门诊就诊，门诊以"腰1椎体压缩性骨折"收入院。病后一般情况正常（精神可、食欲可、大小便正常）。

既往史：既往体健。

专科检查：颈、胸椎生理曲度存在，活动度正常，腰椎生理曲度变直；双上肢牵拉试验阴性，双上肢肌力、运动正常；腰1棘突及椎旁压痛阳性，VAS评分6分。骨盆挤压及分离试验阴性；双侧髋关节、膝关节、踝关节活动度正常，双下肢肌力正常；双侧直腿抬高试验及加强试验阴性。双上肢及前臂感觉未见改变，双手指感觉正常；双下肢及双足感觉正常对称无减退。双侧膝反射（++），双侧跟腱反射（++）。双侧巴宾斯基征阴性，双侧霍夫曼征阴性，双侧踝阵挛阴性，布鲁津斯基征及克尼格征阴性。TLICS评分4分，ODI 76%。

辅助检查：图1~图3。

诊断：腰1椎体压缩性骨折（AO A3型）。

▶ 诊疗思路

· 根据患者病史、查体、辅助检查，腰1

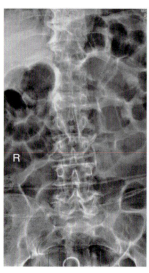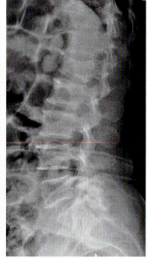

图1 腰椎X线片：腰1椎体压缩性骨折，骨质疏松。

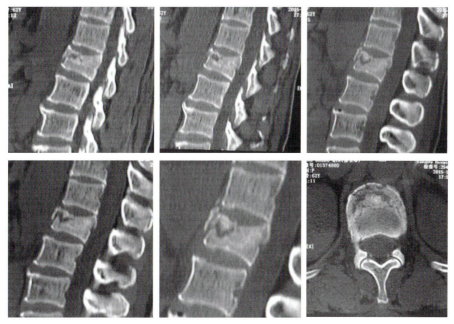

图 2 腰椎 CT 片：腰 1 椎体前柱压缩性骨折，骨质疏松。

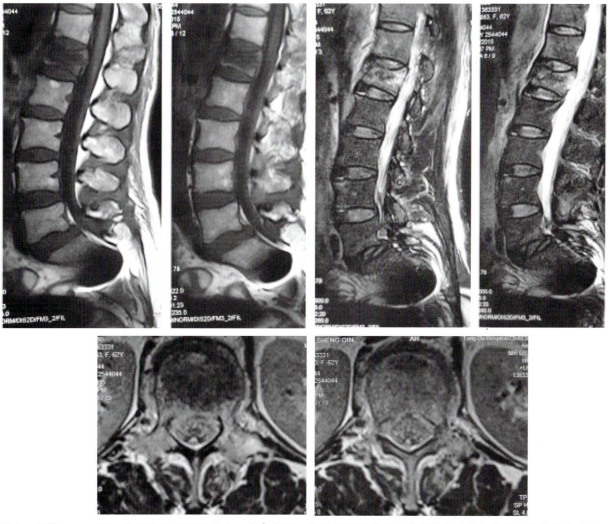

图 3 腰椎 MRI：腰 1 椎体信号水肿性改变，多考虑腰 1 椎体压缩性骨折，骨折椎体后方韧带呈水肿性信号改变，多考虑损伤性改变。

椎体压缩性骨折诊断明确。患者腰1椎体前柱压缩骨折明显,后缘可见一小骨折块,TLICS评分4分,既可手术治疗又可选择保守治疗,手术治疗患者可以早期下地活动,减少了长期卧床的痛苦,能够预防深静脉血栓、坠积性肺炎、压疮等长期卧床并发症,且能避免继发脊柱后凸畸形及神经功能损害。保守治疗就需要长期卧床,骨质疏松可能进一步加剧。因此综合考量,给予手术治疗。

· 考虑患者为农民,活动量大,腰1椎体骨折无双下肢神经症状,MRI提示无明确黄韧带肥厚及中央椎管狭窄指征,应选择创伤小、恢复快的手术方式,所以选择腰椎后路经皮椎弓根螺钉固定术。

▶ 手术方案

腰椎压缩性骨折后路经皮椎弓根螺钉骨折复位内固定术。

▶ 手术过程

术前于透视下体表定位,先取胸12/腰1左侧椎弓根体表标记处纵行切开长约5cm横行切口,逐层剥离,于椎旁肌间进入,确认腰椎人字嵴位置,拧入定位针。于腰2体表定位处横行切开长约2cm切口,确认腰椎人字嵴位置,拧入定位针,C型臂透视见定位针位置可,丝攻,拧入空心椎弓根螺钉,胸12、腰2分别为60mm×40mm、60mm×45mm;腰1为60mm×35mm。透视见椎弓根钉位置及深度良好。同样操作方法,行右侧经皮椎弓根螺钉内固定,于椎弓根钉尾端安装延长杆,体外测量所需连接棒长度,弯棒,直视下置入连接棒,确认并旋入顶丝,拧紧远端顶丝。体外安装撑开装置,分别撑开胸12/腰1间隙,并拧紧顶丝透视见内固定位置良好。术毕。

▶ 术中关键点

· 选择合适的进针点:对于经皮椎弓根螺钉,我们可以选择横突中部基底部交接部作为进针点。为了减少透视,可以用穿刺针沿着横突往内侧探到横突基底部作为进针点,这个部位有个上关节突的天然斜坡,比较易于找到。从这个进针点进入也可以避免损伤近端小关节。

· 穿刺针进入:在确定进针点以后,就可以把穿刺针轻轻敲击入椎弓根内,如果遇到阻力应该及时停下透视确认。椎弓根的长度一般为2.0~2.5cm,因此如果穿刺针在进入2.0~2.5cm以后在椎弓根安全透视范围内,一般可以确认穿刺径路在椎弓根内,是安全的。基于这一原则,在正位的透视下即可以完成椎弓根的穿刺,然后再透视侧位确认,而无须反复透视侧位片。

▶ 术中注意事项

导针有钝头和尖头的区别,手术医生应该根据情况选择合适的导针。笔者个人选用的是钝头导针,主要考虑选择钝头导针可以避免尖锐的针头穿破椎体前壁,减少导针拔出的风险。在攻丝、取出丝攻、螺钉植入的过程中,丝攻等器械应该与导针同轴,否则导针可能随着器械进出而突破椎体前壁或拔出。为了避免这种情况发生,可以术者操作,助手用血管钳把持导针,确保操作时导针不会发生转动、进出,一旦出现导针活动,应该立刻调整操作器械的方向。

▶ 术后结果

术后第2天(图4):腰痛较术前有所减轻,伤口疼痛。双侧直腿抬高试验及加强试验阴性,余基本同术前。腰背部疼痛VAS评分4分。

▶ 随访资料(图5~图6)

术后3个月:

患者诉腰背部疼痛较术前及术后明显减轻,行走及日常活动无受限。腰痛VAS评分0分。

▶ 讨论与思考

根据术前查体、影像学表现,可明确腰1

椎体压缩性骨折，考虑患者各方面因素及要求，需要行骨折复位内固定术。腰 1 椎体骨折是疼痛的主要原因，所以术中需要对腰 1 椎体骨折复位固定，才能取得良好的效果。关于手术方式选择，主要有以下两种方式。

· 后路开放椎弓根螺钉骨折复位内固定术：该术式长期随访易残留腰背部僵硬无力、疼痛等症状。研究发现这些远期并发症，可能与开放手术需要术中广泛剥离多裂肌止点及长时间牵拉挤压等造成术后肌纤维瘢痕化、肌肉功能下降、肌纤维水肿及失神经改变有关[1-4]。

· 后路经皮椎弓根螺钉骨折复位内固定术。适应证：①纯脊柱前柱压缩性骨折（椎体压缩 40%~60%）；②脊柱爆裂性骨折伴有不稳者（术前 CT 平扫证实骨折未累及椎体后缘或累及椎体后缘但椎管占位 < 30%，MRI 示后纵韧带完整、椎管内骨折块翻转不超过 90°，无须行椎管减压或探查者）；③脊柱骨折可进行保守治疗但患者手术意愿强烈、不愿接受长期卧床或佩戴支具者，有身体其他器官基础疾病不宜接受保守治疗的患者[5]。优点：手术时间短、出血量少、创伤小、术后功能恢复快[5-6]。

我们的考虑是：患者腰椎骨折无明显下肢神经根症状，若一味追求骨折复位而更多地破坏椎旁软组织，得不偿失[7-8]。经皮螺钉技术已有上千例经验，具备将骨折复位且保留椎旁软组织完整结构；患者主观诉求微创手术，不愿进行开放融合手术。综上所述，为了既达到骨折复位又不破坏脊柱稳定性，且减小手术创伤的目的，我们决定为患者实施经皮椎弓根螺钉骨折复位内固定术。

术后随访，患者术后疼痛明显缓解，且椎体高度、后凸 Cobb 角、矢状位指数较术前明显改善。与传统开放手术相比，显示出卓越的效

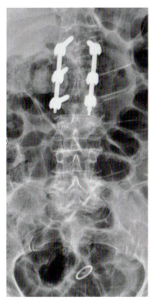
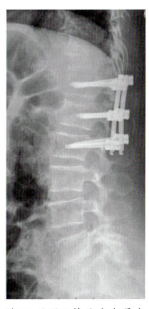

图 4 术后第 2 天 X 线片：胸 12 至腰 2 椎体内金属内固定位置良好，骨折复位良好。

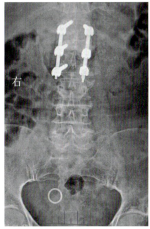
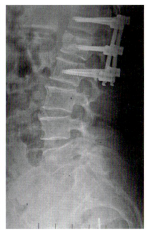

图 5 腰椎 X 线片：胸 12 至腰 2 椎体内金属内固定位置良好，骨折复位良好，骨质疏松。

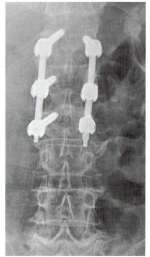
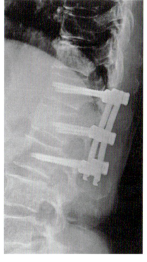

图 6 术后 18 个月 X 线片：胸 12 至腰 2 椎体金属内固定位置良好，骨折愈合良好，椎体高度未丢失，骨质疏松。

果，达到了与过去开放手术相同的影像学矫形效果。因此微创经皮椎弓根螺钉内固定技术治疗部分单纯腰椎骨折，不但手术操作简单、安全可靠，且具有创伤小、出血少、恢复快、住院日短、疼痛轻、术后并发症少等优点。

参考文献

[1] Phan K, Rao PJ, Mobbs RJ. Percutaneous versus open pedicle screw fixation for treatment of thoracolumbar fractures: Systematic review and meta–analysis of comparative studies[J]. CLIN NEUROL NEUROSUR, 2015, 135: 85–92.

[2] McAnany SJ, Overley SC, Kim JS, et al. Open versus Minimally Invasive Fixation Techniques for Thoracolumbar Trauma: A Meta-Analysis[J]. Global Spine Journal, 2016, 6(2): 186–194.

[3] Sun X, Zhang X, Hai Y. Percutaneous versus traditional and paraspinal posterior open approaches for treatment of thoracolumbar fractures without neurologic deficit: a meta–analysis[J]. EUR SPINE J, 2017, 26(5): 1418–1431.

[4] Court C, Vincent C. Percutaneous fixation of thoracolumbar fractures: Current concepts[J]. Orthopaedics& Traumatology: Surgery & Research, 2012, 98(8): 900–909.

[5] 罗文正, 陈诚, 唐廷波. 经皮椎弓根系统复位固定治疗无神经症状胸腰椎骨折[J]. 微创医学, 2013(2): 180–181.

[6] 魏世坤, 赵红卫. 经皮椎弓根螺钉内固定术临床应用进展[J]. 重庆医学, 2012(32): 3440–3442.

[7] 王洪伟, 李长青, 周跃, 等. 附加伤椎固定的微创经皮椎弓根螺钉(Sextant)治疗胸腰椎骨折[J]. 中华创伤骨科杂志, 2010, 12(2): 126–130.

[8] 李长青, 张伟, 常献, 等. 小切口减压结合经皮椎弓根螺钉内固定治疗伴神经功能损害的胸腰椎骨折[J]. 中国脊柱脊髓杂志, 2014, 24(5): 395–399.

病例三

后路经皮椎弓根螺钉固定治疗腰椎骨折

▶ 病例信息

基本信息：男性患者，56岁，农民。

主诉：摔伤致腰背部疼痛1天入院。

现病史：患者于1天前在家干活时不慎从高约2m的土坡上摔下，顿感腰背部疼痛，腰部VSA评分7分，被家属送往当地医院就诊，行腰椎X线及CT检查，结果示：腰1椎体压缩性骨折。为求手术治疗，今来我院就诊，门诊以"腰椎压缩性骨折"收入院。病后一般情况正常（精神可、食欲可、大小便正常）。

既往史：无异常。

专科检查：腰椎生理曲度变直，腰1、2棘突及椎旁压痛阳性。骨盆挤压及分离试验阴性，双侧髋关节、膝关节、踝关节活动度正常，双侧髂腰肌、股四头肌、胫前肌、胫后肌、长伸肌、趾长伸肌腱肌力正常，双侧直腿抬高及加强试验阴性。双下肢及双足感觉正常对称无减退。双侧肱二头肌、三头肌腱反射（++），双侧膝反射（++），双侧跟腱反射（++）。双侧巴宾斯基征阴性，双侧霍夫曼征阴性，双侧踝阵挛阴性，布鲁津斯基征及克尼格征阴性。

辅助检查：图1~图3。

诊断：腰1椎体爆裂性骨折（AO分型 A4型 TLISS评分4分）。

▶ 诊疗思路

· 根据患者病史、术前体检、辅助检查，腰1椎体爆裂性骨折诊断明确。椎弓根螺钉内固定系统能有效完成脊柱的三柱固定，重建脊柱的力学稳定，是临床治疗脊柱相关疾病最常用的内固定方式。面临的问题是选择开放手术还是微创手术？

· 有文献报道MR确定伴有前纵韧带、后纵韧带及椎间盘损伤的全瘫或不全瘫患者应行传统开放手术减压，该患者腰椎CT片及MRI

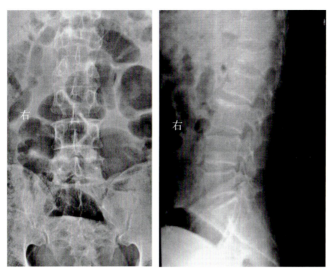

图1 X线片：腰1椎体楔形变，考虑压缩性骨折，腰椎骨质增生。

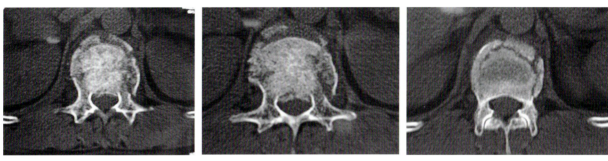

图2 CT片：腰1椎体爆裂性骨折，可见骨折块突入椎管，相应水平椎管狭窄，腰椎骨质增生。

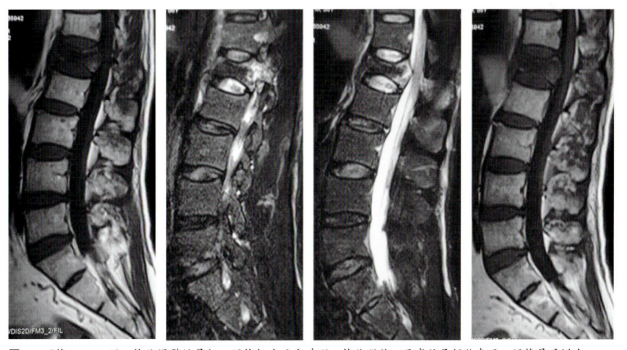

图3 腰椎MRI：腰1椎体爆裂性骨折，腰椎轻度后突畸形，椎体附件可见高信号损伤表现，腰椎骨质增生。

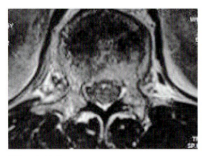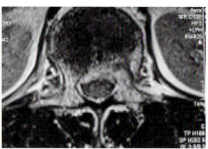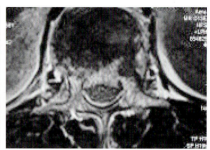

图 3（续）

见椎体骨折向椎管内突入，同水平脊髓受压，但后纵韧带完整性无破坏且无明显下肢神经症状。微创经皮椎弓根螺钉后路撑开复位可以使椎体高度得以恢复，后纵韧带绷直可以使骨折后凸部分还纳。微创手术可以保护软组织和韧带，保留关节囊和选择性固定融合受伤或病变节段，减少了医源性损伤造成的脊柱不稳和创伤，有利于患者的恢复。结合该患者情况，选择微创后路经皮椎弓根螺钉骨折复位内固定术。

▶ 手术方案

腰 1 椎体骨折后路经皮椎弓根螺钉骨折复位内固定术。

▶ 手术过程（术中视频 1；图 4）

全麻成功后，患者俯卧位。于透视下体表定位，常规消毒、铺巾。先取胸 12、腰 1、腰 2 左侧椎弓根体表标记处纵行切开长约 5cm 横行切口，逐层剥离，于椎旁肌间进入，确认腰椎人字嵴位置拧入定位针，C 型臂透视见定位针位置可，丝攻，拧入空心椎弓根螺钉，胸 12、腰 1、腰 2 分别为 6.0mm×45mm、6.0mm×35mm、6.0mm×45mm，透视见椎弓根钉位置及深度良好。同样操作方法，行右侧经皮椎弓根螺钉内固定，于椎弓根钉尾端安装延长杆，体外测量所需连接棒长度，弯棒，直视下置入连接棒，确认并旋入顶丝，拧紧远端顶丝。固定腰 1、2 椎体顶丝，体外安装撑开装置，撑开胸 12/腰 1 间隙，并拧紧顶丝。透视见内固定位置良好。彻底冲洗，关闭伤口。

▶ 术中关键点

·螺钉的选择，主要包括长短，固定还是万向。我们的经验是：伤椎固定螺钉尽量选择稍短、固定或者单向顶，可以起到杠杆作用，有利于间隙撑开和骨折复位。

·撑开间隙的选择，尽量选择固定下节段，向头端撑开复位。

▶ 注意事项

后路撑开复位虽然可以使椎体高度得以恢复，但椎体内的骨小梁结构在短时间内却难以重建，伤椎内遗留较大的缺损，呈蛋壳样改变，当脊柱承受较大的生理应力时，前中柱无法实现有效支撑，弯曲力矩作用在椎弓根螺钉上，常导致晚期骨质切割，椎体高度丢失，最终发生椎弓根钉折断失效。因此术后短时间内应避免重体力劳动及久坐。

▶ 术后结果（图 5）

▶ 随访资料（图 6~图 7）

▶ 讨论与思考

根据术前查体、影像学显示，可明确腰 1 椎体爆裂性骨折。因此，需要行骨折复位内固定术，关于手术方式主要有如下两种选择：

·后路开放椎板减压、骨折复位、植骨融合内固定术，可在直视下达到充分减压，从而达到骨折复位。

·后路经皮椎弓根螺钉骨折复位内固定术，达到理想的充分复位效果。

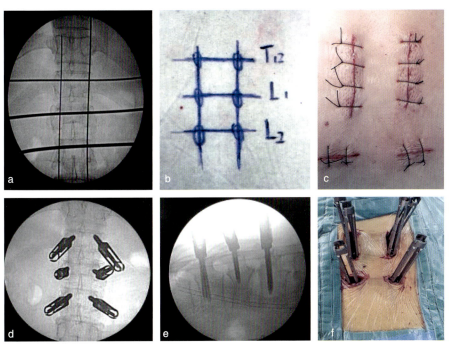

图4　a.示术中透视椎弓根位置；b.示体表椎弓根位置；c.示术后伤口；d~e.术中透视椎弓根螺钉位置；f.椎弓根螺钉置入情况。

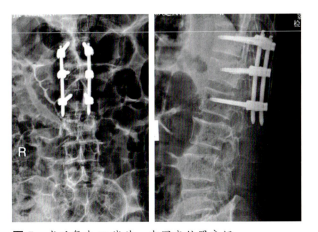

图5　术后复查X线片：内固定位置良好。

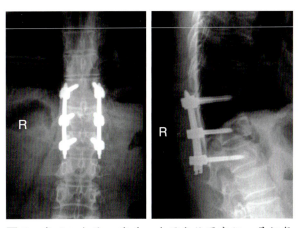

图6　术后1个月X线片：内固定位置良好，骨折复位良好。

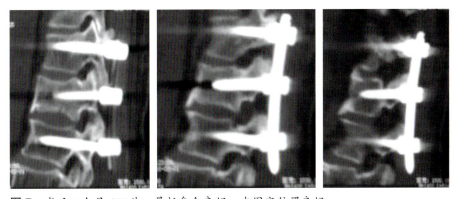

图7　术后6个月CT片：骨折愈合良好，内固定位置良好。

我们的考虑是：胸腰椎（T11~L2）是脊柱活动的转换区域，是由相对固定的胸椎向活动度较大的腰椎过渡，是脊髓损伤的好发部位，约50%椎体骨折和40%脊髓损伤发生于此[1]。

开放式手术需对椎旁肌进行广泛剥离和长时间牵拉，易导致局部肌肉坏死、萎缩和瘢痕纤维化，从而造成远期腰背部慢性疼痛、僵硬等不适。若仅行后路内固定术则应该考虑长节段内固定术，后路开放式手术的优点是可进行椎板切除和椎管减压，但是对于无神经症状的患者，一般无须行后入路减压术。

微创经皮椎弓根螺钉内固定术不仅可以提供即刻脊柱稳定性，恢复脊柱序列以纠正畸形，术后可早期离床活动，显著减少保守治疗导致的坠积性肺炎、褥疮、深静脉血栓形成等并发症，而且可以显著减少医源性损伤，微创经皮手术患者手术切口长度、术中出血量和住院时间均优于开放式手术，且无须引流。

目前，减压术对胸腰椎骨折致神经功能障碍的作用尚存争议。长期随访研究显示，残留椎管狭窄或矢状位畸形与神经功能恢复并无关联性，单纯椎板切除术对减轻脊髓腹侧压力无效，还可能加重脊柱失稳[2]。因此，无明显神经压迫、无神经症状的胸腰椎骨折患者宜选择微创经皮椎弓根螺钉内固定术。

参考文献

[1] Court C, Vincent C. Percutaneous fixation of thoracolumbar fractures: current concepts[J]. Orthop Traumatol Surg Res, 2012, 98(8): 900–909.

[2] Scaramuzzo L, Tamburrelli FC, Piervincenzi E, et al. Percutaneous pedicle screw fixation in polytrauma patients [J]. Eur Spine J, 2013, 22(Suppl 6): S933–S938.

病例四

经皮椎弓根螺钉治疗腰椎爆裂性骨折

▶ **病例信息**

基本信息：男性患者，35岁，农民。

主诉：高处坠落致腰痛24h。

现病史：患者于24h前干活时不慎从2m高处坠落，当时即感腰背剧烈疼痛，活动受限，双下肢感觉运动良好。于当地医院就诊，行X线检查提示：腰2椎体爆裂性骨折。患者及家属为求进一步治疗，遂来我院就诊。

既往史：无异常。

专科检查：脊柱生理曲度存在，颈胸段无压痛、叩击痛；腰2椎体及椎旁压痛明显，无双下肢放射痛；四肢皮肤感觉、运动及肌力未见明显异常；双侧膝反射、踝反射（++）；四肢病理征未引出。

评估：腰痛VAS评分8分。

辅助检查：图1~图3。

诊断：腰2椎体爆裂性骨折。

▶ **诊疗思路**

根据患者病史、术前体检、辅助检查，腰2椎体爆裂性骨折诊断明确，无神经损伤表现。患者腰2椎体爆裂骨折，后方韧带复合体有损伤，腰椎后凸畸形，双下肢感觉运动良好。结合TLICS评分，拟行手术治疗。

▶ **手术方案**

腰椎后路经皮椎弓根螺钉复位、内固定术。

▶ **手术过程**（图4）

全麻，俯卧位。G型臂透视行T12~L4双侧椎弓根体表投影，常规消毒。于体表投影分别纵行切开1cm长切口，透视下将穿刺针置入T12~L4双侧椎弓根，确定位置无误后，沿穿刺

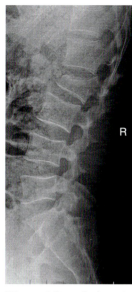
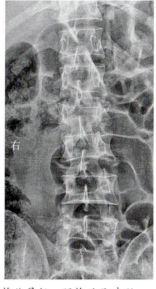

图1 腰椎X线片：腰2椎体骨折，腰椎后凸畸形。

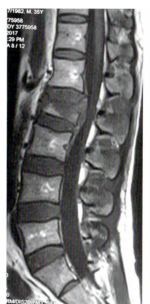
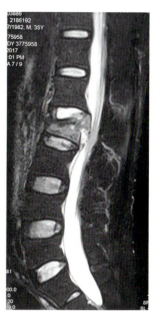

图2 腰椎MRI：腰2椎体骨折，后方韧带挫伤。腰1/2椎间盘损伤。

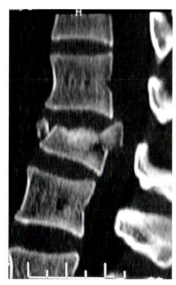
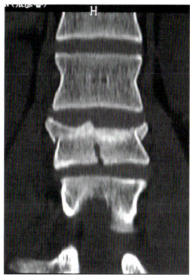
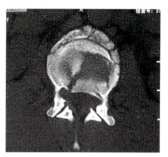
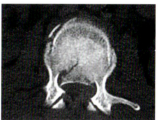

图3 腰椎CT片：腰2椎体爆裂性骨折，腰2椎体后上缘突入椎管内。

针置入导针，再次透视确定位置无误，沿导针置入椎弓根螺钉（T12：6.0mm×35mm多轴，L1：6.0mm×40mm单轴，L2：6.0mm×35mm多轴，L3：6.5mm×40mm多轴，L4：6.5mm×45mm多轴），安装连接棒，将L1/2椎体撑开复位，旋紧顶丝。透视见腰2椎体复位满意（图4）。生理盐水冲洗后，逐层缝合。

▶ **术后结果**（图5～图6）

术后第2天：腰痛VAS评分4分。

▶ **随访资料**

术后1个月：
- 内固定位置良好（图7）。
- 腰痛VAS评分2分。

▶ **讨论与思考**

患者腰2椎体爆裂骨折诊断明确，影像学显示，腰2椎体爆裂性骨折，后方韧带复合体损伤，无神经损伤，TLICS评分5分，具有手术指征。CT片显示椎体粉碎程度约为50%，骨

折移位 >2mm，面积 >50%，后凸角度 7° 左右，载荷分享评分 7 分，需前路手术或后路长节段固定。

近年来后路椎弓根螺钉内固定术成为急性不稳定胸腰椎骨折治疗的首选方法[1-2]。结合伤椎椎弓根螺钉内固定的三椎体六钉内固定术开始应用于临床，具有良好的生物力学稳定性及临床效果：①伤椎拧入螺钉在进行复位固定时可起到向前的推顶作用而提供良好的三点固定，降低内固定系统悬挂效应，从而减少后凸形成；②降低平行四边形效应，增强稳定性；③避免对正常椎间盘的牵张，有利于伤椎形态恢复；④分散钉棒连接的应力、轴向承载能力、抗屈能力，抗扭转能力增加，伤椎固定后可增加其轴向负荷、屈伸和扭曲的稳定性；⑤术后椎体高度和后凸矫正丢失少，并发症少，内固定失败率显著降低[3]。

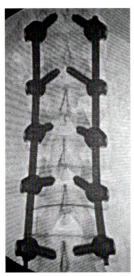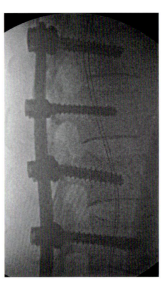

图 4 术中透视见腰 2 椎体复位满意。

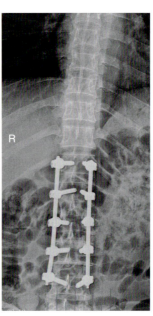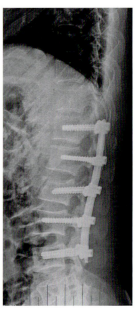

图 5 腰椎正侧位 X 线片：内固定位置良好。

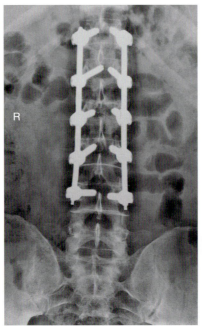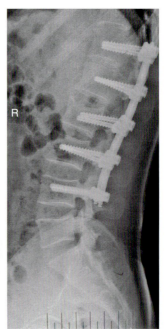

图 6 术后透视结果。

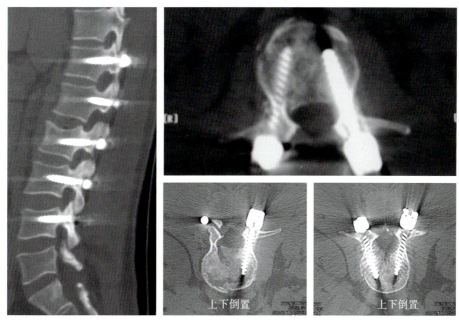

图7　腰椎CT片：内固定位置良好，骨折复位满意。

参考文献

[1] Kim D Y, Lee S H, Chung S K, et al. Comparison of multifidus muscle atrophy and trunk extension muscle strength: percutaneous versus open pedicle screw fixation [J]. Spine, 2005, 30(1): 123.

[2] Stevens K J, Spenciner D B, Griffiths K L, et al. Comparison of minimally invasive and conventional open posterolateral lumbar fusion using magnetic resonance imaging and retraction pressure studies[J]. Journal of Spinal Disorders & Techniques, 2006, 19(2): 77.

[3] Wild M H, Glees M, Plieschnegger C, et al. Five-year follow-up examination after purely minimally invasive posterior stabilization of thoracolumbar fractures: a comparison of minimally invasive percutaneously and conventionally open treated patients[J]. Archives of Orthopaedic& Trauma Surgery, 2007, 127(5): 335-343.

二、皮质骨轨迹（CBT）螺钉技术

病例五

CBT技术应用于高髂棘的L5/S1融合

▶ **病例信息**

基本信息：男性患者，62岁，农民。

主诉：腰痛10年，加重伴右下肢放射痛2年。

现病史：患者10年前无明显诱因感腰部间断性疼痛，劳累后腰痛有所加重，无双下肢放射痛，卧床休息后症状缓解。近2年来感腰痛加重并伴向右臀部及小腿后方放射痛，疼痛呈间断性胀痛。行走300~500m即可诱发跛行及行走不稳，保守治疗后症状未缓解，且进一步加重，步行时为甚，休息后可轻度缓解。

既往史：无异常。

专科检查：步入病房，跛行步态。腰椎活动略受限。腰5、骶1棘突压痛、叩击痛阳性；腰5/骶1右侧椎旁叩击痛、并向右臀部及小腿后方放射。双侧梨状肌区压痛阴性。双侧股神经牵拉试验阴性。右侧直腿抬高试验阳性（40°），加强试验阳性。右下肢放射痛 VAS 评分 7 分，腰痛 VAS 评分 5 分；腰椎 JOA 评分 6 分。

辅助检查：图 1~图 3。

诊断：腰椎间盘突出伴腰椎管狭窄症（L5/S1）。

▶ **诊疗思路**

根据患者病史、术前体检、辅助检查，诊断明确。患者经保守治疗效果不佳，考虑手术治疗，手术主要以神经减压患者神经症状为主，影像学提示腰 5/骶 1 椎间盘偏右侧突出，伴钙化、骨赘形成，存在广泛的减压加重患者长期腰痛情况的可能，故考虑广泛减压同时合并融合治疗。

▶ **手术方案**

腰椎后路切开椎管减压、髓核摘除、神经探查松解及椎间植骨融合 CBT 螺钉内固定术。

▶ **手术过程**

全麻成功后，患者俯卧位。于腰 5/骶 1 后正中作一纵行切口，长约 8cm。逐层切开，分离两侧椎旁肌，G 型臂定位下行腰 5、骶 1 双侧皮质骨螺钉椎板进针点，分别拧入 4 枚皮质骨螺钉（图 4）。截除右侧腰 5 下关节突、骶 1 上关节突关节，充分松解减压骶 1 右侧神经根。处理腰 5/骶 1 椎间隙，植入自体骨粒，椎间融合器置入腰 5/骶 1 椎间隙。置入连接棒螺帽拧紧。术毕。

▶ **术后结果**（图 5）

术后 1 周：右下肢放射痛 VAS 评分 1 分，腰痛 VAS 评分 2 分。

▶ **随访资料**

术后 1 个月：

·内固定位置良好。

·左下肢放射痛 VAS 评分 0 分，腰痛 VAS 评分 1 分。

·腰椎 JOA 评分 22 分，治疗改善率 87.3%。

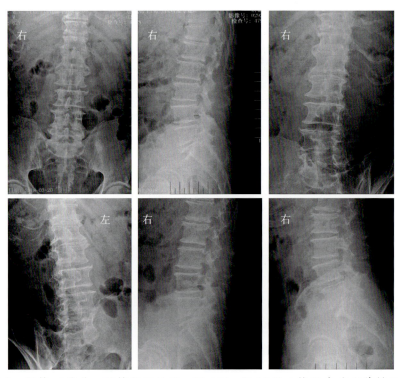

图 1　腰椎 X 线片：腰椎退行性变，腰 4/5、腰 5/骶 1 椎间盘病变待排除，腰 5/骶 1 椎间变窄。可注意到患者髂棘较高。

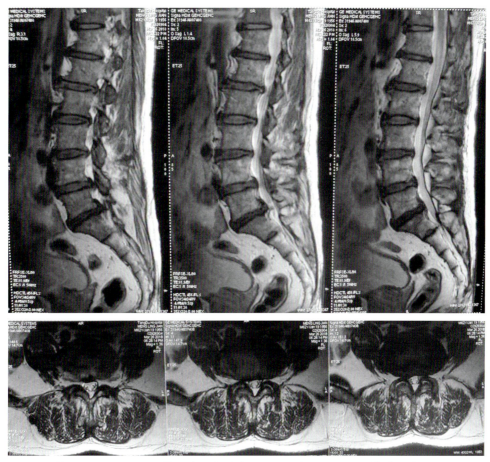

图 2　腰椎 MRI：腰 5/ 骶 1 椎间盘突出（中央偏右型），继发性腰椎管狭窄。

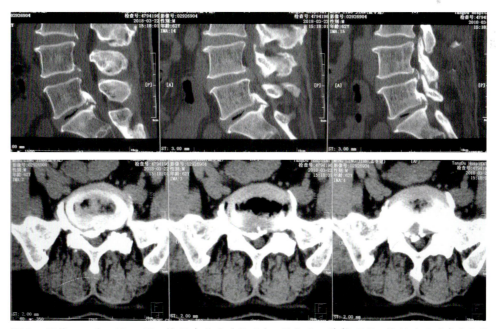

图 3　腰椎 CT 片：腰 5/ 骶 1 椎间盘突出（偏右），伴钙化、骨赘形成；椎间隙呈"真空征"改变。

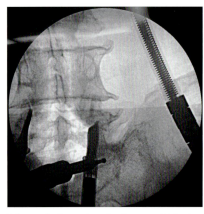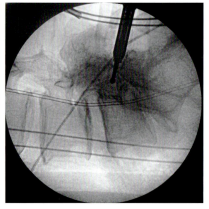

图4 术中照片：由于 CBT 螺钉由内向外的置钉角度，不会因患者的高髂棘受到阻挡影响近钉的方向。术中透视确认磨钻的方向及位置理想。

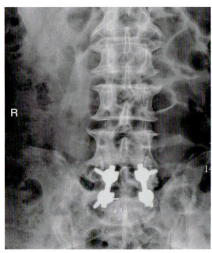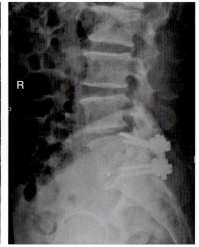

图5 腰椎正侧位 X 线片：内固定位置良好。

▶ 讨论与思考

考虑到患者既往有多年腰痛病史，又因新发间盘突出引起下肢疼痛症状；腰 5/骶 1 退变明显，选择减压后椎间融合手术治疗。既往通常使用 MI-TLIF 微创手术进行治疗，但是对于高髂棘的患者，常常因为后方髂棘的阻挡致 S1 的椎弓根螺钉很难获得良好的内倾角度，进而减少了螺钉的把持力。CBT 螺钉由于其独特的置顶角度，由内向外的方向不会受到髂棘的阻挡，可称为高髂棘患者内固定的选择。另外，CBT 的进针点更靠内不需要向外侧进行过多的剥离显露，针对 CBT 螺钉的通道技术也能在一定程度上实现后路中线的微创操作。

CBT 螺钉固定技术于 2009 年由 Santoni 等提出，它是一种由内向外倾斜的置钉技术，该技术通过 4 个和皮质骨的接触面（进针点背侧皮质骨、椎弓根后部的内侧壁、椎弓根前部的外侧壁及椎体前侧壁），以使螺钉最大化接触皮质骨，从而增加螺钉的把持力和稳定性[1]。CBT 螺钉技术应作为传统椎弓根螺钉技术的有效补充，在骨质疏松症、邻椎病翻修、肥胖、需要双侧减压、椎体病变或感染的患者中的应用取得了令人满意的疗效[2]。其中，由扩张器辅助下的 PLIF 结合 CBT 内固定衍生出 MIDLF 技术，已成为微创脊柱外科椎间融合的经典术式之一[3]。

其适应证主要有以下几方面：①骨质疏松症患者。钉道抗拔出力更强、稳定性更好。②邻椎病、需翻修患者。不需要取出原有内固定，有效降低手术难度及创伤，减少手术暴露范围，同时提供更多植骨空间。③肥胖及腰背肌发达的患者。减少暴露困难，降低手术创伤。④需要双侧减压的患者。MI-TLIF等微创术式较难达到的减压力度，MIDLF具有较大优势。⑤椎体病变或感染患者。无须后路椎管减压，可采用经皮置入CBT螺钉（PCBT技术），充分发挥其微创、对病变组织无干扰、更加稳定的优势[4-6]。

CBT螺钉应用目前也存在一定的问题：①学习曲线问题，CBT技术的进钉点及钉道轨迹与传统置钉方法大不相同，脊柱外科医生需要熟悉椎弓根的解剖结构以及精准的置钉技术。②CBT技术不能依赖术者手感置钉，因此会增加术中X线暴露次数及手术时间。③CBT传统骨皮质置钉，如螺钉直径过大或位置不良需要调整时，易导致椎弓根骨折风险。④CBT技术螺钉进钉点偏内下，如头倾不够易损伤下位神经根。同时如螺钉穿透椎弓根外侧壁及椎体前壁过多易损伤上位神经根。⑤CBT螺钉穿透上终板（尤其在S1节段），可能会影响椎间融合器的植入位置从而降低融合效果。⑥CBT仅固定脊椎中、后柱，相比传统椎弓根螺钉CBT置钉更短（力臂较短），理论上CBT固定系统对脊柱前、中柱的支撑能力较弱，因此需慎用于脊柱骨折、中重度矫形手术等。

参考文献

[1] Ponnusamy KE, Iyer S, Gupta G, et al. Instrumentation of the osteoporotic spine: biomechanical and clinical considerations[J]. Spine J, 2011, 11(1): 54–63.

[2] Matsukawa K, Yato Y, Nemoto O, et al. Morphometric measurement of cortical bone trajectory for lumbar pedicle screw insertion using computed tomography[J]. J Spinal Disord Tech, 2013, 26(6): E248–E253.

[3] Sterba W, Kim D G, Fyhrie D P, et al. Biomechanical analysis of differing pedicle screw insertion angles[J]. Clin Biomech (Bristol, Avon), 2007, 22(4): 385–391.

[4] Santoni B G, Hynes R A, Mcgilvray K C, et al. Cortical bone trajectory for lumbar pedicle screws[J]. Spine J, 2009, 9(5): 366–373.

[5] Mizuno M, Kuraishi K, Umeda Y, et al. Midline lumbar fusion with cortical bone trajectory screw[J]. Neurol Med Chir, 2014, 54(9): 716–721.

[6] 杨洋, 王洋, 叶晓健. 椎弓根皮质骨轨迹螺钉固定技术的研究进展[J]. 中国脊柱脊髓杂志, 2015, 7: 659–662.

病例六

MIDLF 治疗腰椎间盘突出症

▶ 病例信息

基本信息：女性患者，64岁，农民。

主诉：腰痛伴左下肢疼痛4年，加重2个月。

现病史：患者4年前无明显诱因出现腰背部疼痛伴臀部和左下肢疼痛，可耐受，在当地行理疗、镇痛等对症治疗，疼痛有所缓解，未行进一步检查及治疗。2个月前患者自觉上述症状加重，继续给予针灸、按摩、理疗及输液等保守治疗，效果欠佳。

既往史："高血压"病史5年，自服降压药控制良好。

专科检查：步入病房。脊柱生理弯曲存在、无畸形；腰3/4棘突压痛、叩击痛阳性。双侧梨状肌区压痛阴性。双侧股神经牵拉试验阴性。左下肢直腿抬高试验阳性（40°），加强试验阳性；右下肢阴性。左小腿内侧皮肤感觉减退；双下肢肌力未见明显异常。反射、病理征阴性。腰痛VAS评分5分，左下肢VAS评分6分；腰椎ODI 42%。

辅助检查：图1~图3。

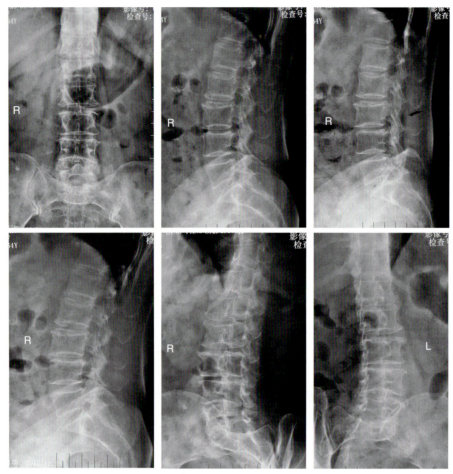

图1　腰椎X线片：腰椎退行性变，腰3/4椎间隙变窄，椎间盘病变待排除；腰椎无失稳表现。

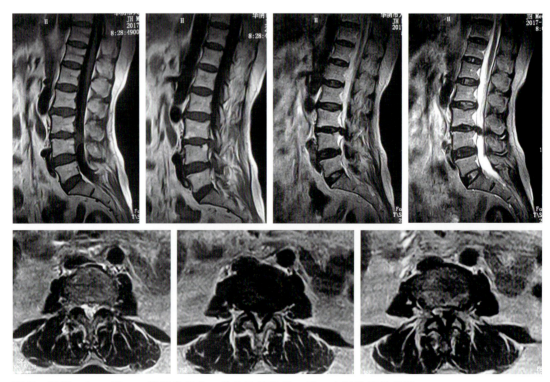

图2　腰椎MRI：腰3/4椎间盘突出，并向远端游离；腰4左侧神经根受压。

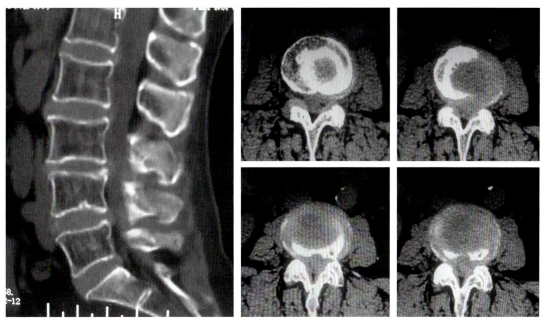

图3 腰椎CT片：腰3/4椎间盘突出，髓核游离，继发椎管狭窄。

诊断：

（1）腰椎间盘突出症（L3/4，MSU L2AB）

（2）骨质疏松症（T=-3.1）。

▶ 诊疗思路

根据患者病史、术前查体、辅助检查，腰3/4椎间盘突出症诊断明确。治疗目的为腰3/4平面的椎管减压，即腰4神经根的松解。根据北美脊柱神经外科协会关于融合标准的指南，患者为慢性腰痛、椎间盘退变及体力劳动者，因此选择腰3/4椎间盘突出髓核摘除、神经探查松解、椎间植骨融合术。因患者术前骨密度提示骨质疏松症，因此选择螺钉把持力更强的皮质骨轨迹螺钉（CBT），避免传统的椎弓根螺钉在骨质疏松症患者中螺钉松动的可能。

▶ 手术方案

腰椎后路中线切开椎间融合内固定术（MIDLF）。

▶ 手术过程

全麻成功后，患者俯卧位。于腰3/4棘突间隙为中点做一纵行切口，长约5cm。用专科窥器做棘突与多裂肌之间的分离，叶片撑开器将多裂肌向两侧分开，暴露椎板外缘。安装光源，暴露腰3、腰4椎板峡部下缘1mm及内侧2mm处为进针点，内倾10°、尾倾25°为方向磨钻开路攻处针道，留置定位针，透视无误后置入皮质骨轨迹螺钉（CBT）（图4）。后截除腰3椎体左侧下关节突，并咬除腰4椎体左侧部分上关节突，黄韧带与硬膜见潜行分离，咬除增厚的腰3/4黄韧带；分离并牵开神经根，见腰3/4椎间盘突出并游离于腰4椎体后上缘。摘除髓核充分松解腰4左侧神经根。选择左侧处理腰3/4椎间隙，植入自体骨粒，椎间融合器置入腰3/4椎间隙。后安装连接棒，探查神经根活动良好。术毕。

▶ 术后结果（图5）

术后第3天：佩戴腰围下地活动；左下肢放散痛消失，直腿抬高试验阴性。

▶ 随访资料

术后1个月：

· CBT位置及融合器良好（图6）。

· 左下肢放射痛VAS评分1分；腰痛VAS

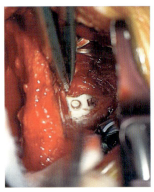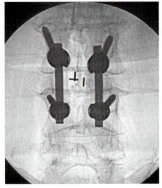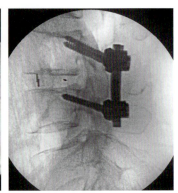

图4 术中透视确认 CBT 及椎间融合器位置。

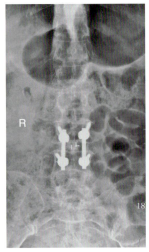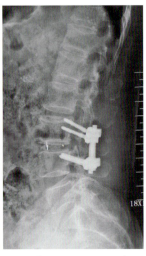

图5 腰椎正侧位 X 线片：皮质骨轨迹螺钉及融合器位置良好。

术后 6 个月：

· CBT 位置及融合器良好（图 7）。

· 左下肢放射痛 VAS 评分 0 分，腰痛 VAS 评分 1 分。

· 腰椎 ODI 18%。

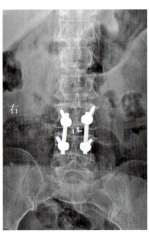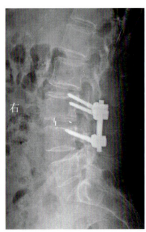

图7 术后 6 个月：CBT 及椎间融合器位置良好。

▶ 讨论与思考

影像学显示，腰 3/4 椎间盘突出并向远端游离，压迫左侧腰 4 神经根，至左下肢出现至小腿内侧的疼痛麻木感。因此，需将腰 3/4 椎间突出游离的髓核摘除缓解左下肢的疼痛麻木。关于手术方式主要有如下两种选择：①侧路椎间孔镜可行腰 3/4 左侧椎间孔的扩大成形术，将向后突出的髓核摘除，行腰 4 神经根探查松解。②后路微创通道下神经探查减压融合内固定术，可将腰 3/4 突出游离的髓核摘除，从而将腰 4 左侧神经根进行解剖显露探查，达到理

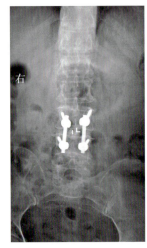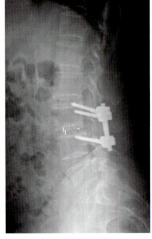

图6 术后 1 个月：CBT 及融合器位置良好。

评分 1 分。

· 腰椎 ODI 24%。

想充分的减压效果；椎间融合固定可有效地恢复椎间高度，明显缓解患者腰背部疼痛。

结合患者的病情，老年女性，农民，长期的慢性腰背部疼痛，且合并有腰椎退变，腰椎椎间隙高度丢失，为了达到神经根彻底减压又重建脊柱稳定性，且减小手术创伤的目的，我们决定为患者实施微创固定融合的手术。患者高龄、骨质疏松，传统椎弓根螺钉存在后期螺钉失败松动可能；且皮质骨轨迹螺钉较传统椎弓根螺钉具有较强的把持力，更加适合于骨质疏松症患者。故对此患者诊疗方案我们采用腰椎后路中线腰椎椎间融合术（MIDLF）。

MIDLF 是一种在传统经典的腰椎后路切开椎间融合术基础上改良的腰椎后路的微创椎间融合（PLIF）技术[1]，其核心技术是 CBT 技术[2]，在保证传统后路手术术中充分减压、重建脊柱稳定的同时又具有明显的优势：①更多的铆钉皮质骨界面——更好的轴向稳定性、更高的椎间融合率[3]；②更简单微创的手术操作——更少的软组织侵袭[4]；③更远的避让神经血管重要组织——更少的手术并发症[1,3]。因此对于明确诊断的需融合内固定的骨质疏松患者，MIDLF 技术作为腰椎后路的椎间融合手术，可提供更强的稳定性、更高的椎间融合率及更优的临床疗效；亦可作为传统腰椎后路微创融合手术的有力补充。

参考文献

[1] Mizuno M, Kuraishi K, Umeda Y, et al. Midline lumbar fusion with cortical bone trajectory screw[J]. Neurol Med Chir, 2014, 54(9): 716–721.

[2] Santoni BG, Hynes RA, Mc Gilvray KC, et al. Cortical bone trajectory for lumbar pedicle screws[J]. Spine J, 2009, 9: 366–373.

[3] Gonchar I, Kotani Y, Matsumoto Y. Cortical bone trajectory versus percutaneous pedicle screw in minimally invasive posterior lumbar fusion[J]. Spine J, 2014, 14: S114–115.

[4] Che-Wei Hung, Ming-Fang Wu. Comparison of multifidus muscle atrophy after posterior lumbarinterbody fusion with conventional and cortical bone trajectory[J]. Clinical Neurology and Neurosurgery, 2016, 145: 41–45.

病例七

经皮 CBT 治疗腰椎布氏菌感染

▶ 病例信息

基本信息：男性患者，57 岁，农民。

主诉：腰部酸痛不适 6 月余，加重 1 周。

现病史：患者 6 个月前无明显诱因出现腰骶部酸痛不适，伴有盗汗，不伴有双下肢放射痛、麻木、乏力、消瘦等症状。久坐或活动后自觉症状加重，休息后可轻度缓解。1 周前患者自觉上述症状加重，并因疼痛在床上翻身及下地活动困难。

既往史：牛羊接触史。

专科检查：平车推入病房。脊柱生理曲度存在、无畸形。腰椎活动度受限。腰 4、腰 5 棘突及椎旁压痛、叩击痛阳性。四肢皮肤感觉、肌力及活动度未见明显异常。生理反射正常，病理征未引出。腰痛 VAS 评分 8 分；ODI 46%。

辅助检查：图 1~ 图 3。

实验室检查：血常规。WBC 5.73×10^9/L，NEUT 45.4%，RBC 3.78×10^{12}/L，HGB 120g/L；红细胞沉降率 88.0mm/h；C 反应蛋白 9.42mg/L；T-spot 阴性；抗结核抗体阴性；肿瘤标志物无异常；布氏菌虎红平板凝集试验阳性；布氏菌试管凝集素试验阳性，布氏杆菌滴度 1：200（++++）。

诊断：腰 4、5 椎体布氏菌感染。

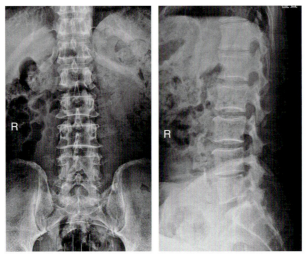

图1 腰椎X线片：腰椎退行性变，腰4/5椎间隙变窄。

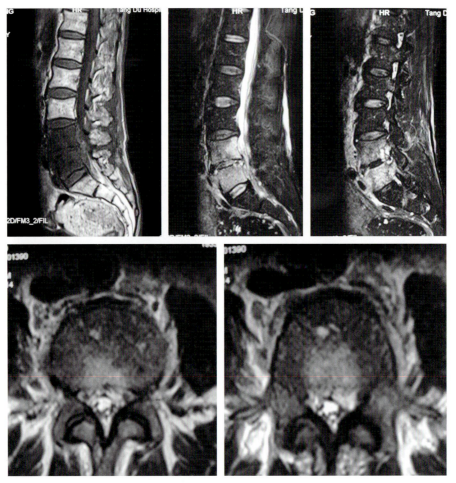

图2 腰椎MRI：腰4/5椎间盘及邻近椎体T1WI呈低信号，T2WI呈高信号。

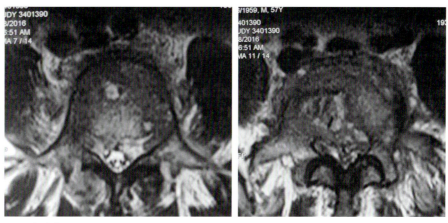

图 2（续）

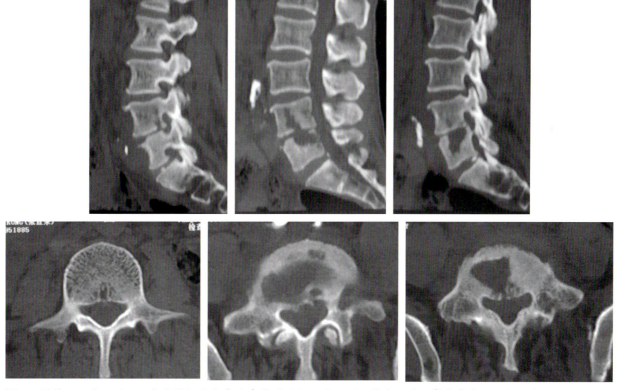

图 3　腰椎 CT 片：腰 4/5 椎体椎间隙变窄伴有骨质破坏，累及腰 5 椎体后壁，考虑感染性病变可能。

▶ **诊疗思路**

根据患者病史、术前体检、辅助检查，腰 4、5 椎体骨质破坏考虑感染性病变（结核或布氏菌感染），但仍不能排除肿瘤可能。首先从肿瘤方面进行了排查，患者否认既往有肿瘤史，影像学提示腰 4/5 椎间隙破坏合并骨质破坏，无软组织肿胀影，肿瘤标志物无异常，胸腹部检查无肿瘤病变，因此排除肿瘤。影像学提示腰 4/5 间隙变窄并腰 4、5 椎体中心型骨质破坏，且无死骨及椎旁脓肿形成，无压缩性骨折征象，椎间盘破坏呈低信号。结合脊柱椎体检查和布氏菌感染的影像学征象，实验室检查布氏菌虎红平板凝集试验及试管凝集素试验阳性。因此考虑腰 4、5 椎体布氏菌感染。明确诊断后，给予化学药物治疗。

患者经 2 周严格的抗布氏菌感染治疗后，

自感腰背部疼痛缓解不明显（腰痛 VAS 评分 7 分），且不能耐受长时间卧床。根据国内学者对布氏菌感染手术治疗的适应证选择认为，对于单纯椎间盘破坏或伴有少量椎旁脓肿，且伴脊柱失稳，可选择微创手术。因此对于此例患者，腰痛明显、椎间隙及椎体破坏明显，腰 4 椎体轻度向后滑移，且不伴椎旁脓肿，我们选择一种更加稳定且对椎体病灶无干扰的皮质骨轨迹螺钉固定技术。

▶ **手术方案**

腰椎后路经皮皮质骨轨迹螺钉内固定术（PCBT）。

▶ **手术过程**（图 4~图 5）

全麻成功后，患者俯卧位。常规消毒、铺巾。先行左侧腰 3 椎体定位穿刺，棘突中线旁 1cm 做一横行切口 1cm，切开皮下、腰背筋膜，蜂窝导槽置于峡部（外倾 10°，头倾 25°），克氏针经导槽定位于皮质骨轨迹螺钉进针点附近，G 型臂下透视，必要时经导槽孔调整导针位置，透视无误后，置入穿刺针，透视见位置良好。同法置入腰 3 椎体右侧、腰 4、腰 5、骶 1 椎体双侧皮质骨轨迹定位针。再次透视见穿刺针位置良好。后逐级扩张套管扩张，丝攻，逐个拧入皮质骨轨迹走向的空心螺钉（L3~5 椎体：5.5mm×30mm，S1 椎体：6.5mm×30mm）。透视见螺钉位置良好，安装适合长度的连接棒。冲洗伤口，缝合。术毕。

▶ **术后结果**（图 6）

术后第 2 天：腰痛 VAS 评分 2 分。

▶ **随访资料**

术后 1 个月：

· 皮质骨轨迹螺钉位置良好（图 7）。

· 腰痛 VAS 评分 1 分，自主生活能力明显改善；ODI 31.3%

· 红细胞沉降率 56.0mm/h，C 反应蛋白 7.26mg/L。

术后 3 个月：

· 皮质骨轨迹螺钉位置良好（图 8）。

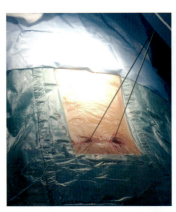
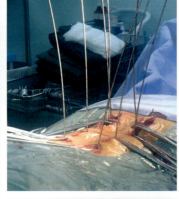
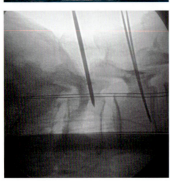
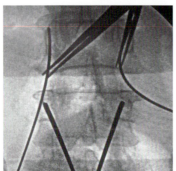
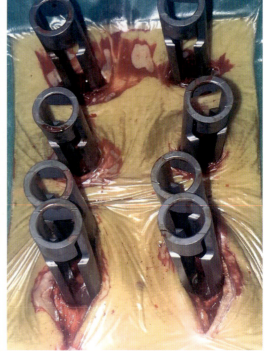

图 4　术中皮质骨轨迹导针定位过程。

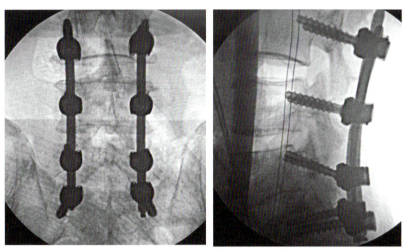

图 5 术中透视确认经皮皮质骨轨迹螺钉（PCBT）位置。

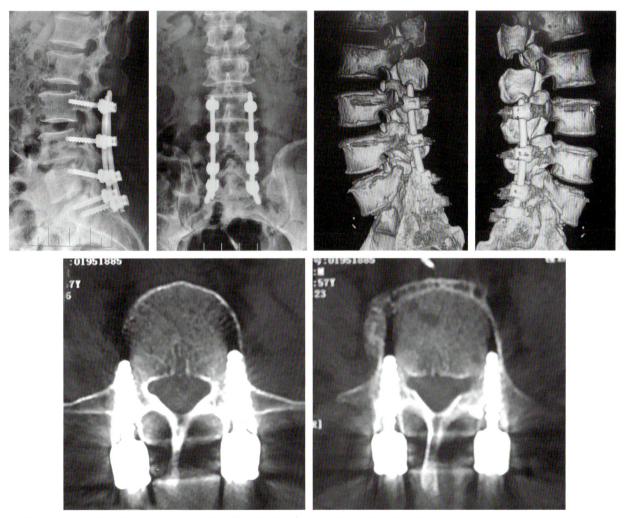

图 6 腰椎正侧位 X 线片和 CT 片：皮质骨轨迹螺钉良好，螺钉位置对病灶区无干扰。

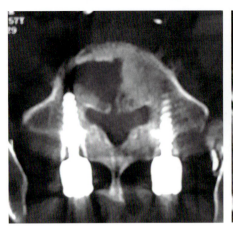
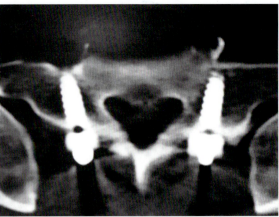

图 6（续）

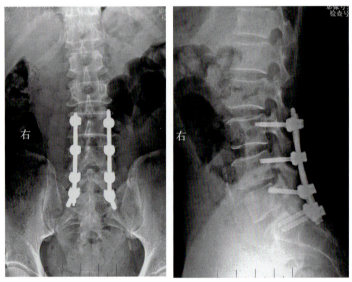

图 7　术后 1 个月：皮质骨轨迹螺钉位置良好。

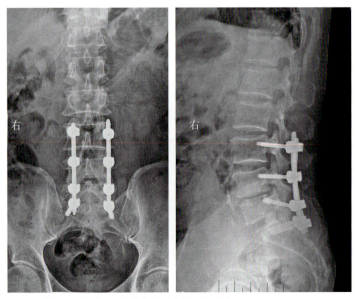

图 8　术后 3 个月：皮质骨轨迹螺钉位置良好。

- 腰痛 VA 评分 1 分，自主生活能力明显改善；ODI 28.2%。
- 红细胞沉降率 10.0mm/h，C 反应蛋白 <5.0mg/L。

术后 6 个月：
- 皮质骨轨迹螺钉位置良好（图 9）。
- 腰痛 VAS 评分 0 分，自主生活能力改善明显；ODI 8.2%、
- 红细胞沉降率 12.0mm/h，C 反应蛋白 1.14mg/L。

▶ 讨论与思考

布氏菌性脊柱炎是由布鲁杆菌侵犯脊柱导致的感染性椎间盘炎或椎体炎。目前，国内外治疗方面仍以药物保守治疗为主，多数患者能过通过药物保守治疗治愈。按照世界卫生组织（WHO）第六次联合公报所修订的准则，选择四环素联合链霉素治疗或参照此方案选择同类药物进行替换治疗。WHO 推荐的治疗方案为：多西环素 200mg/d+ 利福平 600~900mg/d，疗程 6 周；多西环素 200mg/d（四环素 2g/d）+链霉素 1g/d，多西环素（四环素）疗程 6 周，链霉素疗程 2~3 周。国内外学者通过研究发现此治疗方案的有效率仅为 60%，且其复发率为 14.4%~60%[1]。布氏菌性脊柱炎的手术治疗是在药物治疗无效时进行的，其目的是彻底清除病灶组织，缓解或消除疼痛、解除脊髓或马尾、神经根压迫，维持或重建脊柱稳定性等。目前有关布氏菌性脊柱炎的手术适应证，国内外认识不统一，大多数认为，在联合药物治疗无效时，对存在下列症状的患者可选择手术治疗[2-5]：①椎间盘破坏、椎间隙感染导致的顽固性腰背痛，经药物保守治疗不能缓解；②椎管内硬膜外脓肿、损害的椎间盘组织使脊髓或神经根、马尾受压；③椎旁脓肿不易吸收；④椎体骨破坏灶 <1cm 或关节突关节破坏引起脊柱失稳；⑤出现病理性骨折，选择相应的开放手术治疗。同时，对于单纯椎间盘破坏或伴有少量椎旁脓肿者，且伴脊柱失稳，选择微创手术。而此患者症状主要为腰部疼痛，影像学示腰 4/5 椎间隙变窄，椎体破坏以前中柱为主，无继发失稳表现，椎旁无流注样脓肿形成，因此重建或维护脊柱的稳定性能够显著改善炎性组织侵犯，以及防止脊柱失稳导致的剧烈疼痛。

随着微创理念的提出，我们尝试选择了经皮皮质骨轨迹螺钉技术，其经皮技术更加微创、更强的螺钉把持力及稳定性、更远地避开神经脊髓组织，且对未累及椎弓根的病灶组织无干扰，是对传统经皮椎弓根螺钉固定的一种良好补充。

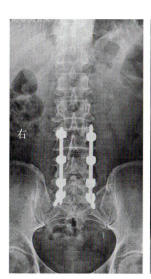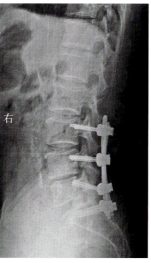

图 9　术后 6 个月：皮质轨迹螺钉良好。

参考文献

[1] Yang XM, Shi W, Meng XY, et al. The assessment of the clinical effect of the drug compatibility and course of treatment to the brucellar spondylitis[J]. Scientific Research, 2013, 4(1): 92–99.

[2] 买尔旦·买买提, 田娟. 布鲁杆菌病性脊柱炎的诊断与手术治疗[J]. 中华骨科杂志, 2012, 32(4): 323–330.

[3] 胥少汀, 葛宝丰, 刘肃, 等. 实用骨科学[M]. 4 版. 北京: 人民军医出版社, 2012: 2218–2222.

[4] 杨新明, 孟宪勇, 张瑛, 等. 手术治疗胸腰椎布鲁氏菌性脊柱炎[J]. 中国脊柱脊髓杂志, 2012, 22(7): 600–606.

[5] Guerado E, Cerván AM. Surgical treatment of spondylodiscitis: An update[J]. Int Orthop, 2012, 36(2): 413–420.

病例八

OLIF 结合经皮 CBT 治疗腰椎滑脱伴骨质疏松症

▶ **病例信息**

基本信息：女性患者，64 岁，农民。

主诉：腰痛 1 年，加重伴右下肢麻木 1 个月。

现病史：患者于 1 年前无明显诱因出现腰痛，症状可忍受，未进一步检查及治疗。约 1 个月前患者自觉上述症状加重，伴右下肢麻木，范围从右臀部至右小腿外侧；于外院行 CT 示"腰椎滑脱伴腰椎间盘突出"。予保守治疗效果欠佳。

既往史：无异常。

专科检查：脊柱生理曲度存在，无侧弯及后凸畸形；颈胸段无压痛；腰 4/5、腰 5/骶 1 棘突间隙压痛，伴臀部及右小腿外侧放散痛；右侧直腿抬高试验阳性（60°）及加强试验阳性；四肢皮肤感觉、运动及肌力未见明显异常；双侧膝反射、踝反射（++）；四肢病理征未引出。

评估：腰疼痛 VAS 评分 7 分，腿痛 VAS 评分 4 分。

辅助检查：图 1~图 3。

腰椎骨密度：T 值 –2.9。

诊断：

（1）腰 4 椎体滑脱伴腰椎管狭窄症（L4/5 Schizas 分级 B 级）。

（2）骨质疏松症。

▶ **诊疗思路**

根据患者病史、术前体检、辅助检查，腰 4 椎体滑脱（Ⅰ度）并椎管狭窄诊断明确。OLIF 目前可应用于需融合和稳定的腰椎退变性疾病，对于Ⅰ度及轻度腰椎管狭窄，OLIF 的间接减压作用，均能在术后得到良好的临床效果。患者轻度骨质疏松，为维持腰椎稳定性，防止术后融合器沉降，采用后方经皮 CBT 螺钉固定。

▶ **手术方案**

腰椎斜外侧入路椎间融合术联合后方经皮 CBT 螺钉固定。

▶ **手术过程**（图 4）

· OLIF：全麻，右侧卧位，G 型臂透视行腰 4/5 椎间隙体表定位，常规消毒，取左腹部前外侧沿腹外斜肌走行斜切口 5cm，依次切开皮肤、皮下组织，钝性分离腹外斜肌肌腱膜及

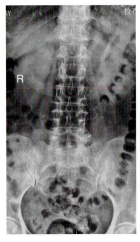 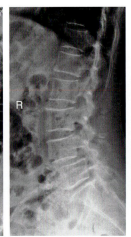 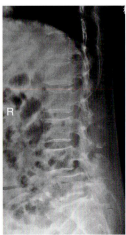 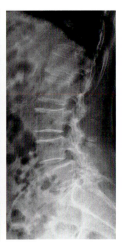

图 1 腰椎 X 线片：腰 4 椎体Ⅰ度滑脱，腰 4/5 椎间孔狭窄，腰椎退行性改变。

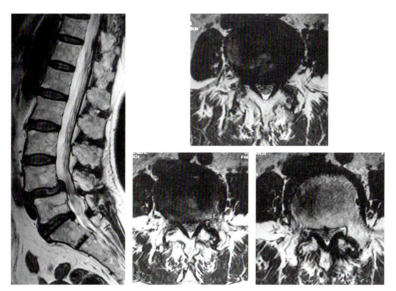

图 2 腰椎 MRI：腰 4 椎体滑脱（Ⅰ度），腰 4/5 椎间盘中央型突出继发性椎管狭窄，神经根受压。

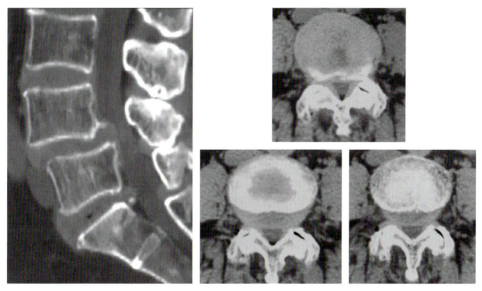

图 3 腰椎 CT 片：腰 4 椎体Ⅰ度滑脱；腰 4/5 椎间盘突出（中央型），未见钙化。

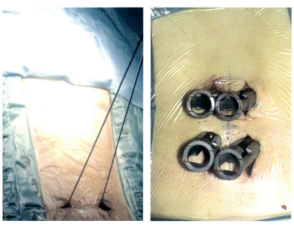

图 4 术中经皮 CBT 螺钉的置入过程。

腹内外斜肌、腹横肌及腹横筋膜，从腹部大血管鞘及腰大肌之间进入，向后分离暴露腰 4/5 椎间隙，在 C 型臂机定位下将导针穿入椎间隙，保持与椎间隙平行，大致位于椎体前后缘中份。套入扩张管逐级扩张，置入撑开系统撑开。直视下切除腰 4/5 椎间盘，处理终板，试模测量后取同种异体骨颗粒填入椎间融合器，生理盐水冲洗后，将融合器植入椎间隙，透视见生理曲度恢复满意。逐层缝合切口，敷贴包扎。

· 后方经皮 CBT 内固定：俯卧位，G 型臂透视行腰 4/5 双侧椎弓根峡部，常规消毒。于体表投影分别纵行切开 1cm 长切口，透视下将穿刺针冠状位沿内向外倾 10°，矢状位 25°的头倾角置入椎体，插入导针后 X 线透视机确定位置良好，确定位置无误后，沿穿刺针置入导针，再次透视确定位置无误，沿导针置入 CBT 螺钉（L4：5.5mm×30mm 多轴，L5：5.5mm×30mm 多轴），安装连接棒，旋紧顶丝。透视见内固定位置复位满意。生理盐水冲洗后，逐层缝合。

▶ 术后结果（图 5）

术后第 2 天：VAS 腰痛评分 2 分，腿痛 VAS 评分 1 分。

▶ 随访资料

术后 3 个月：

· 内固定位置良好（图 6）。

· 腰部疼痛 VAS 评分 2 分，腿痛 VAS 评分 1 分。

术后 6 个月：

· 融合器位置良好（图 7）。

· 腰部疼痛 VAS 评分 1 分，腿痛 VAS 评分 1 分。

▶ 讨论与思考

OLIF 适用于各种腰椎退变性疾病患者，文献报道[1]OLIF 的适应证主要包括退行性腰椎滑脱、椎间盘源性腰痛、腰椎管狭窄症、腰椎节

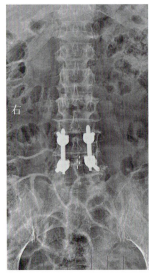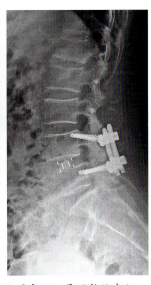

图 5 腰椎 X 线片：内固定位置良好，滑脱复位良好，椎间孔高度恢复良好，腰椎生理曲度改善良好。

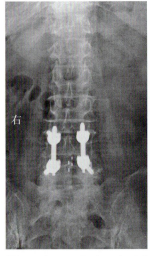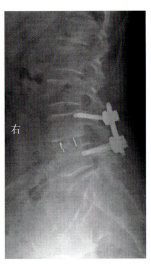

图 6 术后 3 个月：内固定良好。

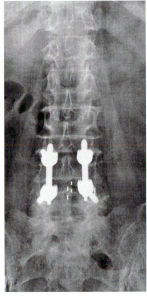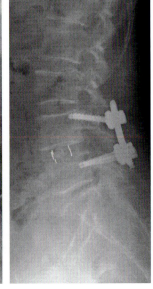

图 7 术后 6 个月：融合器位置良好。

段不稳定、腰椎术后邻近节段退变、退行性腰椎侧凸、腰椎术后翻修、椎间隙感染、创伤、肿瘤等。若患者有骨质疏松、明显的矢状位失衡、术中骨性终板破坏严重、术中融合器位置不佳时，需考虑同时联合应用内固定[2]。该患者有骨质疏松，故选择皮质骨轨迹螺钉固定，较传统椎弓根螺钉而言，其螺钉接触皮质骨的面积更大，增强了螺钉的把持力，其轴向抗拔出力较 PS 螺钉高 30%[3-4]。

参考文献

[1] Sharma A K, Kepler C K, Girardi F P, et al. Lateral lumbar interbody fusion: clinical and radiographic outcomes at 1 year: a preliminary report[J]. Journal of Spinal Disorders & Techniques, 2011, 24(4): 242.

[2] 范顺武, 方向前, 赵兴, 等. 微创经椎间孔腰椎椎体间融合术治疗下腰椎疾病[J]. 中华骨科杂志, 2007, 27(2): 81–85.

[3] Park P, Garton H J, Gala V C, et al. Adjacent segment disease after lumbar or lumbosacral fusion: review of the literature[J]. Spine, 2004, 29(17): 1938–1944.

[4] Villavicencio A T, Burneikiene S, Bulsara K R, et al. Perioperative complications in transforaminal lumbar interbody fusion versus anterior-posterior reconstruction for lumbar disc degeneration and instability[J]. Journal of Spinal Disorders & Techniques, 2006, 19(2): 92.

第4章 脊柱微创通道技术

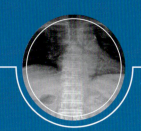

1977年，Caspar和Yasargil首先将显微外科技术应用于腰椎间盘切除手术，并引入了微创椎间盘切除术的概念[1-2]。微创椎间盘切除术旨在通过小切口、保留椎旁组织、靶向暴露责任节段等方式来降低手术入路相关并发症，试图在保证手术疗效的同时改善患者预后。这些原则至今仍是所有微创脊柱外科手术的金标准。

随后，国外学者Foley[3]报道了显微内镜腰椎间盘切除术（MED）。该技术运用逐级套管及通道牵开器在椎旁肌束之间建立手术通路，避免了开放性椎间盘切除术和微创椎间盘切除术常见的多裂肌剥离。为了保持通道牵开器的位置并解放外科医生的双手，该通道系统可由连接臂固定于手术台，足够的管径也允许同时在手术区域中使用2个或3个显微外科手术器械操作。内镜及显微镜均可结合通道牵开系统，进行可视化的椎间盘切除术。2003年Foley率先报道了通道辅助下的MI-TLIF手术，开创了微创椎间融合术的先河[4]。

适应证

借助管状牵开系统可行椎间盘切除、椎板咬除、关节突咬除、椎管狭窄减压及椎间孔扩大成形等多项手术操作。目前通道辅助技术已经日趋成熟，辅助通道系统数量种类繁多，可满足各类手术需求，已广泛应用于脊柱外科手术，如通道辅助下单纯髓核摘除术、通道辅助下的椎间融合术MI-TLIF、MI-OLIF手术等。

优 点

与传统开放手术及其他微创椎间盘切除手术相比，通道辅助技术手术疗效确切，国内外多项研究均表明通道辅助下的椎间盘切除术，患者术中出血量少，对椎旁组织创伤少，住院时间明显缩短，术后症状缓解明显[5-7]。同时，通道牵开器等系统运用可与多项脊柱外科手术方式结合，应用方式丰富，均可达到微创手术的目的。其中比较具有代表性的有：①通道辅助下的MI-TLIF术；②通道辅助下的MI-OLIF术；③扩张器辅助下的后路全椎板减压植骨融合内固定术（PLIF）结合皮质骨轨迹螺钉（CBT）内固定，由此衍生出中线腰椎融合术腰椎后路中线切开椎间融合内固定术（MIDLF）技术。目前，以上技术均已成为微创脊柱外科椎间融合的经典术式。

缺 点

通道辅助下的椎间盘切除手术同样需要面对与传统椎间盘切除术相似的风险。例如，多项研究报道表明，通道辅助下的椎间盘切除术术中硬膜撕裂发生率高达7%~10%，这是通道辅助技术最常见的并发症；研究数据表明神经损伤发生率为0~3%；同时也有术后感染及血肿形成的相关报道，术后感染率约0.1%，术后血肿发生率1%。术后椎间盘突出复发是各类椎间盘切除手术都需要面对的问题，前期数据表明通道辅助下椎间盘切除术后，椎间盘突出的复发率为2%~11%。

MED 开创了微创通道手术的新时代，目前通道系统更加丰富，通道辅助下的手术方式更加多样，同时结合显微镜及内镜的使用，可视化的操作使脊柱外科手术更加精准、创伤更小、效果更好。通道技术解放了脊柱外科医生的双手，但更多的经通道操作仍需要小心谨慎，避免更多的医源性损伤，减少医源性并发症是今后脊柱外科同行仍需要持续关注的问题。

参考文献

[1] Caspar W. A new surgical procedure for lumbar disc herniation causing less tissue damage through a microsurgical approach[J]. Adv Neurosurg, 1977, 4:74–80.

[2] Yasargil MG. Microsurgical operations of herniated lumbar disc[J]. Adv Neurosurg, 1977, 4:81–82.

[3] Foley KT, Smith MM. Microendoscopic discectomy[J]. Tech Neurosurg, 1997, 3:301–307.

[4] Isaacs R E, Podichetty V K, Santiago P, et al. Minimally invasive microendoscopy-assisted transforaminal lumbar interbody fusion with instrumentation[J]. J Neurosurg Spine, 2005, 3(2): 98–105.

[5] Arts M P, Brand R, van den Akker M E, et al. Tubular diskectomy vs conventional microdiskectomy for sciatica: a randomized controlled trial[J]. JAMA, 2009, 302(2): 149–158.

[6] Teli M, Lovi A, Brayda-Bruno M, et al. Higher risk of dural tears and recurrent herniation with lumbar micro-endoscopic discectomy[J]. Eur Spine J, 2010, 19(3): 443–450.

[7] Lee P, Liu J C, Fessler R G. Perioperative results following open and minimally invasive single-level lumbar discectomy[J]. J Clin Neurosci, 2011, 18(12): 1667–1670.

一、通道下显微内镜椎间盘切除术

病例一

腰椎间盘突出症疼痛导致后凸畸形

▶ **病例信息**

基本信息：男性患者，21岁，农民。

主诉：腰痛5个月，加重伴右下肢疼痛3个月。

现病史：患者于5个月前无明显诱因出现腰部疼痛，未予诊治。3个月前腰痛加重并伴右下肢疼痛麻木，行走受限。于外院行"骶管封闭"治疗后症状缓解；其后腰痛再次发作，保守治疗效果欠佳。

既往史：无异常。

专科检查：轮椅推入病房。腰椎后凸畸形，腰4~5右侧椎旁压痛阳性并向臀部放射。双侧直腿抬高试验阳性（左侧30°/右侧20°），加强试验阳性；双侧肱二头肌反射和三头肌腱反射、桡骨膜反射(+++)，双侧膝反射、踝反射(+++)；髌阵挛（左侧+/右侧-），踝阵挛（左侧+/右侧-）；双侧巴宾斯基征阳性；余查体未见明显异常。右下肢放射痛VAS评分8分，腰痛VAS评分6~7分；腰椎JOA评分5分。

辅助检查：图1~图4。

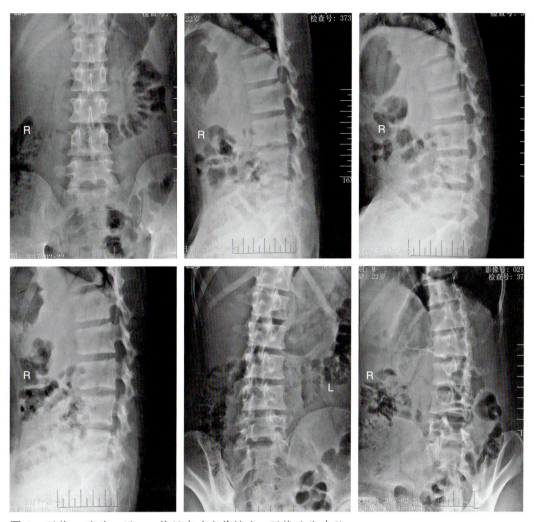

图1 腰椎X线片：腰4/5椎间盘病变待排除，腰椎后凸畸形。

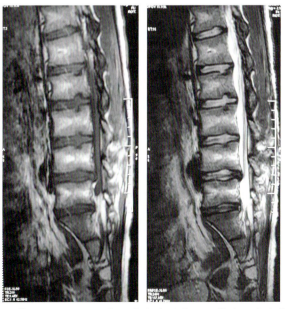

图2 腰椎MRI：腰4/5椎间盘突出游离，腰椎生理曲度变直。

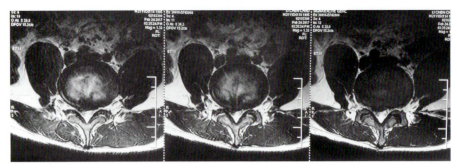

图 2（续）

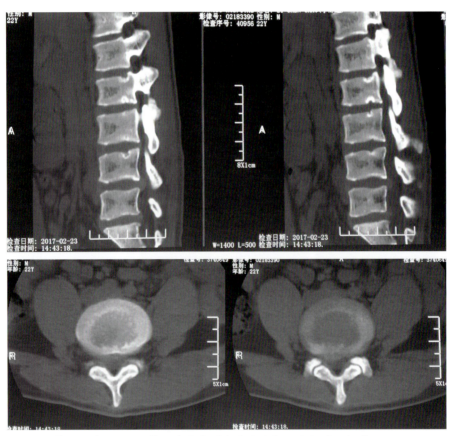

图 3 腰椎 CT 片：腰 4/5 椎间盘突出（中央偏右），右侧神经根受压。

诊断：腰椎间盘突出症（L4/5 MSU R2B）。

▶ **诊疗思路**

根据患者病史、术前体检、辅助检查，腰椎间盘突出症诊断明确。影像学提示腰 4/5 椎间盘突出，右侧神经根受压；患者四肢腱反射活跃、病理征阳性，完善颈椎及胸椎 MR 检查后未见明显异常。告知患者病情，并建议定期随访。患者腰椎后凸畸形，考虑其年龄及病情，排除结构性后凸畸形可能，因慢性疼痛强迫体位导致腰椎后凸畸形可能性大。可行单纯髓核摘除，缓解腰部及下肢疼痛症状，定期复查腰椎后凸改善情况。

▶ **手术方案**

腰椎后路 MED 联合纤维环缝合术。

▶ **手术过程**（图 4）

全麻后，取俯卧位，透视下体表标记穿刺点。常规术区消毒，铺巾。距后正中线 1.5cm

处做皮肤纵行切口约 2cm，克氏针固定于腰 4 椎板下缘。沿穿刺针置入逐级扩张套管，置入工作通道。透视确认工作通道位置无误，连接 MED，咬除部分腰 4 右侧椎板下缘及下关节突内缘，咬除黄韧带，见神经根及硬膜受压严重，将神经根及硬膜牵向内侧，可见侧隐窝狭窄；尖刀切开纤维环约 3mm，髓核钳摘除游离髓核组织，探查见硬膜囊搏动明显、神经根松弛无卡压。应用纤维环缝合器于切口处缝合 1 针，缝合良好。置半管引流条 1 根，逐层缝合，包扎。术毕。

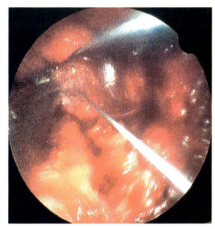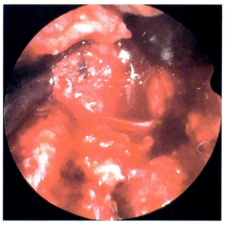

图 4　术中照片。

▶ 术后结果（图 5）

术后第 2 天：左下肢放射痛 VAS 评分 1 分，腰痛 VAS 评分 2 分。

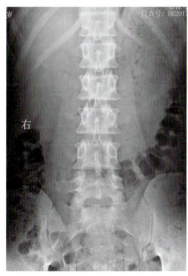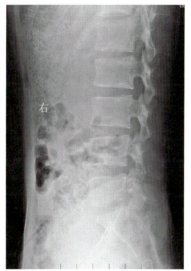

图 5　腰椎正侧位 X 线片：腰椎后凸较术前改善。

▶ 随访资料

术后 3 个月（图 6）：
- 腰椎后凸纠正，生理曲度较前明显恢复。
- 腰 4/5 椎间盘术后改变，突出较术前明显减小。髓核含水量良好。
- 右下肢放射痛 VAS 评分 0~1 分，腰痛 VAS 评分 0 分，腰椎 JOA 评分 26 分；治疗改善率 87.5%。

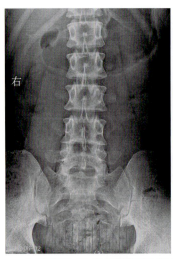
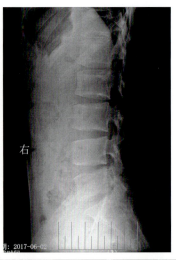
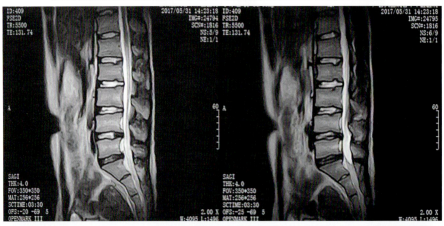
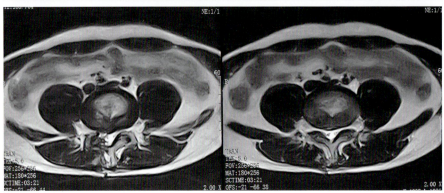

图6 术后随访影像片。

▶ 讨论与思考

- 后凸原因分析：根据患者能否主动矫正腰椎后凸畸形可分为姿势性后凸和结构性后凸。患者可自身主动矫正的后凸畸形为姿势性，一般影像表现较为平滑；主观不能纠正的为结构性后凸，常见原因有先天性、退变性、外伤性、肿瘤或感染等病理因素。该患者无先天性畸形，年轻且无重体力劳动及外伤史，影像学未见病理性改变。虽患者无法自主矫正腰椎后凸畸形（过曲过伸位），但考虑为长期严重腰痛，强迫体位导致的暂时性后凸，去除腰痛病因后可逐渐恢复。

- 通常情况下伴有临床症状的结构性后凸畸形需行手术治疗，手术方式多为截骨矫形结合椎弓根螺钉植骨融合术。但该患者经详细询问病史及阅片，可排除结构性后凸畸形可能，无融合指征，亦无弹性固定指征。因此我们选择行 MED 下单纯髓核摘除联合纤维环缝合术，去除腰痛及下肢放射痛病因，定期复查腰椎平片可见后凸畸形明显纠正。因此，对于年轻患者的腰椎后凸畸形，应全面考虑病因，对于融合固定手术选择需非常慎重。

二、通道下微创经椎间孔腰椎间融合术（MI-TLIF）

病例二

MI-TLIF 治疗邻近节段退变

▶ **病例信息**

基本信息：女性患者，58 岁，农民。

主诉：腰椎术后 11 年，腰部疼痛 3 年，加重 3 个月。

现病史：患者 11 年前因腰椎间盘突出症在外院行开放手术治疗。术后恢复满意，术后（第 8 年）行腰椎内固定取出术。3 年前逐渐出现腰部疼痛且呈渐行性加重，多次行保守治疗后腰部疼痛缓解不明显。近 3 个月来腰部疼痛明显伴腰部挺起、伸直受限，行走时腰部呈弯腰、驼背步态。

既往史：糖尿病数年，注射胰岛素控制血糖满意。

专科检查：步入病房、腰部呈弯腰驼背步态。颈椎、胸椎活动正常；腰部前屈、侧屈正常，腰部后伸受限明显；经腰 3 至骶 1 棘突后正中可见长约 12cm 竖行切口，局部瘢痕愈合；腰 3、4 棘突间压痛明显伴局部台阶感，四肢感觉、运动、肌力、反射均正常。病理征未引出。腰痛 VAS 评分 10 分。

辅助检查：图 1~ 图 3。

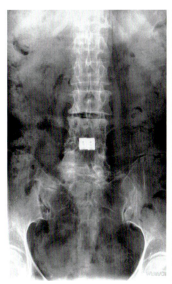
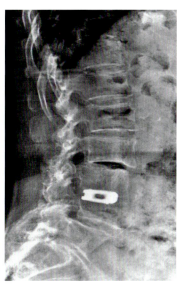
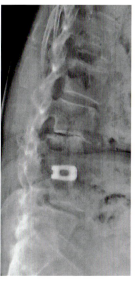

图 1 腰椎 X 线片：腰椎过伸、过屈位可见腰 3 椎体滑移明显，腰 3/4 椎间盘 "空气征" 改变，腰 4/5 椎间隙可见融合器影。

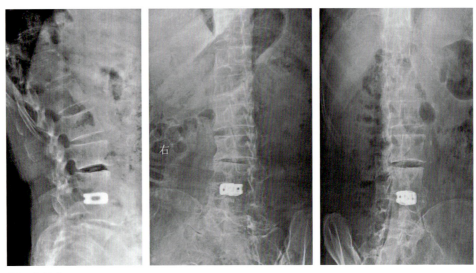

图1（续）

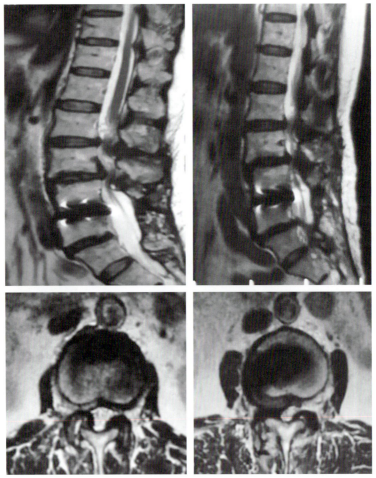

图2 腰椎MRI：腰2~3黄韧带肥厚明显；腰椎间盘突出（腰3/4突出髓核向头端游离，右侧神经根受压明显）。

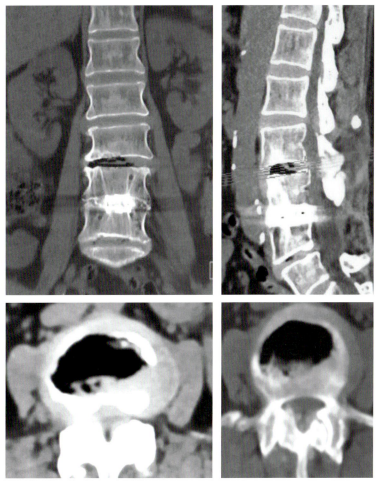

图3 腰椎CT片：腰3~4椎管黄韧带钙化，椎管狭窄明显；腰3/4双侧关节突关节增生明显。

诊断：

（1）腰3椎体滑脱症（Ⅰ度）。

（2）腰椎术后邻椎病。

▶ **诊疗思路**

根据患者病史、体格检查、影像资料，诊断明确。影像学提示腰3/4节段椎体失稳、滑脱、腰3/4椎间盘平面右侧神经根受压明显，腰3/4双侧关节突关节增生明显；既往两次开放手术病史，后路瘢痕明显、肌肉损伤较大，患者主要症状为腰椎失稳所致应力性腰痛，故拟行MI-TLIF融合腰3/4节段。

▶ **手术方案**

腰椎后路微创通道下MI-TLIF内固定术。

▶ **手术过程**（术中视频1）

全麻成功后，患者俯卧位。于腰3、4棘突偏右侧、距后正中线约2.5cm做一竖行切口，长约4cm。逐层切开皮肤、皮下、筋膜，于椎旁肌间间隙进入探及腰3/4右侧关节突关节，定位、透视满意后安装逐级扩张通道，见关节突关节骨赘增生明显。截除腰3右侧下关节突、腰4右侧上关节突肩部截除腰4右侧上关节突；咬除黄韧带，腰4右侧神经根明显受压。充分松解减压腰4右侧神经根。处理腰3/4椎间隙，植入自体骨粒，植入腰3/4椎间隙合适大小椎间融合器；按照常规方法经皮置入腰3/4双侧椎弓根螺钉、安装连接棒及顶丝。术毕。

▶ 术后结果（图4）

术后2天拔除引流管，佩戴腰围下地后腰部VAS评分2分。

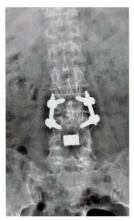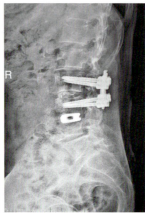

图4 术后2天影像表现。

▶ 随访资料

术后1个月：
- 内固定位置良好（图5）。
- 腰痛VAS评分0分。

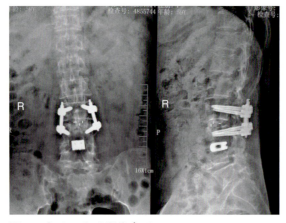

图5 术后1个月影像表现。

术后3个月：
- 内固定位置良好，椎间植骨确切（图6）。
- 腰痛VAS评分0分。

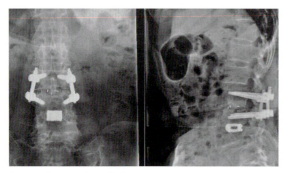

图6 术后3个月影像。

术后6个月：
- 内固定位置良好，椎间植骨确切（图7）。
- 腰痛VAS评分0分。

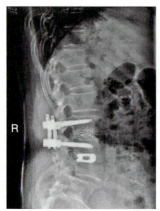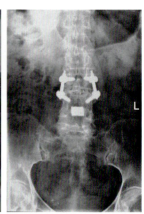

图7 术后6个月影像表现。

▶ 讨论与思考

影像学显示，腰3椎体滑脱，动态位显示腰3椎体失稳明显，患者主要为应力性腰痛，恢复脊柱稳定性为第一要务；其次，患者腰3/4椎间盘退变明显、椎间隙塌陷，该间隙融合成为必然；第三，MRI及CT片显示该间隙椎间盘压迫右侧神经根，必须行此神经根减压。关于手术方式的选择问题：

- 开放手术：该患者第一次为开放手术（11年前），术后（第8年）去除内固定。3年前逐渐出现腰部疼痛，行腰椎X线检查动态位片证实为融合阶段上位椎体出现滑脱，即术后出现邻椎病，严重影响腰部功能。传统的经验是：行全椎板减压时保护、保留减压节段棘突上半部分或棘突下半部分及棘间韧带，降低邻椎病复发率。

- 后路微创通道下经椎间孔减压、神经探查松解、椎间盘摘除、经椎间孔椎间植骨融合、经皮椎弓根内固定术（MI-TLIF）。

我们的考虑是：①开放手术创伤大、出血多；②既往二次开放手术瘢痕增加手术难度；③后路微创通道下经椎间孔减压、神经探查松解、椎间盘摘除、经椎间孔椎间植骨融合、经皮椎弓根内固定术（MI-TLIF）更有优势。此术式可在微创通道下将腰3/4右侧关节突关节增生的骨赘彻底切除，可将神经根进行解剖显露探查、松解，达到理想、充分的减压效果；经椎间孔行椎间盘处理、椎间植骨融合、恢复椎间高度；微创通道下经皮椎弓根螺钉固定融合节段；此手术方式可避开后方瘢痕组织。故该患者采用的手术方式为后路微创通道下经椎间孔减压、神经探查松解、椎间盘摘除、经椎间孔椎间植骨融合、经皮椎弓根内固定术（MI-TLIF）。

手术技巧：术中先行左侧经皮腰3、4椎弓根螺钉植入术（备术中复位滑脱之用）；待右侧通道下关节突截除、神经探查松解、卡压神经之髓核摘除、减压完善、椎间处理完毕后，先在左侧穿连接棒并行滑脱复位后，再行右侧椎间植骨、融合器植入，这样既能满意复位滑脱，使得椎间隙关系正常，又能满意椎间植骨及植入大小合适的融合器。

对于置钉问题，术中结合G型臂、术中CT、术中计算机导航应用能有效降低螺钉偏置率。

病例三

腰椎间盘突出症术后复发行 MI-TLIF 翻修术

▶ **病例信息**

基本信息：男性患者，36岁，农民。

主诉：腰椎术后5年，左臀部及左小腿放射痛1个月。

现病史：患者于5年前因左下肢放射痛于外院诊断为"腰椎间盘突出症"，并行椎板开窗髓核摘除术，术后症状明显缓解。1个月前患者劳累后再次出现左臀部及小腿后侧疼痛，休息时缓解，活动后加重，给予保守治疗未见缓解。

既往史：无异常。

专科检查：身高178cm，体重105kg，BMI 33.1kg/m^2。步入病房，跛行步态。脊柱外观无畸形，生理性弯曲存在。腰5至骶1可见长约8cm手术瘢痕。双上肢活动、感觉及血运正常。左侧直腿抬高试验阳性（65°），加强试验阳性；右侧阴性。双侧梨状肌出口压痛阴性，双下肢股神经牵拉试验阴性。双下肢余查体未见明显异常。左下肢放射痛VAS评分8分，腰痛VAS评分2分；腰椎JOA评分10分。

辅助检查：图1~图3。

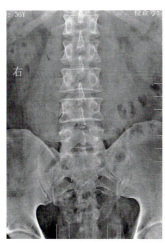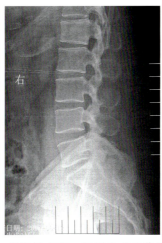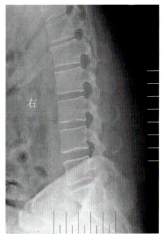

图1 腰椎X线片：腰5/骶1椎间隙变窄，椎间盘病变待排除。

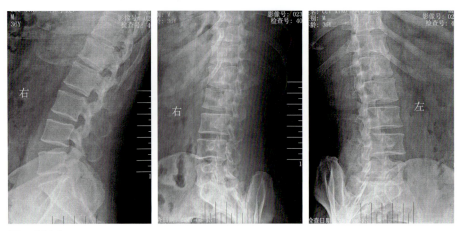

图 1（续）

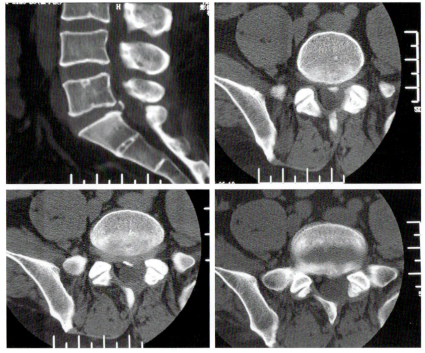

图 2　腰椎 CT 片：腰 5/骶 1 椎间盘突出钙化，左侧侧隐窝狭窄，神经根受压。

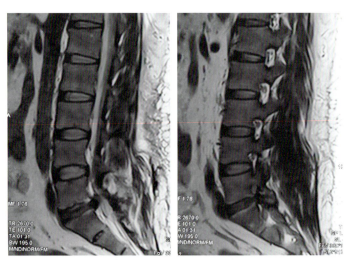

图 3　腰椎 MRI：腰 5/骶 1 椎间盘突出（左后型），左侧神经根受压；腰 5/骶 1 椎体终板骨软骨炎。

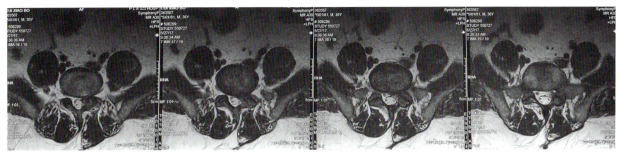

图3（续）

诊断：腰椎间盘突出症术后复发（L5/S1 MSU L2B）。

▶ **诊疗思路**

根据患者病史、术前体检、辅助检查，腰椎间盘突出症术后复发（L5/S1 左侧旁型）诊断明确。影像学提示腰5/骶1左侧侧隐窝及神经根管狭窄，站立位或负重时左下肢放射痛明显，放射范围为腰5及骶1根支配区。患者5年前行腰5/骶1左侧单纯髓核摘除术，现相同节段复发，患者身高178cm，体重105kg，BMI 33.1kg/m²，再次行单纯髓核摘除手术复发风险较高，且后侧入路瘢痕粘连严重，手术并发症多。考虑远期效果及手术风险，选择经椎间孔入路椎间融合可避开瘢痕区并达到充分减压，复发率低，远期效果好。

▶ **手术方案**

腰椎后路微创通道下神经探查减压、MI-TLIF内固定术。

▶ **手术过程**

患者俯卧位，常规消毒铺单。透视定位腰5、骶1双侧椎弓根位置。于腰5/骶1水平、距后正中线约2.5cm左侧，做一纵行切口，长约5cm，逐层切开、钝性分离椎旁肌，手指探及左侧腰5/骶1关节突关节，安装逐级扩张通道及通道光源、蛇形臂固定，直视下咬除腰5下关节及部分骶1上关节，可见局部瘢痕组织粘连严重且与神经及硬膜关系紧密并分离困难。自外侧仔细分离瘢痕组织及纤维环，探查见局部瘢痕增生并向内压迫硬膜囊及神经根，切除部分瘢痕及增厚黄韧带，未继续强行分离神经。将神经根及硬膜囊牵向内侧，刮除髓核组织，彻底减压。处理腰5/骶1椎间隙并植入自体骨粒及椎间融合器。于腰5、骶1椎体进行常规经皮椎弓根螺钉植入。冲洗伤口，左侧伤口内留置负压吸引装置1根，逐层缝合，包扎，术毕。

▶ **术后结果**（图4）

术后第2天：左下肢放射痛VAS评分2分；腰痛VAS评分2分。

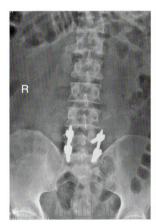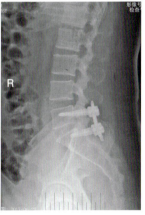

图4 腰椎正侧位X线片：内固定位置良好。

▶ **随访资料**

术后1个月：

· 内固定位置良好（图5）。

· 左下肢放射痛VAS评分1分，腰痛VAS评分0分。

· 腰椎JOA评分25分。

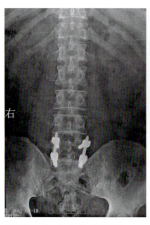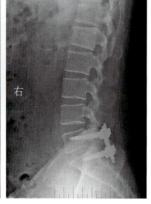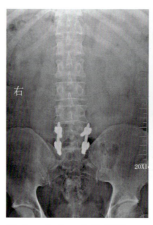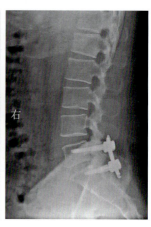

图 5　术后 1 个月影像。

图 6　术后 3 个月影像。

术后 3 个月：

· 内固定位置良好，椎间植骨确切（图 6）。

· 左下肢放射痛 VAS 评分 0~1 分；腰痛 VAS 评分 0 分。

· 腰椎 JOA 评分 26 分。

术后 10 个月：

· 内固定位置良好，椎间植骨确切（图 7）。

· 左下肢放射痛 VAS 评分 0~1 分，腰痛 VAS 评分 0 分。

· 腰椎 JOA 评分 28 分。

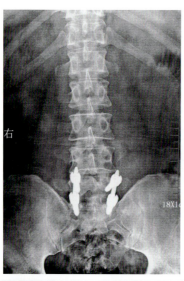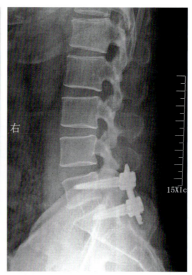

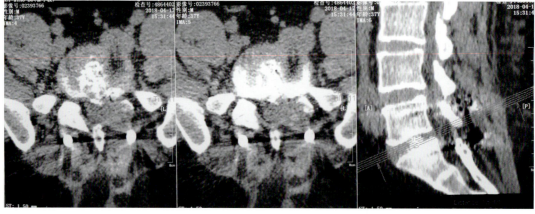

图 7　术后 10 个月影像。

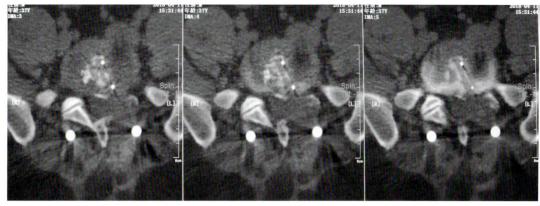

图 7（续）

▶ 讨论与思考

影像学显示，腰 5/骶 1 椎间盘突出术后复发。因此，需将腰 5/骶 1 左侧椎间孔神经根出口区域进行扩大、神经根减压。关于手术方式主要有如下两种选择：

· 单纯髓核摘除。因髂棘较高，横突较大，侧路椎间孔镜难以到达减压靶点。若后路需经原瘢痕入路，难以分离神经，术中神经及硬膜损伤风险较高。患者肥胖，身高 178cm，体重 105kg，BMI 33.1kg/m²，农民重体力劳动者，术前 MRI 提示椎间隙变窄，终板退变，单纯摘除术后复发风险高。

· 微创通道下神经探查减压、经椎间孔植骨融合内固定术（MI-TLIF），可有效避开瘢痕区，减少神经及硬膜囊损伤。后外侧入路既可将腰 5/骶 1 节段突出的椎间盘切除，也可对神经根管做到充分的减压，疗效确切。

病例四

腰椎滑脱症合并隐匿性颈椎病的治疗

▶ 病例信息

基本信息：女性患者，63 岁，工人。

主诉：腰痛 5 年，加重 10 天。

现病史：患者 5 年前无明显诱因出现腰部酸痛，偶向臀部及下肢放射，休息后缓解。行保守治疗（具体不详）效果欠佳。10 天前久坐后出现腰部剧烈疼痛，起床及翻身困难，平卧时加重，直立时缓解。

既往史：2010 年患"腔隙性脑梗死"，保守治疗病情平稳。间断口服"阿司匹林肠溶片""阿托伐他汀钙"。

专科检查：步入病房，腰椎活动受限。腰 3~5 棘突压痛阳性、椎旁叩击痛阳性；双上肢感觉、运动、肌力、血运正常，双侧臂丛神经牵拉试验阴性，双侧霍夫曼征阴性，双侧肱二头肌、三头肌腱反射活跃（+++）。双侧髂腰肌及股四头肌肌力因腰痛查体欠配合，大致正常。余双下肢活动、肌力及感觉大致正常。双侧梨状肌区压痛阴性。双侧股神经牵拉试验阴性。双侧膝腱、跟腱反射正常，髌阵挛、踝阵挛未引出。右侧巴宾斯基征阳性，余病理征未引出。腰痛 VAS 评分 7 分，腿痛 VAS 评分 7 分；ODI 60%，腰椎 JOA 评分 9 分。

辅助检查：图 1~图 3。

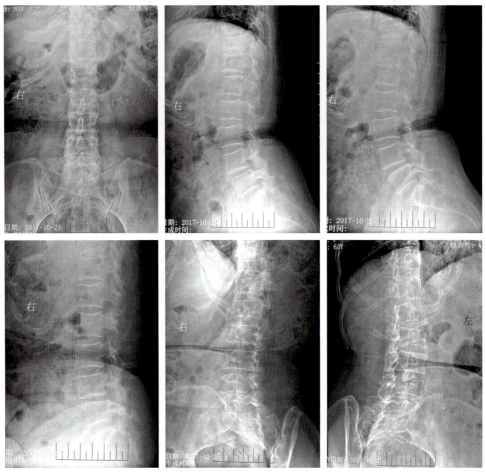

图1 腰椎X线片：腰椎退行性变，腰4向前滑脱不足Ⅰ度，腰4/5椎间盘病变待排除。动态位X线平片提示腰4/5椎间隙角度变化10°。

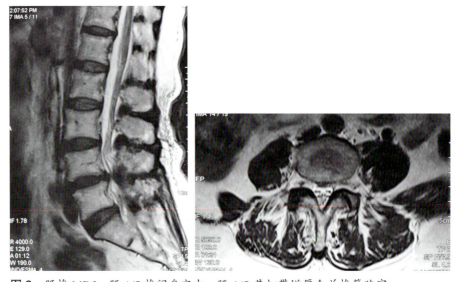

图2 腰椎MRI：腰4/5椎间盘突出，腰4/5黄韧带增厚合并椎管狭窄。

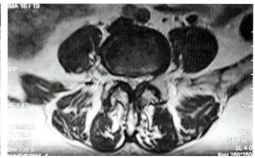

图2（续）

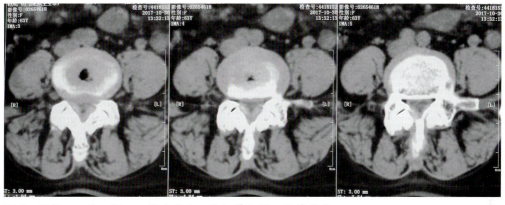

图3 腰椎CT片：腰4/5间盘突出，黄韧带肥厚，椎管狭窄。

诊断： 腰4椎体滑脱症（Ⅰ度）

▶ **诊疗思路**

· 根据患者病史、术前体检、辅助检查，腰椎滑脱症（L4，Ⅰ度）诊断明确。腰痛明显，考虑腰椎滑脱失稳所致，拟行腰椎融合固定手术。患者查体存在双上肢腱反射活跃，右侧巴宾斯基征阳性，考虑既往存在脑梗死病史，四肢感觉、运动及肌力正常，余病理征未引出，不排除脑梗死导致的阳性体征可能。但为明确诊断，术前完善颈椎MR检查（图4）。

· 进一步完善颈椎X线平片（图5）及CT（图6）检查，了解颈椎曲度、稳定性及有无钙化。

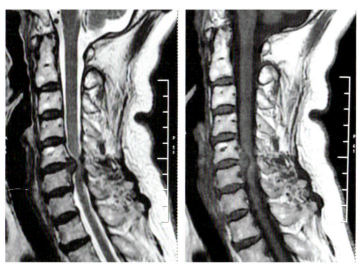

图4 颈椎MRI：颈5/6巨大髓核脱出游离，脊髓明显受压，信号改变合并椎管狭窄。

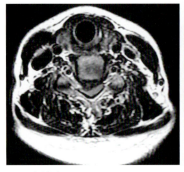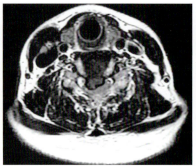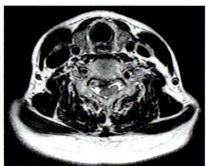

图 4（续）

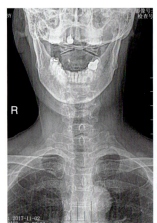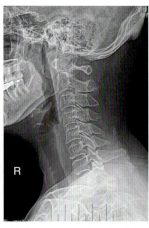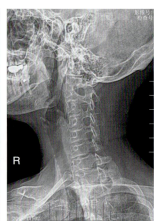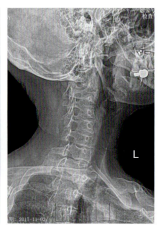

图 5　颈椎 X 线片：颈椎退行性变，颈 5/6 椎间盘退变待排除。

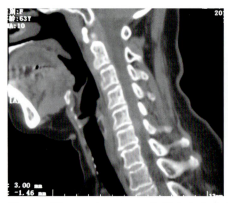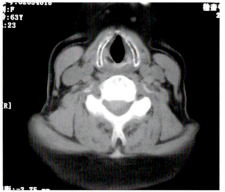

图 6　颈椎 CT 片：颈 5/6 椎间盘突出游离，椎管狭窄。

· 患者颈椎间盘突出症诊断明确，虽患者无特殊不适，但 MRI 显示脊髓信号改变，查体存在双上肢腱反射活跃，右侧巴宾斯基征阳性，提示有锥体束损伤表现。腰椎手术需俯卧位，易因术中长时间颈椎后伸导致脊髓压迫加重，或因麻醉及手术使血压下降而导致颈脊髓缺血。告知患者及家属病情及手术风险，建议分期行颈椎及腰椎手术。患者及家属详细了解病情后同意分期手术。

▶ 手术方案

先行颈 5/6 前路椎间盘切除植骨融合内固定术（ACDF），二期行腰 4/5 后路微创通道下探查减压经椎间孔植骨融合内固定术（MI-TLIF）。

▶ 手术过程

一期：ACDF

全麻后，后仰卧位，颈部两侧放置小沙袋。常规消毒铺单，于颈部C5/6椎体平面右侧顺皮纹斜行切开约4cm皮肤切口。切开皮下组织，切断颈阔肌，于颈阔肌深面做钝性分离，显露椎体和椎间盘前部。透视确认C5/6位置。撑开器撑开颈5、6椎体。刮除颈5/6椎间盘及软骨终板，见椎间盘向后脱出游离，嵌顿于后纵韧带与硬脊膜之间，压迫脊髓。清除游离髓核，探查见减压彻底。选择合适型号椎间融合器填入同种异体骨置入椎间隙。颈前路钢板螺钉固定。透视检查见内固定物位置满意。冲洗、止血，留置负压引流管，逐层缝合伤口，无菌包扎，术毕。

二期（1个月后）：MI-TLIF

全麻后，患者俯卧位。透视下体表定位腰4、5双侧椎弓根位置，标记。常规术区消毒铺单。于腰4/5水平、距后正中线2.5cm左侧做一长约5cm皮肤切口，切开深筋膜层，钝性分离椎旁肌。探及腰4/5左侧关节突关节，安装定位针、逐级扩张通道、蛇形臂固定。通道下咬除腰4下关节突及部分腰5上关节突。探查见黄韧带增厚明显并压迫硬膜囊，切除左侧增厚黄韧带。倾斜通道，咬除部分椎板并向右侧探查，咬除棘突基底穹窿部及右侧椎板下增厚黄韧带，探查至右侧神经根。减压满意。将左侧神经根及硬膜囊保护，切除椎间盘，处理椎间隙后生理盐水彻底冲洗，植入自体骨粒及椎间融合器。按照常规经皮椎弓根螺钉置入方法，于腰4、腰5双侧椎弓根拧入螺钉共4枚，透视见内固定位置良好。经皮穿入连接棒，安装顶丝拧紧。透视见椎体滑脱复位满意。冲洗切口，彻底止血。左侧切口内放置穿刺型负压引流管1根，逐层缝合，无菌敷料包扎。术毕。

▶ 术后结果

颈椎术后第2天（图7）：四肢感觉及运动大致同术前。

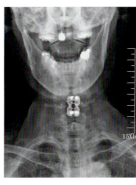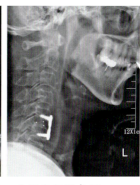

图7　颈椎正侧位X线片：内固定位置良好。

腰椎术后第2天（图8）：腰痛明显缓解；腰痛VAS评分4分。

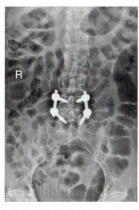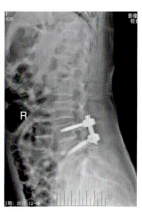

图8　腰椎正侧位X线片：内固定位置良好。

▶ 随访资料

术后1个月：

- 内固定位置良好（图9）。
- 四肢运动及感觉大致同术前。

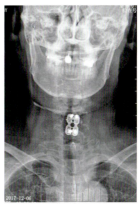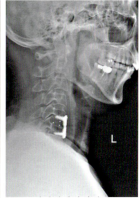

图9　术后1个月影像表现。

术后3个月：

- 内固定位置良好（图10）。
- 腰痛VAS评分2分，腿痛VAS评分0分。
- 腰椎JOA评分23分。

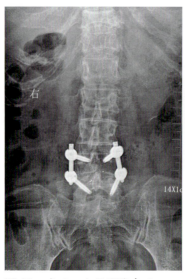
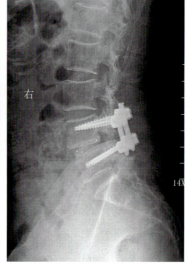

图 10　术后 3 个月影像表现。

术后 5 个月：

· 内固定位置良好，椎间植骨确切（图 11）。

· 腿痛 VAS 评分 0 分，腰痛 VAS 评分 0 分。

· 腰椎 JOA 评分 26 分。

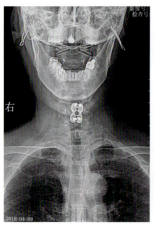
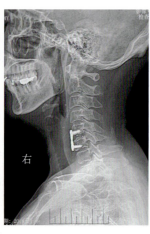
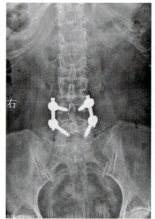
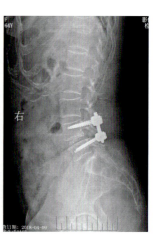

图 11　术后 5 个月影像表现。

▶ 讨论与思考

患者以腰痛入院，完善检查后腰椎滑脱症诊断明确。但查体发现患者四肢腱反射稍活跃，病理征未引出。虽患者既往存在脑梗死病史，但不能排除颈椎病导致四肢腱反射活跃可能。为明确诊断、保证手术安全起见，完善颈椎 MR 检查。检查发现颈椎存在巨大突出游离髓核，脊髓受压严重。如行腰椎手术，患者麻醉插管时颈部过伸，或术中长时间俯卧位，均可能导致颈脊髓缺血加重，术后出现四肢感觉运动障碍，甚至截瘫可能。

该病例颈椎病无临床症状，仅查体时发现四肢腱反射活跃这一体征，病理征阴性也成为了混淆诊断和麻痹医生的重要方面。这一病例给了我们很好的教育警示作用，对于任何一名患者，详细的查体是必不可少的，不放过任何一个可疑的体征或检查结果，认真分析可能存在的病因，这样才能使我们在诊疗过程中带给患者更安全、更有效的治疗。

病例五

MI-TLIF 单侧入路双侧减压治疗腰椎滑脱伴腰椎管狭窄症

▶ **病例信息**

基本信息：女性患者，70岁，农民。

主诉：间断性腰痛4年，加重伴间歇性跛行3周。

现病史：患者4年前无明显诱因出现腰部疼痛，疼痛呈间断性钝痛，1年前腰部疼痛症状加重并双下肢疼痛（疼痛范围：臀部—大腿后方—小腿外侧），以左侧为著，行走50m后呈间歇性跛行表现，休息后可轻度缓解。

既往史：高血压病史6年，血压最高180/90mmHg，长期口服硝苯地平缓释片25mg，1次/日，目前血压控制在130/75mmHg左右；糖尿病病史6年，长期口服二甲双胍片0.5g，1次/日，血糖控制在正常水平。

专科检查：步入病房，跛行步态。腰椎活动受限。腰4、5棘间压痛，双侧椎旁压痛，疼痛无放射；双侧梨状肌区压痛阴性；双侧股神经牵拉试验阴性；左侧直腿抬高试验阳性（45°），加强试验阴性，余四肢查体未见明显异常。反射及病理征无异常。左下肢疼痛VAS评分6分，右下肢VAS评分4分，腰痛VAS评分5分。

辅助检查：图1~图3。

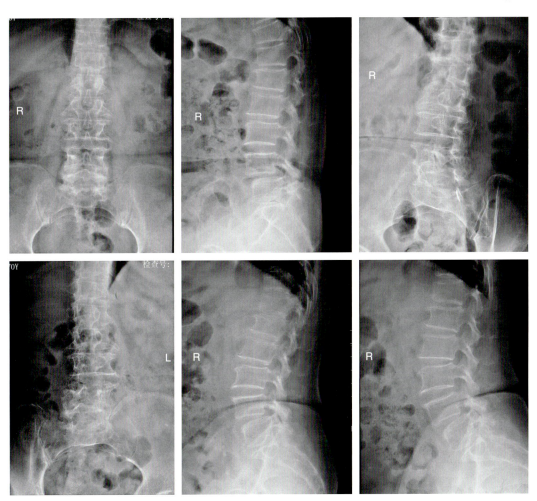

图1　腰椎X线片：腰4/5节段失稳。

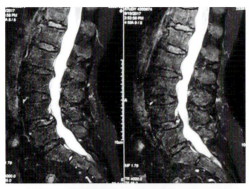

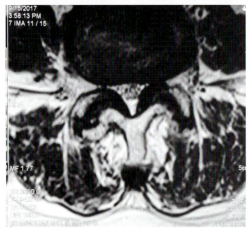

图2 腰椎MRI：腰4/5节段黄韧带肥厚，双侧侧隐窝狭窄。

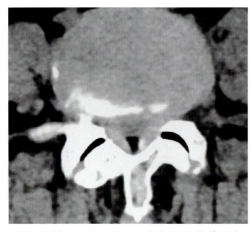

图3 腰椎CT片：腰4/5小关节退变，椎管狭窄。

诊断：

（1）腰4椎体滑脱伴腰椎管狭窄症。

（2）2型糖尿病。

▶ 诊疗思路

根据患者病史、术前体检、辅助检查，腰4椎体滑脱症（Ⅰ度），腰椎管狭窄症诊断明确。治疗目的为神经减压并恢复、稳定脊柱矢状位序列。

▶ 手术方案

腰椎后路Quadrant通道下神经探查减压、MI-TLIF内固定术。

▶ 手术过程

全麻成功后，患者俯卧位。于腰4/5左侧距后正中线4cm做一纵行切口，长约4cm。于椎旁肌间隙探及腰4/5左侧关节突关节，安装逐级扩张通道，安装蛇形臂固定，安装通道光源。通道直视下切除腰4下关节突、腰5部分上关节突（图4）。咬除相应平面黄韧带后显露神经根，向内侧咬除部分部分椎板至棘突根部，向对侧摇床调整视野，咬除对侧肥厚黄韧带减压神经，并透视确认减压位置充分；处理腰4/5椎间隙，植入自体及异体骨粒，椎间融合器置入腰4/5椎间隙。置入腰4、5双侧椎弓根螺钉并置入连接棒。术毕。

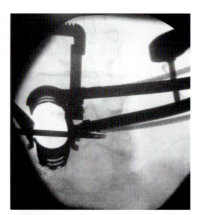

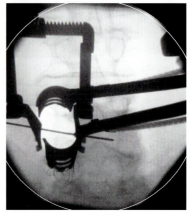

图4 术中对腰5左侧神经根进行精确减压。透视确认减压范围涉及对侧侧隐窝区域。

▶ 术后结果

术后第 2 天（图 5）：双下肢放射痛 VAS 评分 1 分，腰痛 VAS 评分 2 分。

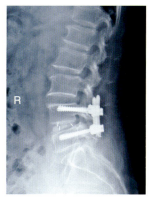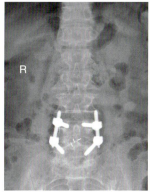

图 5 腰椎正侧位 X 线片：内固定位置良好

▶ 随访资料

术后 1 个月：

· 内固定位置良好。

· 下肢疼痛 VAS 评分 1 分；腰痛 VAS 评分 0 分。

术后 3 个月：

· 内固定位置良好，椎间植骨确切。

· 下肢疼痛 VAS 评分 0~1 分，腰痛 VAS 评分 0 分。

▶ 讨论与思考

手术治疗腰椎管狭窄症的关键是针对性切除导致神经压迫的病变结构，旨在减少医源性创伤，而单侧入路双侧减压术符合这样的理念。单侧入路双侧减压术既减少了对椎旁肌的剥离，又保留了棘突、棘间韧带、棘上韧带和对侧的部分椎板及关节突关节等脊柱后部结构，在彻底减压和维持脊柱稳定性的前提下，最大限度地减少了手术创伤。

通常我们选择影像学表现狭窄相对严重或神经压迫症状严重的一侧进入，进行对侧减压时应先仔细分离黄韧带与硬脊膜或神经根之间的间隙，另外，单侧入路双侧减压，视野及光线条件不佳，应仔细操作，避免神经损伤或硬膜囊撕裂情况出现。

此外需要注意的是，单侧入路双侧减压术有一定的适应证，对于椎间盘双侧明显突出、双侧神经根管严重狭窄及椎间盘明显钙化的患者，单侧入路可能存在减压不彻底的情况，因此在单侧入路的适应证选择上需要格外谨慎。

三、通道下微创斜外侧入路椎间融合术（MI-OLIF）

病例六

MI-OLIF 在腰椎翻修手术中的应用

▶ 病例信息

基本信息：女性患者，77 岁，退休。

主诉：腰痛伴右下肢冰凉 1 个月，加重 5 天。

现病史：患者 1 个月前无明显诱因出现腰背部疼痛，活动后加重，休息时缓解。5 天前腰部疼痛加重，以"腰椎管狭窄症"收入院。

既往史："高血压病"40 年。半个月前诊断"冠状动脉粥样硬化性心脏病"，住院期间出现"消化道出血、急性胃肠炎"。10 年前于外院行"胸椎管狭窄症后路椎板减压术"，4 年前行"胸椎管狭窄症后路探查减压内固定术"。

专科检查：轮椅入病房。腰 3、4 棘突及椎旁压痛明显伴右下肢放射痛。右侧股神经牵拉试验阳性；左侧踇长伸肌肌力Ⅲ级 +，右侧伸膝肌力Ⅳ级、踝背伸肌力Ⅲ级、跗背伸肌力Ⅱ级，右侧足下垂；右大腿前方及小腿内侧针刺痛觉减退；四肢余查体未见明显异常。腰腿痛 VAS 评分均为 8 分；ODI 90%，JOA 评分 8 分。

辅助检查：图 1~图 3。

心电图：窦性心律，T 波低平。
心脏彩超：左房略大，超声心动图大致正常。
下肢血管彩超：左小腿肌间静脉血栓形成。
骨密度：腰 4 椎体骨量正常 T =1.7，桡骨远端骨量减少 T=-2.1，髋关节骨质疏松 T=-3.0。

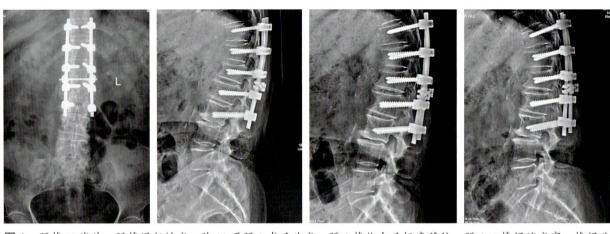

图 1 腰椎 X 线片：腰椎退行性变，胸 11 至腰 3 术后改变，腰 3 椎体向后轻度移位。腰 3/4 椎间隙变窄，椎间孔区狭窄。

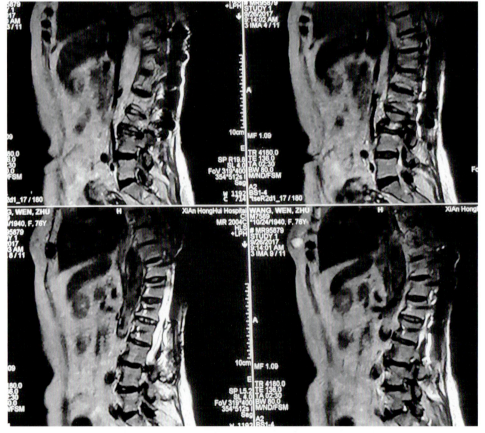

图 2 腰椎 MRI：胸 11 至腰 3 术后改变，腰 3 椎体向后轻度滑移，腰 3/4 椎管狭窄。

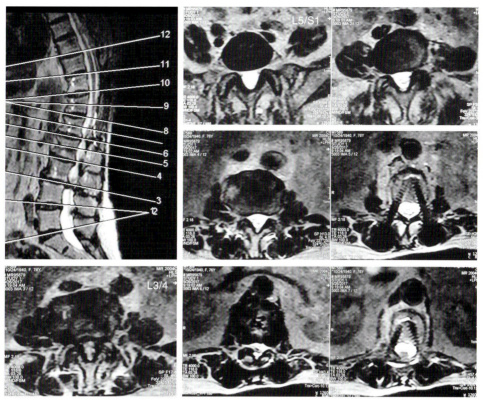

图 2（续）

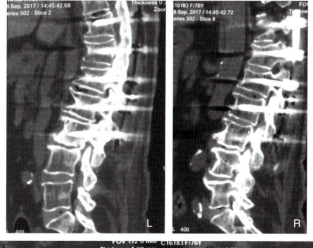

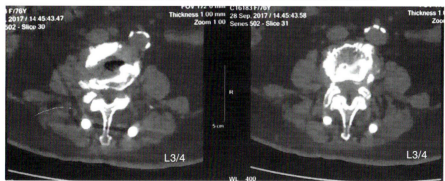

图 3 腰椎 CT 片：胸 11 至腰 3 术后改变，内固定位置及形态良好。腰 3/4 椎管狭窄，黄韧带增厚，无明显钙化。

诊断：

（1）腰椎管狭窄症（L3/4，Lee 1 型）。

（2）冠心病陈旧性心肌梗死。

（3）高血压 3 级。

（4）胸椎管狭窄症术后。

▶ **诊疗思路**

根据患者病史、术前体检、辅助检查，腰 3/4 椎管狭窄症诊断明确。根据主诉及查体，患者疼痛症状集中于腰部及右下肢腰 4 神经根支配区。根据病情可明确患者需行腰 3/4 节段椎管及双侧神经根减压，且需行融合手术避免腰 3 椎体失稳进一步加重。利用腰椎斜前方入路椎间融合术（OLIF）可避开原手术区域瘢痕，通过对 L3/4 椎间隙的整体撑开，可达到椎管、双侧侧隐窝及椎间孔的减压效果。

▶ **手术方案**

腰椎斜前方入路椎间融合术（OLIF）。

▶ **手术过程**

全麻后，患者右侧卧位。透视下行腰 3/4 椎间隙体表标记，常规消毒，铺巾。于标记的椎间隙前方 5cm 处做一 4cm 斜行切口，逐层分离腹外斜肌、腹内斜肌、腹横肌纤维及腹横筋膜。手指分离腹膜组织并将其推向腹侧，到达腰大肌前缘。于此处插入定位导杆，G 型臂透视确认腰 3/4 间隙无误，安装逐级扩张套管及扩张式工作通道，蛇形臂固定、接入光源。通道直视下切除腰 3/4 椎间盘，处理腰 3/4 椎间隙上下终板，试模确定椎间融合器尺寸，生理盐水冲洗椎间隙后植入同种异体骨的椎间融合器。透视确认融合器位置及形态良好，椎间隙高度恢复。冲洗逐层缝合，包扎。术毕。

手术时间 1h，术中出血 60ml。

▶ **术后结果**

术后第 2 天（图 4）：右下肢放射痛 VAS 评分 2 分；腰痛 VAS 评分 2 分。

▶ **随访资料**

患者术后 3 个月突发脑梗死未行进一步检查。

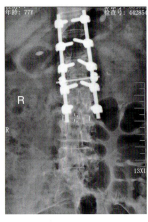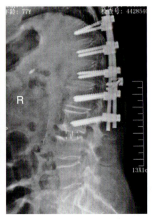

图 4 腰椎正侧位 X 线片：融合器及内固定位置良好。

▶ **讨论与思考**

患者既往身体状况较差，半个月前因"冠心病陈旧性心肌梗死""消化道出血""急性胃肠炎"在内科行保守治疗。患者如行后路手术，需取出内固定，暴露范围大，手术时间长，麻醉及手术风险增加，且因瘢痕粘连可能导致脑脊液漏或神经损伤。为缩短手术时间，减少并发症，提高手术安全性，选择 OLIF 手术进行斜外侧融合，间接减压椎管及双侧神经根管。患者因既往胸椎管狭窄症术后后遗症，右足为下垂状态，平日下地活动量较少，对术后活动强度要求不高，后路可不行螺钉内固定。

病例七

双节段 OLIF 治疗腰椎失稳症

▶ **病例信息**

基本信息：女性患者，54 岁，农民。

主诉：腰痛 10 年，加重伴左下肢麻木 2 年。

现病史：患者 10 年前体力劳作后感腰部疼痛，卧床休息后缓解，劳累后腰痛症状再次出现，在当地医院行保守治疗后症状缓解。近 2 年感腰痛症状较前加重并伴有左下肢麻木，间断出现跛行。

既往史：无异常。

专科检查：步入病房，跛行步态。腰椎活动受限。腰 3~5 棘间压痛、叩击痛阳性；腰 4/5 左侧椎旁叩击痛、并向左下肢放射。双侧梨状肌区压痛阴性。双侧股神经牵拉试验阴性。双侧直腿抬高试验阳性（60°），加强试验阴性；左小腿外侧及足背感觉较对侧减退；余四肢查体未见明显异常。腰痛 VAS 评分 6 分，腰椎 ODI 43%。

辅助检查：图 1~图 3。

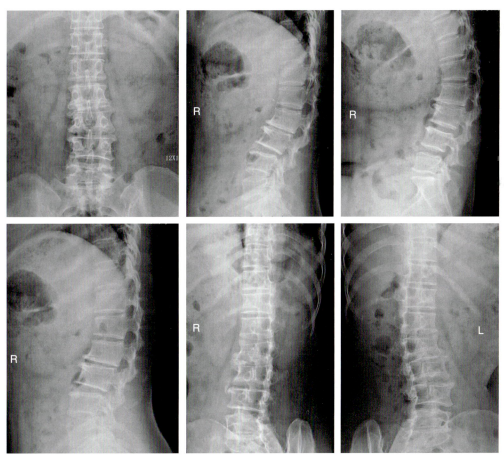

图 1　腰椎 X 线片：腰椎退行性变，腰 3/4、4/5 椎间盘病变待排除。腰 3/4、腰 4/5 节段失稳。

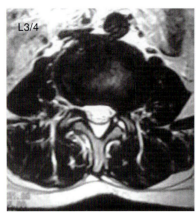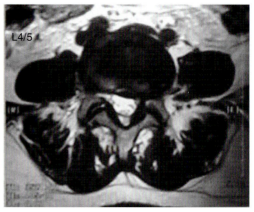

图 2 腰椎 MRI：腰 3/4、腰 4/5 椎间盘突出，其中腰 4/5 平面黄韧带增厚，左侧神经根受压继发性腰椎管狭窄。

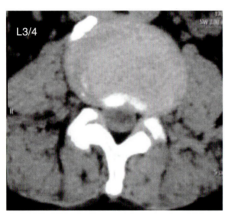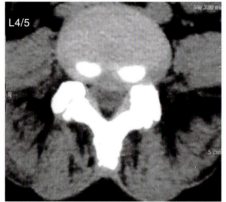

图 3 腰椎 CT 片：腰 3/4、腰 4/5 双侧小关节增生。

诊断：

（1）腰椎管狭窄症（L4/5 Lee 2.1 型）。

（2）腰椎失稳症（L3/4、L4/5）。

▶ **诊疗思路**

根据患者病史、术前体检、辅助检查，腰椎间盘突出症（L4/5）、腰椎失稳症（L3/4、L4/5）诊断明确。影像学提示腰 4/5 平面左侧神经根受压继发性腰椎管狭窄。

▶ **手术方案**

腰椎失稳症前路 OLIF、后路经皮椎弓根螺钉内固定术。

▶ **手术过程**

全麻成功后，患者右侧卧位。于腰 4 椎体侧方投影中线前方 6cm 行一长约 5cm 手术切口，依次切开皮肤及皮下组织，沿肌纤维钝性分离腹部肌肉，并向腹侧推挤腹膜，沿腰大肌前沿确定安全窗及椎间隙。透视确认椎间隙无误。安装逐级扩张通道。切开纤维环，摘除髓核组织，处理腰 3/4 椎间隙，植入椎间融合器及同种异体骨粒；同法处理腰 4/5 椎间隙。透视见融合器位置良好，冲洗伤口、止血、置入引流管、缝合包扎。患者改俯卧位，置入腰 3~5 双侧椎弓根螺钉。术毕。

▶ **术后结果**

术后第 1 周（图 4）：腰痛 VAS 评分 2 分。

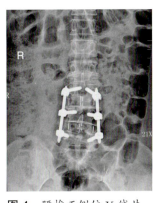
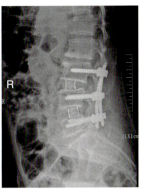

图4 腰椎正侧位X线片：内固定位置良好。

▶ **随访资料**

术后1个月：
- 内固定位置良好。
- 左下肢疼痛VAS评分1分，腰痛评分0分。
- 治疗改善率83.3%。

术后6个月：
- 内固定位置良好，椎间植骨确切（图5~图6）。
- 左下肢疼痛VAS评分1分，腰痛VAS评分0分。
- 腰椎JOA评分26分，治疗改善率87.5%。

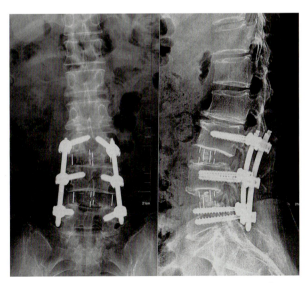

图5 术后6个月X线片：内固定及椎间融合器位置良好。

▶ **讨论与思考**

结合患者主诉以腰痛为主，伴有左下肢麻

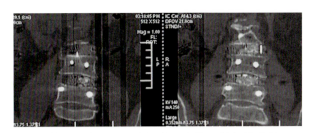

图6 术后6个月CT平扫片可见椎间骨小梁连接。

木症状。其中腰部症状仰卧体位缓解明显，提示以应力性疼痛为主，结合影像学检查，考虑腰椎失稳症诊断。治疗以椎体间融合、稳定腰椎为主要目的，可以选择的手术治疗方案包括各种椎间融合手术[1-2]。OLIF具有创伤小，不干扰神经的特点，是相对微创的选择。在选择OLIF病例中，尤其是伴有下肢症状的患者，可能是大家比较纠结的情况，通常情况下只有在我们预估通过撑开椎间高度、稳定椎体后能够缓解患者下肢症状的情况下，OLIF才应该被选择。通常需要考虑的因素包括：患者的骨质疏松情况、小关节僵硬程度及非应力情况下根性症状缓解情况等。本例患者无明显骨质疏松、小关节无严重退变增生、动态位X线片显示椎间活动度明显，且仰卧时下肢症状缓解明显，结合阅片，可以认为前方的撑开及稳定能够解决其下肢症状。

术中谨慎选择手术通道，corridor窗是避免术中、术后并发症的关键；另外术中需要在安置定位针，打入椎间融合器等关键步骤进行术中透视以明确操作处于较佳位置。

参考文献

[1] Gabel B C, Reid H, William T. An algorithm to predict success of indirect decompression using the extreme lateral lumbar interbody fusion procedure[J]. Cureus, 2015, 7(9): e317.

[2] Navarro-Ramirez R, C Berlin, G Lang, et al. A new volumetric radiological method to assess indirect decompression after XLIF using a high resolution intraoperative CT[J]. World Neurosurgery, 2017, (9): 109.

病例八

MI-OLIF、后路通道下椎板开窗减压治疗腰椎管狭窄症

▶ *病例信息*

基本信息：男性患者，39岁，农民。

主诉：腰痛伴右下肢间断性疼痛8年余。

现病史：患者8年前无明显诱因出现腰痛及右下肢放散性疼痛（范围：右臀部—股骨后侧—小腿外侧），休息后可缓解，劳累加重。近期感上述症状较前加重并伴有右下肢麻木，卧床休息、局部按摩等保守治疗后症状未缓解、且进一步加重。

既往史：无异常。

专科检查：步入病房，跛行步态。腰椎活动受限。腰4、5棘突压痛，双侧椎旁压痛阴性，无下肢放射痛。双侧梨状肌区压痛阴性；右侧直腿抬高试验阳性，右小腿外侧痛觉减退。四肢余查体无异常。右下肢疼痛VAS评分6分，腰痛VAS评分4分；腰椎JOA评分6分。

辅助检查：图1～图3。

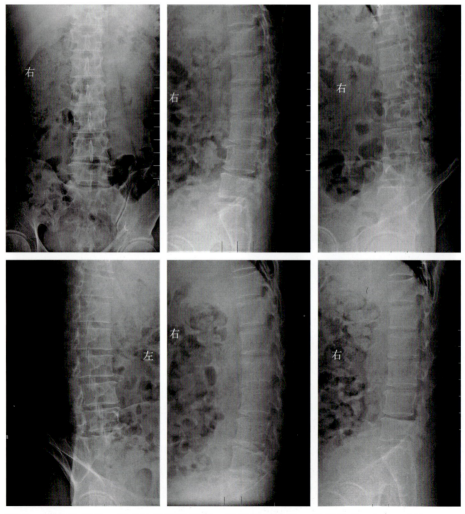

图1 腰椎X线片：腰4/5椎间隙变窄，腰椎退行性变，腰椎后凸。LL：-14°

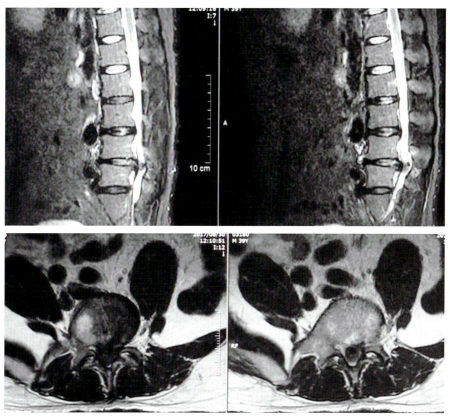

图2 腰椎MRI：腰4/5椎间盘突出（中央偏右型）合并相应节段椎管狭窄，腰4/5椎体水平双侧神经根受压。

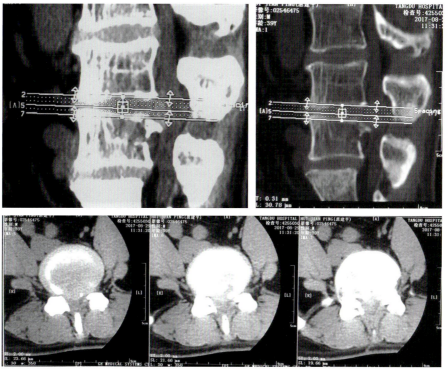

图3 腰椎CT片：腰4/5椎间盘突出（中央型）合并相应水平椎间盘钙化形成；腰4/5双侧关节突增生、骨赘，关节突关节退变。

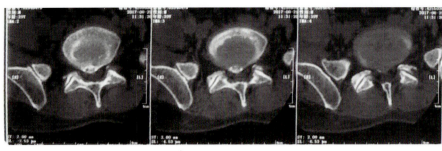

图 3（续）

诊断：腰椎间盘突出症（L4/5，中央型）。

▶ **诊疗思路**

根据患者病史、术前体检、辅助检查，腰椎间盘突出症（L4/5 中央型）诊断明确。患者既往有长期腰痛病史，且腰椎正常前凸曲度消失，手术治疗目的期望在改善患者临床症状的同时尽可能在一定程度上恢复腰椎生理前凸。遂建议行 OLIF 联合后方通道下减压固定。

▶ **手术方案**

腰椎侧前路 OLIF、后路通道下神经减压内固定术。

▶ **手术过程**

全麻成功后，取右侧卧位。术前拍 X 线正侧位片明确患者体表定位，并标记腰 4/5 节段，常规消毒，铺单。按照术前腰 4/5 间隙标识前方行 5cm 手术切口，依次切开皮肤及皮下组织，手指钝性分离腹部肌肉，并向腹侧推挤腹膜，沿腰大肌前沿确定安全窗及间隙（图 4）。放置定位针后透视位置良好，依次放入逐级扩张套筒及工作通道，切开纤维环，摘除髓核组织并处理椎间隙，依次试模，放入前凸角为 6°的融合器及异体骨，透视位置良好（图 5）。冲洗止血，伤口美容缝合。

侧前路手术结束后改为俯卧位，重新消毒铺单。于腰 4/5 右侧距后正中线 3cm 做一纵行切口，长约 4cm。于椎旁肌间隙探及腰 4 右侧椎板下缘，安装逐级扩张通道。行椎板开窗，充分松解减压腰 5 右侧神经根。置入腰 4、5 双侧椎弓根螺钉。术毕。

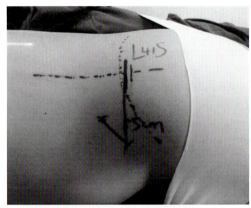

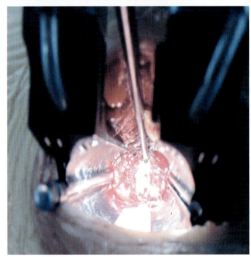

图 4 侧前路体位及术中通道建立。

▶ **术后结果**

术后 1 周：右下肢放射痛 VAS 评分 2 分；腰痛 VAS 评分 2 分。

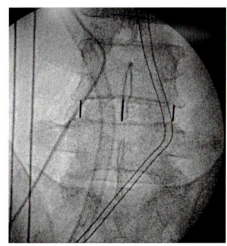

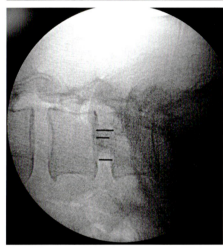

图 5　术中透视确认椎间融合器位置。

▶ 随访资料

术后 1 个月：

· 内固定位置良好（图 6）。

· 左下肢放射痛 VAS 评分 1 分；腰痛 VAS 评分 0 分。

· 腰椎 JOA 评分 25 分，治疗改善率 85.3%。

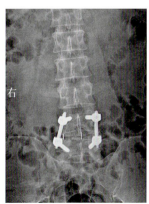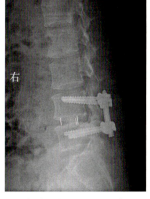

图 6　术后 1 个月腰椎正侧位 X 线片：内固定位置良好，LL：0°

术后 3 个月：

· 内固定位置良好，椎间植骨确切（图 7），LL：10°。

· 右下肢放射痛 VAS 评分 0~1 分，腰痛 VAS 评分 0 分。

· 腰椎 JOA 评分 20 分，治疗改善率 89.5%。

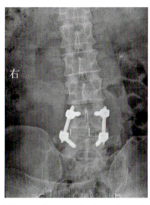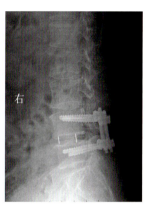

图 7　术后 3 个月：内固定位置良好。

▶ 讨论与思考

影像学显示，腰 4/5 椎间盘中央型突出，椎间盘钙化、椎间隙变窄，导致腰 5 右侧神经根在此处受压。患者的治疗应以神经减压为主要目的，但是患者为体力劳动者，长期存在腰部疼痛，考虑与椎间盘退变相关。关于手术方式主要有如下两种选择：

· 单纯减压，如侧路椎间孔镜，手术可将中央型突出的椎间盘摘除，同时可以利用镜下动力系统去除腰 4/5 右侧关节突关节增生的骨赘，达到腰 5 右侧神经根的减压；但是患者长期慢性腰部疼痛的症状可能与椎间隙退变相关，单纯减压或难以解决，且不能改善腰椎曲度。

· 神经减压、椎间融合，如 MI-TLIF，患者腰椎生理曲度消失，但是相对而言腰椎侧前路 OLIF、后路通道下减压内固定术，既可将腰 4/5 椎间隙高度恢复，改善患者腰部疼痛症状，同时 OLIF 独特的 cage 设计有 6° 前凸角，可在一定程度上改善腰椎后凸畸形。

病例九

MI-OLIF 治疗腰椎退变性侧弯

▶ **病例信息**

基本信息：女性患者，49 岁，农民。

主诉：腰痛 5 年余，加重 1 个月。

现病史：患者于 5 年前劳作后出现腰背部疼痛，可忍受，未进一步诊治。1 个月前患者自觉行走及久坐后腰部疼痛不适较前加重，予以口服药物、理疗等保守治疗，效果欠佳。

既往史：无异常。

专科检查：脊柱生理曲度存在，颈胸段无压痛、叩击痛；腰 2/3、腰 3/4 棘突间隙及椎旁压痛，无双下肢放射痛；双侧直腿抬高试验阴性；四肢肌力、感觉未见明显异常；双侧膝反射、踝反射（++）；四肢病理征未引出。腰痛 VAS 评分 7 分。

辅助检查：图 1~ 图 3。

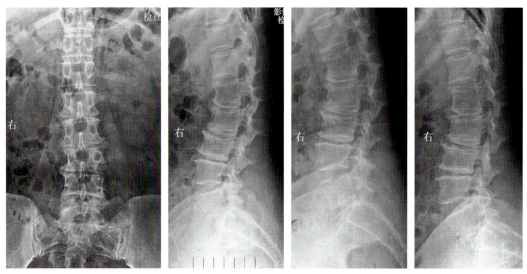

图 1　腰椎 X 线片：腰椎生理曲度变直，脊柱轻度侧弯（Cobb 角 15°）；腰 1~4 椎间隙变窄；腰椎退行性改变。

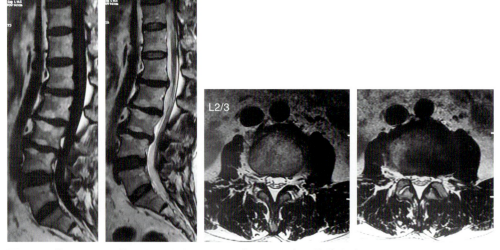

图 2　腰椎 MRI：腰椎退行性改变，腰 2~4 椎间隙变窄，椎管内未见明显压迫。

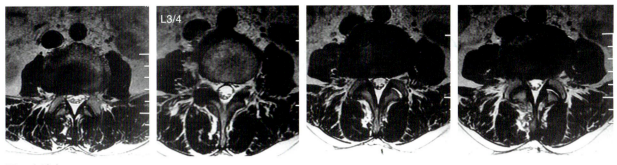

图 2（续）

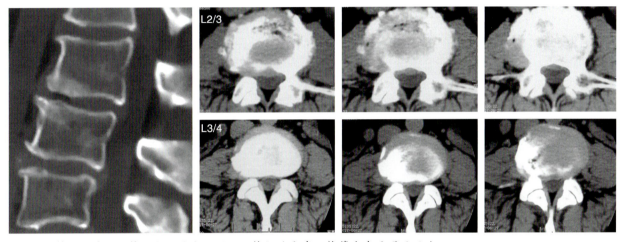

图 3　腰椎 CT 片：腰椎退行性改变，腰 2~4 椎间隙变窄，椎管内未见明显压迫。

诊断：腰椎退变性侧弯。

▶ 诊疗思路

根据患者病史、术前体检、辅助检查，腰椎退变性侧弯诊断明确，无神经损伤表现。成人退变性脊柱侧凸有年龄较大、病程长、合并症多等特点。对保守治疗效果差的病患，手术可解除神经压迫、矫正畸形、重建稳定，是有效的治疗手段。患者为中年女性，目前主要临床症状表现为腰痛、间歇性跛行，PI 角正常，无矢状面失衡表现，影像学资料表明腰椎管轻度狭窄，腰椎侧突及后凸畸形，因此，针对该患者，我们选用腰椎斜外侧入路椎间融合术。

▶ 手术方案

腰椎斜外侧入路椎间融合术。

▶ 手术过程（图 4~图 6）

全麻，右侧卧位。G 型臂透视行腰 2~4 椎间隙体表定位，常规消毒，取左腹部前外侧，沿腹外斜肌走行斜切口 5cm，依次切开皮肤、皮下组织，钝性分离腹外斜肌肌腱膜及腹内外斜肌、腹横肌及腹横筋膜，从腹部大血管鞘及腰大肌之间进入，向后分离暴露腰 2/3、腰 3/4 椎间隙，在 C 型臂机定位下将导针穿入椎间隙，保持与椎间隙平行，大致位于椎体前后缘中份。套入扩张管逐级扩张，置入撑开系统撑开。直视下切除腰 2/3、腰 3/4 椎间盘，处理终板，试模测量后取同种异体骨颗粒填入椎间融合器，生理盐水冲洗后，将融合器植入椎间隙，透视见生理曲度恢复满意。逐层缝合切口，敷贴包扎。

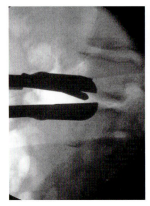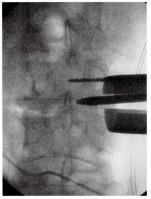

图4 术中：插入导针，确定椎间隙。

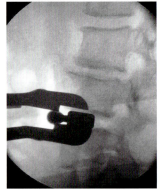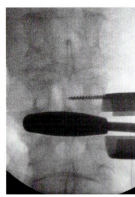

图5 术中：置入试模。

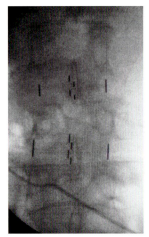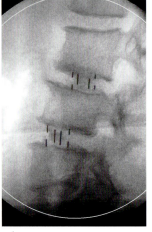

图6 术中透视确认融合器位置。

▶ **术后结果**（图7）

术后第2天：腰痛 VAS 评分 4 分。

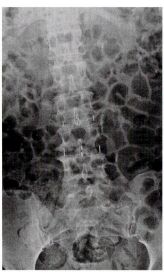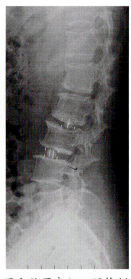

图7 腰椎正侧位 X 线片：内固定位置良好，腰椎侧弯纠正良好（Cobb 5°）。

▶ **随访资料**

术后 3 个月：

· 内固定位置良好（图 8）。

· 腰痛 VAS 评分 2 分。

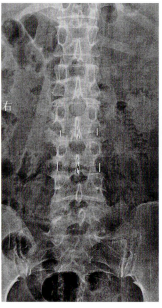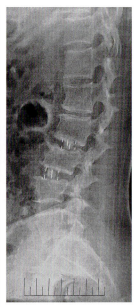

图8 术后 3 个月影像表现。

术后 6 个月：

· 内固定位置良好（图 9）。

· 腰痛 VAS 评分 1 分。

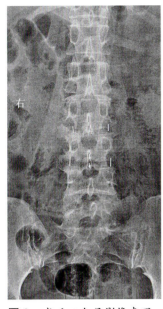
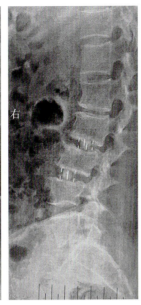

图 9 术后 6 个月影像表现。

▶ 讨论与思考

该患者主要临床表现为难以忍受的腰背部疼痛，无双下肢神经症状，保守治疗效果不佳。腰椎过伸过屈位 X 线片提示腰椎稳定性较好，骨量正常，手术的主要目标为矫正侧突畸形，术前 X 线片示 Cobb 角较小，因此我们选取单纯 OLIF 融合，术后下地活动佩戴腰围，定期门诊复查。如随访过程中出现失稳及失稳引起腰痛症状，再辅以后路经皮内固定。

成人退变性脊柱侧凸有年龄较大、病程长、合并症多等特点。对保守治疗效果差的病患，手术可解除神经压迫、矫正畸形、重建稳定，是有效的治疗手段，但传统的矫形手术，如后路椎间融合术（PLIF）、经椎间孔椎间融合术（TLIF）、前路椎间融合术（ALIF）等，一般固定融合节段长、创伤大，需剥离椎旁肌，切除椎板或关节突，牵拉神经，可致椎旁肌缺血挛缩、失神经支配、神经损伤、大血管损伤等。OLIF 较其他手术方案的优势主要表现为：从腹膜后进入，除需分离部分腰大肌外，不损伤椎旁肌、前后纵韧带、小关节、椎板，对脊柱稳定性无影响，手术创伤小、早下地、早出院。

病例十

MI-OLIF 治疗双节段腰椎管狭窄症

▶ 病例信息

基本信息：女性患者，60 岁，农民。

主诉：腰痛伴左下肢疼痛半年，加重 1 个月。

现病史：患者半年前劳累出现腰痛伴左下肢疼痛，休息后可缓解，因不影响生活，未行进一步诊治。1 个月前患者自觉左下肢疼痛症状加重，尤以下地活动后疼痛明显，休息后可缓解。于我院行 X 线片示腰 3 椎体向前移位，腰 4 椎体向后滑脱；腰椎 MRI 提示"腰椎间盘突出，继发腰 3 至骶 1 水平椎管狭窄，腰 3/4、腰 4/5、腰 5/骶 1 水平双侧神经根受压，腰椎退行行改变"。

既往史：无异常。

专科检查：脊柱生理曲度存在，无侧弯及后凸畸形；腰 3~5 棘突间隙轻压痛；无双下肢放射痛；左侧直腿抬高试验阳性（50°），加强试验阳性；右侧直腿抬高试验阴性；四肢感觉、肌力、肌张力无明显异常；双侧膝反射、跟腱反射（++）；四肢病理征未引出。腰痛 VAS 评分 6 分，腿痛 VAS 评分 5 分。

辅助检查：图 1~图 3。

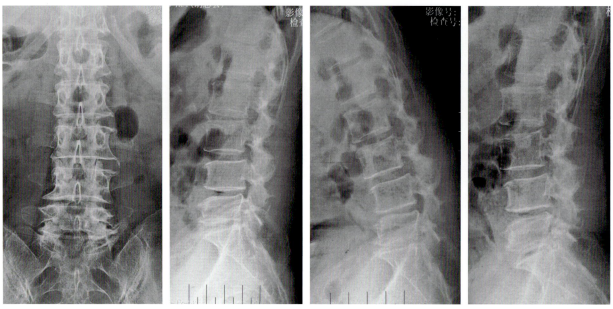

图 1　腰椎 X 线片：腰椎生理曲度变直，腰 3/4、腰 4/5 椎间隙变窄；腰椎退行性改变。

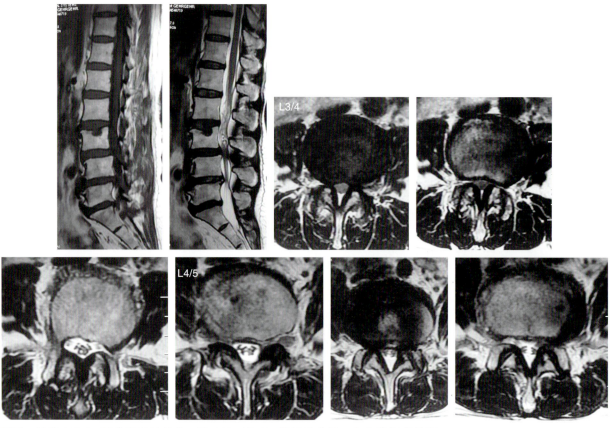

图 2　腰椎 MRI：腰椎退行性改变，腰 3/4、腰 4/5 椎间隙变窄，中央管轻度狭窄。

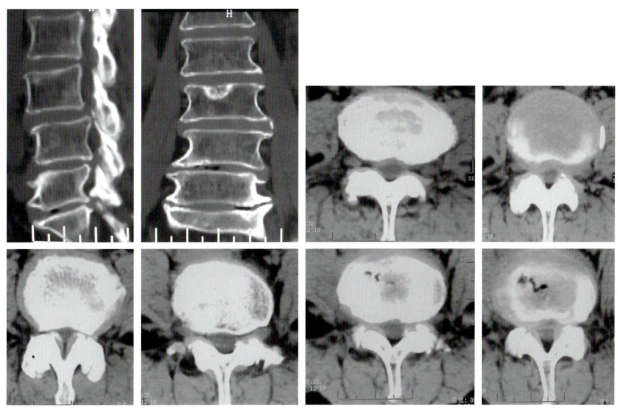

图3 腰椎CT片：腰椎退行性改变，腰3/4、腰4/5椎间隙变窄，无椎间盘及黄韧带骨化。

诊断：腰椎管狭窄症（L3/4、L4/5，Schizas分级C级）。

▶ **诊疗思路**

根据患者病史、术前体检、辅助检查，腰椎管狭窄症诊断明确，椎管狭窄程度较轻。传统的PLIF、TLIF均可达到有效的临床效果，但传统手术方案创伤大、出血多，神经硬膜损伤可能性较高。OLIF经血管肌肉间隙入路，创伤小、手术风险低，且对于轻中度椎管狭窄，亦可达到满意的临床效果。因此，针对该例患者，我们选用腰椎斜外侧入路椎间融合术。患者高龄，骨量减少，为了维持椎体稳定性及防止融合器沉降，辅助后方单侧经皮椎弓根螺钉固定。

▶ **手术方案**

腰椎斜外侧入路椎间融合术联合后方单侧经皮椎弓根螺钉固定。

▶ **手术过程**

· OLIF：全麻，右侧卧位。G型臂透视行腰3~5椎间隙体表定位，常规消毒，取左腹部前外侧沿腹外斜肌走行斜切口5cm，依次切开皮肤、皮下组织，钝性分离腹外斜肌肌腱膜及腹内外斜肌、腹横肌及腹横筋膜，从腹部大血管鞘及腰大肌之间进入，向后分离暴露腰3/4、腰4/5椎间隙，在C型臂机定位下将导针穿入椎间隙，保持与椎间隙平行，大致位于椎体前后缘中份。套入扩张管逐级扩张，置入撑开系统撑开。直视下切除腰3/4、腰4/5椎间盘，处理终板，试模测量后取同种异体骨颗粒填入椎间融合器，生理盐水冲洗后，将融合器植入椎间隙，透视见生理曲度恢复满意。逐层缝合切口，敷贴包扎。

·后方经皮内固定：俯卧位，G型臂透视行腰3~5左侧椎弓根体表投影，常规消毒。于体表投影分别纵行切开1cm长切口，透视下将穿刺针置入腰3~5左侧椎弓根，确定位置无误后，沿穿刺针置入导针，再次透视确定位置无误，沿导针置入椎弓根螺钉（L3：6.5mm×45mm多轴，L4：6.5mm×45mm多轴，L5：6.5mm×45mm多轴），安装连接棒，旋紧顶丝。透视见内固定位置复位满意。生理盐水冲洗后，逐层缝合。

▶ **术后结果**（图4）

术后第2天：腰痛VAS评分3分，腿痛VAS评分1分。

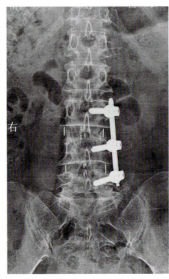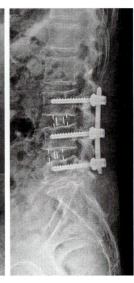

图5 术后3个月影像表现。

术后6个月：

·融合器位置良好（图6）。

·腰痛VAS评分1分，腿痛VAS评分1分。

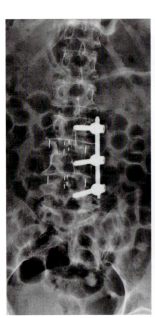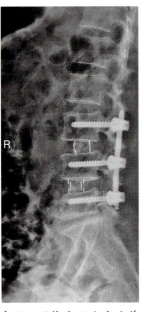

图4 X线片：内固定位置良好，腰椎生理曲度改善良好。

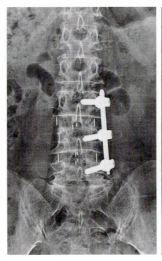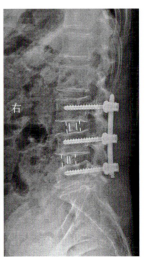

图6 术后3个月影像表现。

▶ **随访资料**

术后3个月：

·内固定位置良好（图5）。

·腰痛VAS评分2分，腿痛VAS评分1分。

▶ **讨论与思考**

该患者临床主要表现为腰痛及左下肢疼痛，但休息后症状能明显缓解，专科检查双下肢感觉、肌力、肌张力正常。患者为绝经期后女性，体力劳动者，骨量减少，且腰椎过伸过屈位X

线片提示腰 3/4、腰 4/5 有轻度失稳，手术的主要目标是在解决腰椎管狭窄的症状后，恢复腰椎稳定性。因此我们选取 OLIF 融合术联合后方单侧经皮椎弓根螺钉固定。

椎间隙高度的降低使得椎管短缩、韧带结构皱褶易突入椎管，是导致腰椎管狭窄的最重要因素之一。OLIF 技术在腰椎管狭窄症治疗中具有间接减压的作用，且临床疗效明显。骨性椎管狭窄和极外侧区的狭窄是导致侧方融合技术间接减压失败的重要原因，因此临床选择此类病例时应慎重。同时，由于 OLIF 技术间接复位的主要原理在于充分撑开椎间隙高度，因此对于那些椎间隙高度并未明显降低的患者椎间隙撑开受限，也可能导致间接减压的失败。术后椎间隙高度的维持也非常重要，融合器塌陷导致椎间隙高度的再次降低也是 OLIF 技术间接减压失败的一个重要原因。因此，对于骨量减少或稳定性不佳的患者应增加后方椎弓根钉棒系统内固定。

OLIF 的优点在于：①不进入腹膜腔，因而大大减少了腹腔脏器损伤、腹膜粘连、血管损伤、逆行射精等并发症的发生；②操作区域在椎管前方，不显露椎管，避免了对椎管内脊髓神经的干扰；③术中不破坏椎间小关节、棘突、棘突间韧带、后纵韧带，不剥离腰背肌，不切开腰大肌，这些结构对维持腰椎生理功能和力学的稳定性都有着重要的作用；④ OLIF 工作区较 DLIF 工作区偏前，而腰骶丛大部分分布在腰椎 MORO 分区Ⅲ、Ⅳ区，即椎体偏后侧，故 OLIF 神经损伤并发症发生率低；⑤可使用较大的椎间融合器，有效地改善椎间隙高度及冠矢状位平衡；⑥手术时间短，出血少，疼痛轻，住院时间较短，术后恢复快。OLIF 是近几年新出现的技术，手术相关的器械需进一步完善，需要更多解剖与影像学研究来指导临床，也需要更多的临床疗效与并发症的临床研究来验证该术式的有效性及安全性。但目前的研究已经表明，OLIF 既可实现有效的间接减压，完成腰椎椎体间融合，又可避免对椎管内结构的干扰，对脊柱后方肌肉、前后纵韧带、腰大肌等稳定结构无破坏，手术技术及器械方面也在不断改进，受到越来越多的脊柱外科医生青睐，相信 OLIF 将会不断发展完善，为更多的患者带来福音。

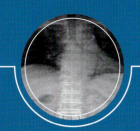

第 5 章　显微镜辅助技术

脊柱显微外科技术是指运用手术显微镜或高倍放大镜，放大手术视野进行手术操作，通过尽可能小的皮肤切口和肌肉剥离施行"钥匙孔手术"，使脊柱外科手术以最小的医源性损伤实施最有效的治疗。

早在 20 世纪 20 年代，手术显微镜已被引入外科手术领域，最初使用范围局限于耳鼻喉科、眼科、手外科以及神经外科等。显微镜技术在脊柱外科领域的发展起始于 20 世纪 70、80 年代，Caspar W 及 Williams R W 将显微镜下减压术用于腰椎间盘突出症的治疗；Hankinson H L 则将其用于颈椎前路椎间盘摘除术。在欧美等发达国家，显微外科技术一直是脊柱手术的主要方式。对于颈椎病、腰椎间盘突出、腰椎管狭窄及椎管内病变等，显微镜技术都是标准的手术方式。

由于多种原因，我国脊柱显微外科技术发展长期滞后于国际水平。随着脊柱外科领域国际交流，以及国内神经外科、骨科交流的不断深入，越来越多的脊柱外科医生认识到了显微外科技术在脊柱外科领域的重要性。近年来，脊柱显微镜技术得到了迅猛发展，成为脊柱外科最为引人注目的领域之一。目前脊柱显微镜技术已经应用于诸多方面，如颈椎病、颈椎后纵韧带骨化、腰椎管狭窄、腰椎间突出、腰椎退变性畸形、颅颈交界区畸形与寰枢椎脱位专题、脊髓空洞症、椎管内肿瘤等。其中，显微镜辅助颈椎前路技术、显微镜辅助胸椎后路技术及显微镜辅助腰椎后路技术应用最为广泛。

适应证及禁忌证

显微镜辅助脊柱外科技术与传统脊柱外科手术比较，其显微镜下技术主要体现在神经减压及肿瘤切除等精细操作方面。因此从理论上讲，显微镜技术的适应证和禁忌证与所有的传统脊柱外科手术一致，而且适应范围更广。主要适应证包括创伤、退行性病变、肿瘤、感染性病变等引起的神经压迫、脊柱序列异常及稳定性不足。

优　点

可以采用更小的手术切口，减少肌肉剥离和损伤，从而减少了手术并发症的发病率，患者痛苦少恢复快。通过同轴光源，提供明亮的视野；通过双目镜系统，提供立体视野及清晰的放大后结构，从而保证神经减压步骤更加安全、肿瘤分离更彻底。通过改善的人体工程学设计，可变焦及改变放大倍数，从而减少颈部屈曲等姿势，增加脊柱外科医生舒适度，术者不易疲劳。术者、助手及器械护士共享手术视野，利于辅助操作和年轻医生的培养。术中视频录像，便于教学及宣传。

不　足

显微镜技术本身并不存在缺点，然而由于国内脊柱外科医生普遍未受过显微镜操作训练，因此学习曲线问题值得特别注意。主要包括视野局限、目标放大等，导致术中误判目标位置、性质及误伤周围组织器官的问题。视轴与手术入路重叠的问题，致使目标区被遮挡的问题，为此需要认真调节,使视轴平行于入路轴。此外,还有焦距的持续调节以获得清晰的术野,镜下手眼协调能力培养的问题。

显微镜技术对于矫形手术意义不大。显微镜设备及相关器械费用昂贵,在基层医院难以开展及推广。

一、显微镜辅助通道下椎间盘切除术

病例一

显微镜辅助通道下髓核摘除治疗腰椎间盘突出症

▶ **病例信息**

基本信息:男性患者,54岁,农民。

主诉:腰椎术后10年,右下肢疼痛5天。

现病史:患者于10年前因"腰椎间盘突出症"于外院行"胶原酶溶核治疗"后症状缓解出院。1年后左下肢疼痛麻木加重,再次行"胶原酶溶核治疗"后症状消失出院。5天前无明显诱因,患者活动后感右侧臀部及右大腿、小腿外侧放射痛明显,症状严重、行走受限。

既往史:无。

专科检查:轮椅推入病房。脊柱外观无畸形,生理性弯曲存在。腰4至骶1棘突及右侧椎旁叩击痛(+),并向右臀部及大腿放射。双上肢活动、感觉及血运正常。右侧直腿抬高试验阳性(40°),加强试验阳性;右侧梨状肌出口压痛阳性,向大腿后侧及小腿放射;右下肢肌力因疼痛查体欠配合,右侧𨂿长伸肌肌力Ⅴ级-;右小腿外侧及足背针刺痛觉减退,余双下肢查体未见明显异常。反射及病理征无异常。右下肢放射痛VAS评分7~8分,腰痛VAS评分1~2分;腰椎JOA评分11分。

辅助检查:图1~图3。

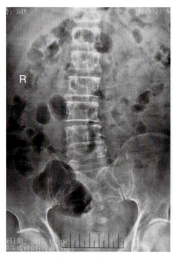 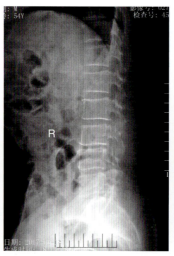 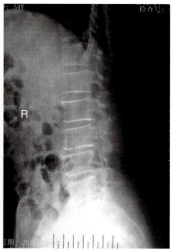

图1 腰椎X线片:腰4/5椎间盘病变待排除,腰椎骨质增生。

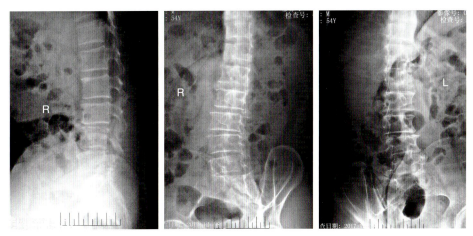

图 1（续）

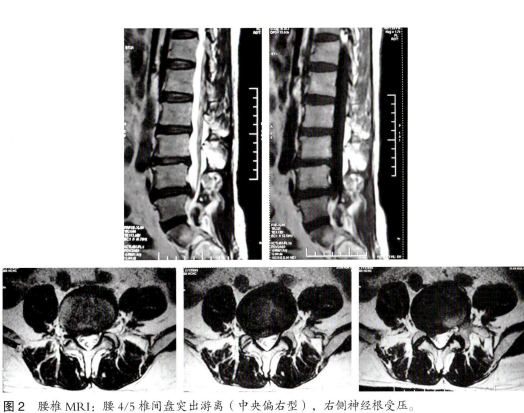

图 2　腰椎 MRI：腰 4/5 椎间盘突出游离（中央偏右型），右侧神经根受压。

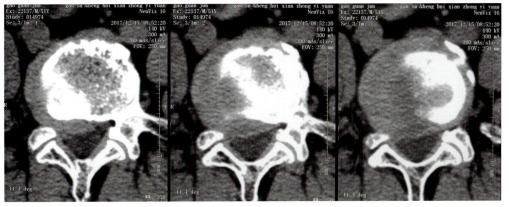

图 3　腰椎 CT 片：腰 4/5 椎间盘突出，右侧侧隐窝狭窄，神经根受压。

诊断：腰椎间盘突出症（L4/5 MSU R2B）

▶ 诊疗思路

根据患者病史、查体、辅助检查，腰椎间盘突出症（L4/5 MSU R2B）诊断明确。影像学提示腰4/5椎间盘突出游离，右侧神经根受压。考虑患者无腰痛，椎间隙高度较好，椎间盘信号尚可，终板无退变，可行单纯髓核摘除术。椎间盘突出向尾端游离，纤维环破口缝合可能性大，根据文献报道纤维环缝合较单纯摘除手术复发率低，可根据术中探查情况决定是否行纤维环缝合。患者既往多次行胶原酶溶核治疗，椎管内可能存在粘连，显微镜辅助下可提供清晰的手术视野，减少硬膜及神经损伤风险。

▶ 手术方案

腰椎后路显微镜辅助通道下髓核摘除、必要时纤维环修复术。

▶ 手术过程（手术视频1~4）

全麻后，取俯卧位，透视体表标志穿刺点。常规术区消毒，铺巾。距后正中线2cm处做一皮肤纵行切口约2cm，克氏针固定于腰4椎板下缘。沿穿刺针置入逐级扩张套管，置入工作通道。透视确认工作通道位置无误，连接显微镜。咬除部分腰4右侧椎板下缘及腰5部分椎板上缘，咬除黄韧带，见神经根及硬膜向背侧隆起，髓核突出游离并与神经根严重粘连。神经拉钩将神经根及硬膜拉向内侧，可见纤维环破裂，探查纤维环破口约6m，髓核钳摘除盘外游离髓核及盘内松动髓核组织，减压彻底，硬膜搏动明显，神经根松弛、活动度好。因纤维环破口较大，裂隙约5mm，故放弃纤维环缝合。冲洗切口，放置负压引流管1根，逐层缝合，包扎。术毕。

▶ 术后结果

术后第2天：右下肢放射痛VAS评分1~2分，腰痛VAS评分0~1分。

▶ 随访资料

术后3个月：右下肢放射痛VAS评分0分，腰痛VAS评分0~1分；腰椎JOA评分23分。

术后11个月：右下肢放射痛VAS评分0分，腰痛VAS评分0分；腰椎JOA评分27分。

▶ 讨论与思考

· 该患者腰椎间盘突出症诊断明确。根据术前影像判断，患者手术方式也可选择侧路椎间孔镜治疗。我们的考虑为：患者54岁，根据相关文献及以往椎间孔镜术后随访结果，50岁以上椎间孔镜术后复发风险较高，所以选择了微创通道下的椎板小开窗单纯椎管减压。纤维环缝合可有效修复纤维环破口，加强局部愈合能力及生物力学性能，进而可有效降低手术复发率。但需注意纤维环缝合的手术指征：①以根性症状为主的单纯腰椎间盘突出，无腰椎失稳、椎管狭窄、滑脱等其他退变性疾病；②影像学为MSU分型AB型或B型椎间盘突出且不合并钙化；③影像学检查除外严重椎间盘退变，椎间隙严重狭窄，即椎间盘退变Pfirrmann分级≤Ⅳ级；④术中探查判断破裂口<8mm，位置满足进针点距纤维环破裂口边缘有2mm以上距离，且破裂口间距<4mm，必要时可行双针平行或交叉缝合。

· 显微镜辅助下分离神经对于介入术后局部粘连的病例有明显优势，显微镜成像为三维立体影像，术中可清晰分辨增生组织、瘢痕、血管及游离髓核与神经之间的关系。对于复杂、翻修、需精细操作的手术，选择显微镜辅助可有效降低手术风险。

病例二

显微镜辅助通道下髓核摘除结合纤维环修复治疗腰椎间盘突出症

▶ **病例信息**

基本信息：男性患者，49岁，农民。

主诉：腰痛8年，加重伴左下肢疼痛1年。

现病史：患者间断性腰痛8年，休息及按摩后缓解。1个月前疼痛再次加重。给予按摩、针灸、理疗症状稍缓解。10天前疼痛加重，不能下地活动，在当地行"胶原酶溶核"治疗未见缓解。

既往史：患"2型糖尿病"两年，口服"二甲双胍""格列齐特片"，血糖控制平稳。

专科检查：腰5/骶1左侧椎旁叩击痛阳性，并向臀部放射；左侧臀部梨状肌出口轻压痛。左侧直腿抬高阳性（45°），加强试验阳性。左侧踇长伸肌肌力、胫前肌肌力Ⅳ级，四肢其余肌力正常。左小腿后外侧及足背外侧皮肤感觉减退，四肢余感觉正常。双侧肱二头肌、三头肌腱反射(+)，膝反射(左+/右++)；双侧跟腱反射(左+/右++)；病理征阴性。左下肢放射痛VAS评分7分，腰痛VAS评分4分；腰椎JOA评分10分。

辅助检查：图1~图3。

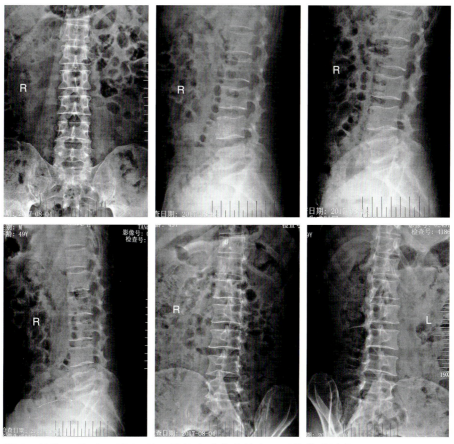

图1　腰椎X线片：腰5/骶1椎间盘病变待排除；腰椎骨质增生。

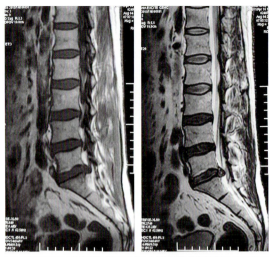
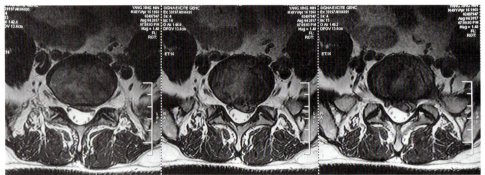

图 2 腰椎 MRI：腰 5/ 骶 1 椎间盘突出（中央偏左型），左侧神经根受压。

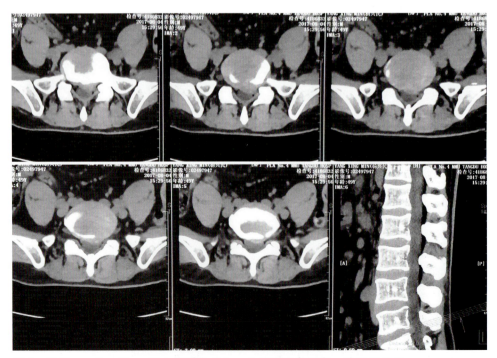

图 3 腰椎 CT 片：腰 5/ 骶 1 椎间盘突出，左侧侧隐窝狭窄，神经根受压。

诊断：
(1) 腰椎间盘突出症（L5/S1 MSU L3AB）。
(2) 2型糖尿病

▶ 诊疗思路

根据患者病史、术前体检、辅助检查，腰椎间盘突出症（L5/S1 MSU L3AB）诊断明确。患者长期保守治疗效果均欠佳。考虑患者椎间隙高度较好、椎间盘信号尚可、椎间盘突出为包容型，可行单纯髓核摘除，辅助纤维环缝合降低复发率。

▶ 手术方案

腰椎后路显微镜辅助髓核摘除纤维环缝合术。

▶ 手术过程（手术视频1~2）

全麻后，患者俯卧位，常规消毒铺单。透视下体表定位腰5/骶1椎间隙，标记。距后正中线2cm处做一皮肤纵行切口约3cm，克氏针固定于腰5椎板下缘。置入逐级扩张套管及工作通道。透视确认通道位置无误。安装、调试显微镜。咬除小部分腰5左侧椎板下缘，切除部分黄韧带。见腰5/骶1椎间盘突出，左侧侧隐窝狭窄，硬膜囊及左侧神经根受压严重。将神经根及硬膜牵向内侧，尖刀平行终板于纤维环中部切开约3m，髓核钳取出游离髓核组织，探查见减压彻底，硬膜囊搏动明显、神经根无卡压。探查见纤维环裂口条件适合修复，遂采用一次性纤维环缝合器进行缝合。冲洗，撤除扩张通道，置负压引流管1根，包扎。术毕。

▶ 术后结果

术后第2天：左下肢放射痛VAS评分2分，腰痛VAS评分2分。

▶ 随访资料

术后3个月：
- 腰5/骶1椎间盘高度同前（图4）。
- 左下肢放射痛VAS评分2分，腰痛VAS评分0~1分。
- 腰椎JOA评分20分。

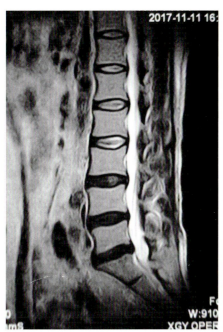
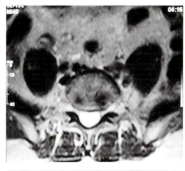
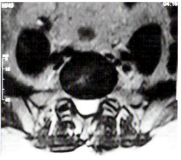

图4 术后3个月影像表现。

术后 6 个月：

· 腰 5/ 骶 1 椎间盘高度同前，无间盘突出（图 5）。

· 左下肢放射痛 VAS 评分 0 分，腰痛 VAS 评分 0 分。

· 腰椎 JOA 评分 28 分。

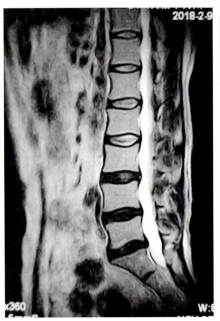
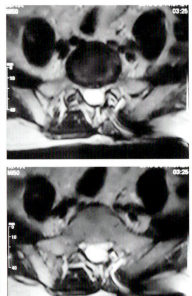

图 5　术后 6 个月影像表现。

术后 18 个月（图 6）：

· 左下肢放射痛 VAS 评分 0 分，腰痛 VAS 评分 0 分。

· 腰椎 JOA 评分 28 分。

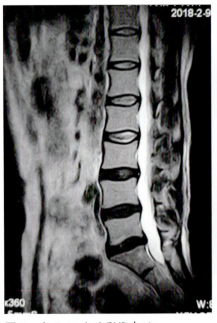
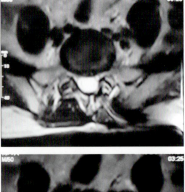
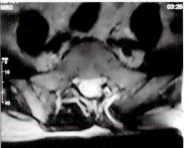

图 6　术后 18 个月影像表现。

▶ 讨论与思考

显微镜辅助下髓核摘除联合纤维环缝合创伤小，镜下分离神经对于介入术后局部粘连的病例有明显优势，纤维环缝合可有效降低复发率。

根据术前影像判断，患者腰椎间盘突出症（L5/S1 MSU L3AB）诊断明确。椎间隙高度良好，腰5/骶1椎板窗较大，间盘退变较重（Pfirrmann Ⅳ级），单纯摘除术后复发风险较高。根据之前总结的纤维环缝合适应证，该患者手术指征明确，纤维环缝合可有效修复纤维环破口，加强局部愈合能力及生物力学性能，进而可有效降低手术复发率。

显微镜辅助下髓核摘除联合纤维环缝合创伤小，镜下分离神经对于介入术后局部粘连的病例有明显优势，显微镜成像为三维立体影像，术中可清晰分辨增生组织、瘢痕、血管及游离髓核与神经之间的关系。对于复杂、翻修、需精细操作的手术，选择显微镜辅助可有效降低手术风险。

二、显微镜辅助扩张通道下 MI-TLIF 技术

病例三

显微镜辅助通道下 MI-TLIF 治疗极外侧型腰椎间盘突出症

▶ **病例信息**

基本信息：女性患者，48岁，农民。

主诉：左下肢放射痛1个月。

现病史：患者于1个月前不慎摔倒后感腰部及左臀部酸困，未予重视及治疗。10天前左臀部疼痛加重，向左小腿及足背放射，不能行走。MRI提示腰椎退行性变。

既往史：无。

专科检查：身高161cm，体重51kg，BMI 19.7kg/m²。拄拐，跛行步态。脊柱外观无畸形，生理性弯曲存在。腰5、骶1棘突及双侧椎旁压痛阳性，左侧椎旁叩击痛阳性并向左臀部放射。左侧直腿抬高试验阳性（50°），加强试验阳性，右侧阴性。左小腿外侧（较重）、足底针刺痛觉过敏，左足背稍麻木。左侧胫前肌肌力Ⅳ级，姆背伸肌力Ⅲ级。余查体未见明显异常。腰痛VAS评分2分，腿痛VAS评分8分；腰椎JOA评分5分。

辅助检查：图1~图3。

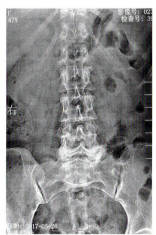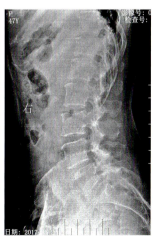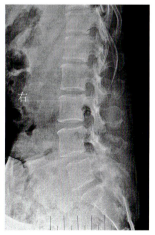

图1 腰椎X线片：腰4椎体滑脱（Ⅰ度），双斜位片见腰5右侧椎弓峡部可疑崩裂。

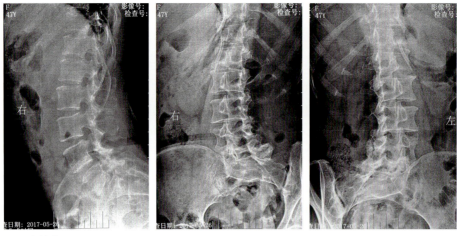

图1（续）

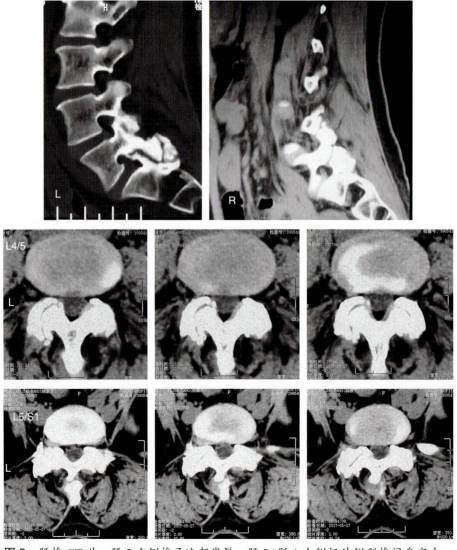

图2　腰椎CT片：腰5右侧椎弓峡部崩裂，腰5/骶1左侧极外侧型椎间盘突出，腰椎小关节骨性关节炎。

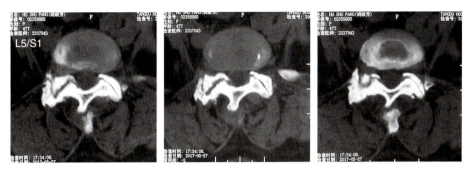

图 2（续）

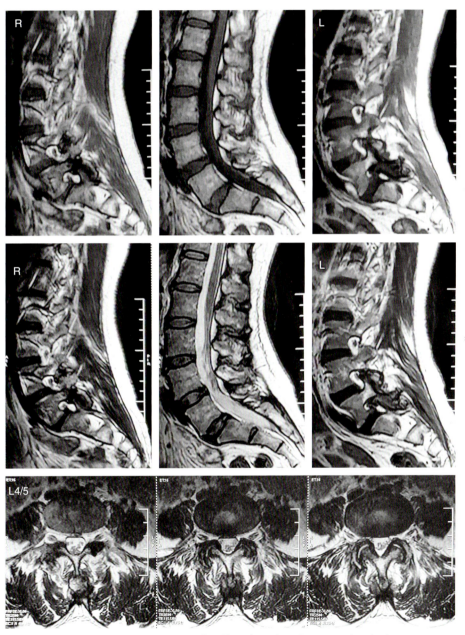

图 3　腰椎 MRI：腰 5/ 骶 1 左侧极外侧椎间盘突出，左侧腰 5 神经根受压。

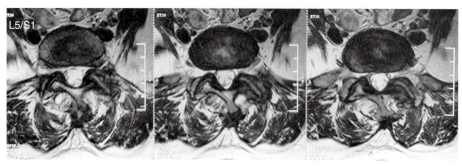

图 3（续）

诊断：

（1）腰椎间盘突出症（L5/S1 LC1）。

（2）腰 5 右侧椎弓峡部裂。

（3）腰椎退行性变：

腰 4 椎体滑脱（Ⅰ度）；

腰椎小关节骨性关节炎。

（4）左外踝陈旧性骨折。

（2）高血压 2 级。

▶ 诊疗思路

· 诊疗分析：患者临床表现为左小腿外侧（较重）、足底针刺痛觉过敏（L5 及 S1 根）。影像学提示腰 4/5 滑脱（Ⅰ度），但无明显失稳及神经压迫表现。L5/S1 左侧关节突巨大骨赘并左侧极外侧椎间盘突出。考虑左下肢放射痛来源为 L5/S1 极外侧突出压迫 L5 出行根导致，足底症状为 L5/S1 左侧关节突增生、侧隐窝狭窄所导致。

· 为明确诊断，在局麻下行选择性神经根阻滞术（图 4）。

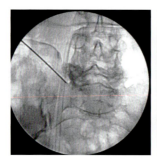 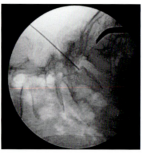

图 4 局麻下行选择性神经根阻滞术。

局麻满意后，经皮穿刺至 L5/S1 左侧椎间孔区，诱发左下肢疼痛症状，性质及部位同术前。于此处注入 1% 利多卡因注射液 1ml，患者自感疼痛明显缓解，下地活动疼痛 VAS 评分 3 分。3h 后疼痛症状再次出现，疼痛 VAS 评分 7 分。

· 根据封闭结果，考虑患者责任节段为 L5/S1。结合患者为农民，重体力劳动者，腰 5 右侧椎弓峡部崩裂，左侧骶 1 根症状，为获得良好的近期及远期效果，选择行 MI-TLIF 融合内固定手术。

▶ 手术方案

腰椎后路微创通道下探查减压髓核摘除、经椎间孔植骨融合内固定术。

▶ 手术过程（手术视频 1~5）

患者俯卧位。透视下体表定位腰 5、骶 1 双侧椎弓根位置，标记。常规术区消毒，铺单。于腰 5/ 骶 1 水平、距后正中线 2.5cm 左侧做一长约 5cm 皮肤切口，切开深筋膜层，钝性分离椎旁肌。探及腰 5/ 骶 1 左侧关节突关节，安装定位针，逐级扩张通道，蛇形臂固定。通道下咬除腰 5 下关节突及部分骶 1 上关节突。探查见骶 1 上关节增生内聚明显，侧隐窝狭窄，极外侧椎间盘突出，腰 5 出行根及骶 1 行走根均受压。将硬膜囊及神经根拉向右侧保护，尖刀切开纤维环，切除椎间盘，处理椎间隙后生理盐水彻底冲洗，植入自体骨粒及椎间融合器（图 5）。按照常规经皮椎弓根螺定置入方法，于腰 5、骶 1 双侧椎弓拧入螺钉共 4 枚，透视见内固定位置良好。经皮穿入连接棒，安装顶丝拧紧。透视见内固定位置满意。冲洗切口，彻底止血。

左侧切口内放置穿刺型负压引流管 1 根，逐层缝合，无菌敷料包扎。术毕。

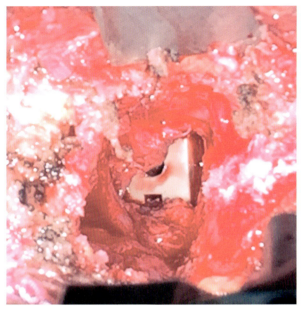

图 5　腰 5、骶 1 神经根减压充分。

▶ **术后结果**

术后第 2 天（图 6）：

腰痛 VAS 评分 4 分，左下肢 VAS 评分 3 分。

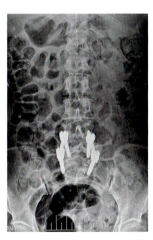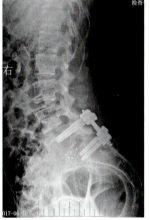

图 6　腰椎正侧位 X 线片：内固定位置良好。

▶ **随访资料**

术后 1 个月：

· 内固定位置良好（图 7）。

· 腰痛 VAS 评分 0 分，左下肢 VAS 评分 1 分。

· 腰椎 JOA 评分 25 分，治疗改善率 83.3%。

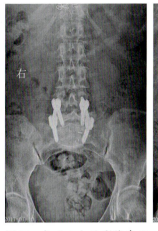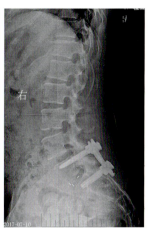

图 7　术后 1 个月影像表现。

术后 3 个月：

· 椎间植骨确切（图 8）。

· 腰痛 VAS 评分 0 分，左下肢 VAS 评分 0~1 分。

· 腰椎 JOA 评分 26 分，治疗改善率 87.5%。

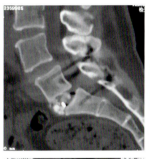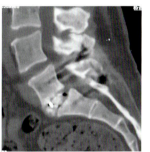
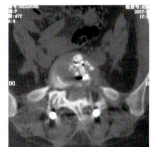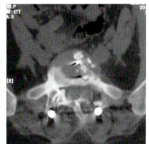

图 8　术后 3 个月影像表现。

术后 6 个月：

· 内固定位置良好（图 9）。

· 腰痛 VAS 评分 0 分，左下肢 VAS 评分 0 分。

· 腰椎 JOA 评分 27 分，治疗改善率 91.7%。

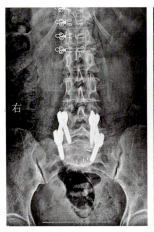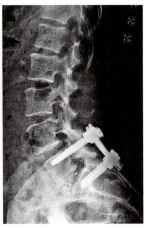

术后 12 个月：
- 内固定位置良好，过屈过伸位无失稳。CT 片提示 L5/S1 椎间 I 级融合；MRI 提示腰 4/5 节段无明显退变（图 10）。
- 腰腿痛 VAS 评分 0 分。
- 腰椎 JOA 评分 29 分。

图 9　术后 6 个月影像表现。

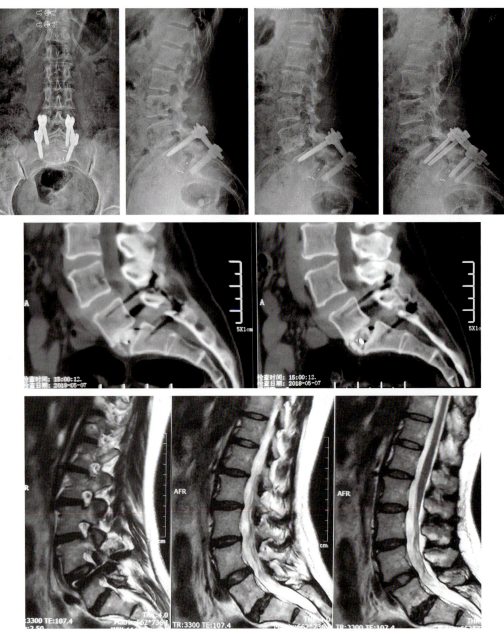

图 10　术后 12 个月影像表现。

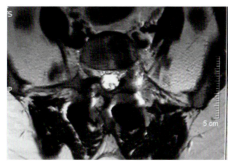
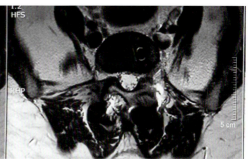

图 10（续）

▶ 讨论与思考

患者主要诊断为腰 5/ 骶 1 左侧极外侧型椎间盘突出，同时存在腰椎退行性疾病，包括腰 4 椎体Ⅰ度滑脱及小关节骨性关节炎。结合体格检查及影像学结果，腰 4/5 退变无临床症状，滑脱为稳定的假性滑脱，无须治疗。通过选择性神经根阻滞，明确腰 5/ 骶 1 节段为本次入院的责任节段，治疗方案考虑两个方面，侧路椎间孔镜（PELD）及后路经椎间孔植骨融合（MI-TLIF）手术。

侧路椎间孔镜治疗极外侧型椎间盘突出优势明显，创伤小，术后恢复快。但针对该患者存在以下问题：①腰 5/ 骶 1 左侧横突较长，穿刺难度较高；②同时存在左侧骶 1 根症状，术中需磨除部分关节，扩大侧隐窝，但左侧小关节退变严重，骨赘增生明显，操作复杂耗时；③患者骶骨倾斜角较大，腰 5 右侧椎弓峡部崩裂，磨除左侧关节会进一步降低腰椎稳定性，远期发生腰椎滑脱及左侧峡部裂风险高；④患者为重体力劳动者，远期椎间盘突出复发风险高。

相对于椎间孔镜手术，MI-TLIF 存在以下优势：①可直视下切除腰 5/ 骶 1 左侧增生关节及极外侧突出间盘，彻底减压左侧腰 5 及骶 1 神经根；②椎间植骨融合稳定性高，重建脊柱稳定性，远期效果良好；③重体力劳动者无须担心术后复发问题，随时间延长临床效果持续升高。特别是在显微镜辅助下，视野更清晰、操作更精准。

病例四

显微镜辅助通道下 MI-TLIF 治疗椎间融合器移位

▶ 病例信息

基本信息：女性患者，61 岁，家庭妇女。

主诉：左下肢疼痛半年加重 4 个多月。

现病史：患者 8 年前因"腰 4、5 椎弓崩裂并腰 4 滑脱"于外院全麻下行腰 4 至骶 1 椎体后路开放减压融合内固定术，术后恢复可。5 年前复查平片发现骶 1 内固定螺钉断裂，行内固定取出术，术后无不适症状。1 年前体力劳动后，自觉有左腿疼痛，伴有左小腿后外侧、足底麻木感。休息缓解症状。4 个月前上述症状加重，不能久坐，起床困难。

既往史：外院诊断患者有"①冠状动脉粥样硬化性心脏病；② 2 型糖尿病；③桥本甲状腺炎"，自服药物可改善症状。

专科检查：脊柱外观无畸形、各生理曲度存在；腰 5、骶 1 棘突间隙压痛阳性；左侧直腿抬高试验阳性（约 60°），左侧 Bragard 征（+）；左小腿远端外后侧及足底针刺痛觉减退。四肢查体余未见异常。左下肢放射痛 VAS 评分 8 分，腰痛 VAS 评分 2 分，腰椎 JOA 评分 5 分。

辅助检查：图 1~图 3。

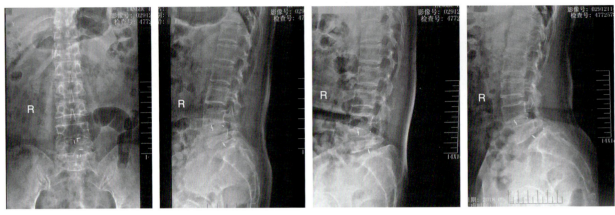

图 1　腰椎 X 线片：腰椎退行性变，腰 5/骶 1 融合器向后移位。

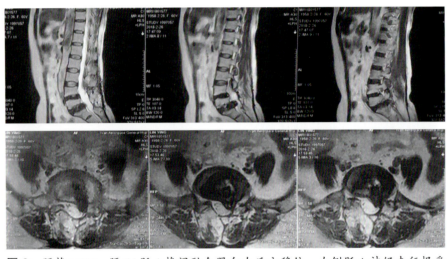

图 2　腰椎 MRI：腰 5/骶 1 椎间融合器向左后方移位，左侧骶 1 神经走行根受压可能性大。

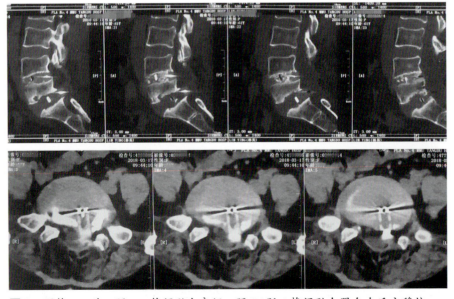

图 3　腰椎 CT 片：腰 4/5 椎间融合良好，腰 5/骶 1 椎间融合器向左后方移位。

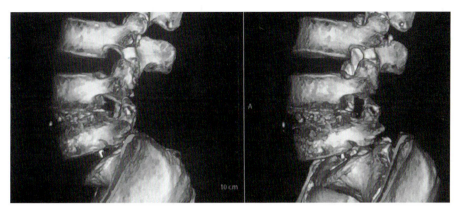

图 3（续）

诊断：

（1）腰椎滑脱术后融合器移位。

（2）冠状动脉粥样硬化性心脏病：

　　不稳定型心绞痛；

　　心功能Ⅱ级客观评定 D。

（3）2 型糖尿病。

（4）桥本甲状腺炎。

（5）下尿路感染。

▶ **诊疗思路**

根据患者病史、术前体检、辅助检查，腰椎滑脱术后融合器移位诊断明确。影像学提示腰 5/骶 1 椎间融合器向左后方移位，左侧骶 1 神经走行根受压可能性大。患者首次为后路开放手术，如从原切口进入，分离瘢痕十分困难，神经损伤风险高。如从侧后方的椎间孔入路，将避开原切口，且可以直接暴露出椎间融合器尾端。在显微镜辅助下，可清晰分辨神经与瘢痕组织。

▶ **手术方案**

腰椎后路显微镜辅助通道下神经探查减压、融合器复位、MI-TLIF 内固定术。

▶ **手术过程**（手术视频 1~9）

全麻后患者取俯卧位。透视下体表定位腰 5、骶 1 双侧椎弓根位置，标记。常规术区消毒，铺巾。于腰 5/骶 1 节段，距后正中线左侧 3cm 处，纵行切开长约 5cm，钝性分离椎旁肌，手指探查发现左侧腰 5 下关节突已于初次手术切除，仅残留少部分骶 1 上关节突，将定位针固定于此。

安装逐级扩张通道、光源，蛇形臂固定。双极电凝分离显露左侧骶 1 上关节突；沿骨面仔细分离瘢痕。咬除腰 5 椎板下缘及骶 1 上关节突，分离显露左侧腰 5 神经根，以棉片保护。于 Kamin 三角区向内探查分离瘢痕，探及后退的椎间融合器尾端，逐渐分离松动融合器，保护内侧瘢痕组织及左侧腰 5 神经根，将融合器取出（图 4）。见融合器内充填的骨粒被瘢痕包裹，且已失活，去除融合器内瘢痕及骨粒等。见椎管内侧瘢痕组织及左侧腰 5 神经根搏动良好，减压充分。椎间处理器进一步处理腰 5/骶 1 椎间隙，刮除残留的椎间盘组织、瘢痕及死骨，冲洗椎间隙。

常规方法取适量髂骨松质骨骨粒，植入椎间隙及椎间融合器。将该椎间融合器置入腰 5/骶 1 椎间隙，探查见椎间融合器于椎间牢固稳定无活动，透视见位置良好。常规方法置入腰 5、骶 1 双侧椎弓根螺钉。透视确认位置后将钉尾断除。冲洗切口，左侧切口内留置负压吸引装置 1 根，逐层缝合，无菌敷料包扎。术毕。

▶ **术后结果**

术后第 2 天（图 5）：左下肢放射痛 VAS 评分 2 分，腰痛 VAS 评分 2 分。

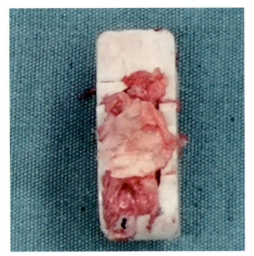

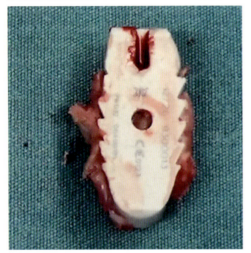

图4 术中取出的腰5/骶1间移位融合器。

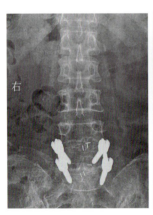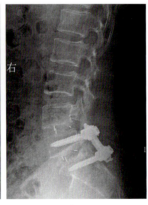

图5 腰椎正侧位X线片：内固定位置良好。

▶ **随访资料**

术后1个月：

·内固定位置良好（图6）。

·左下肢放射痛VAS评分1分，腰痛VAS评分0分。

·腰椎JOA评分25分，治疗改善率83.3%。

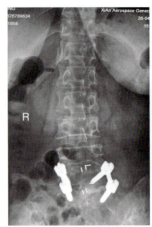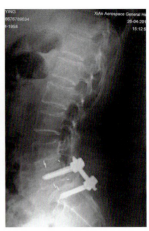

图6 术后1个月：内固定位置良好。

术后3个月：

·内固定位置良好，椎间植骨确切（图7）。

·左下肢放射痛VAS评分0~1分，腰痛VAS评分0分。

·腰椎JOA评分26分，治疗改善率87.5%。

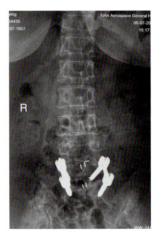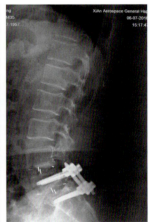

图7 术后3个月：内固定位置良好。

▶ **讨论与思考**

MI-TLIF手术的适应征之一就是用于传统后正中入路手术的翻修治疗。针对传统腰椎后路中线入路术后翻修病例，经原切口行翻修手术不可避免地需要扩大暴露范围，对椎旁肌肉组织的再次剥离和牵拉，导致肌肉失神经营养和萎缩，加重软组织损伤，增加术中出血和手术时间。而采用MI-TLIF翻修入路是通过相对正常的软组织，可显著减少软组织损伤、出血量和手术时间。Selznick等[1]研究发现，采用微创方法行腰椎翻修手术过程安全，不增加手术出血和神经并发症风险。而与开放的 TLIF 手术比较，对于翻修病例，MI-TLIF 可显著减少术后出血量和早期腰痛风险[2]。

针对本例患者 8 年前行腰椎体后路开放减压融合内固定术，现融合器移位，有神经症状。查体及影像学表现有明确手术指征。我们的考虑是：基于成熟的 MI-TLIF 技术，通过翻修手术复位融合器，从而避免原手术入路造成的软组织二次损伤，减少术中出血，结合髂骨植骨，对于促进椎间融合意义重大，且患者有内科基础疾病，缩短手术时间十分必要。

术中操作需要注意的是：可将扩张通道放置在关节突表面，如果关节突已切除，需借助透视明确通道位置。在瘢痕组织分离神经根风险较高，经 Kambin 三角行椎间隙撑开处理，间隙扩大活动有利于识别松解神经根。根据患者症状确定减压范围，不要盲目扩大瘢痕切除范围。选择自体髂骨且充分植骨对于翻修患者有重要意义，往往因原融合器双面锯齿结构已磨损，因此宜选择新的且更大一号的融合器，防止融合器二次退出。

采用 MI-TLIF 翻修手术需要积累一定 MI-TLIF 手术经验。螺钉置入错误或局部血肿易导致神经根损伤，常常在术后 48h 内有临床症状。可通过 CT 扫描早期发现和及时处理。MI-TLIF 在小切口下过度撑开工作通道往往会造成皮肤边缘缺血，术后皮缘坏死是感染的高危因素。翻修手术有较高的硬膜撕裂可能，需充分引流，加密缝合切口，必要时延长抗生素使用。

参考文献

[1] Selznick L A, Shamji M F, Isaacs R E. Minimally invasive interbody fusion for revision lumbar surgery: technical feasibility and safety[J]. Journal of Spinal Disorders & Techniques, 2009, 22(3):207.

[2] Wang J, Zhou Y, Zhang Z F, et al. Minimally invasive or open transforaminal lumbar interbody fusion as revision surgery for patients previously treated by open discectomy and decompression of the lumbar spine[J]. European Spine Journal, 2011, 20(4):623-628.

病例五

显微镜辅助 ZISTA 通道下 MI-TLIF 治疗高位腰椎间盘突出症

▶ **病例信息**

基本信息：男性患者，53 岁，农民。

主诉：腰痛半年，双下肢放射痛 2 个月，加重 1 个月。

现病史：患者半年前劳累后腰痛，生活无明显受限，未予重视。2 个月前无明显诱因感双下肢放射痛，保守治疗后腰痛伴双下肢放射痛稍缓解。1 个月前抬重物后感腰痛伴双下肢放射痛加重，以左腿为重，翻身困难，保守治疗后效果不佳。

既往史：无异常。

专科检查：步入病房，脊柱外观未见明显畸形，腰椎前屈、后伸活动度受限。腰 1、2 椎旁压痛阳性，未诱发双下肢放射痛。双下肢直腿抬高试验阳性（左：40°；右：50°），加强试验阳性。双下肢肌力无异常。双下肢感觉无异常。双下肢生理反射无异常，病理征未引出。腰部疼痛 VAS 评分 7 分，左下肢 VAS 评分 5 分，右下肢 VAS 评分 4 分，腰椎 JOA 评分 6 分。

辅助检查：图 1~图 3。

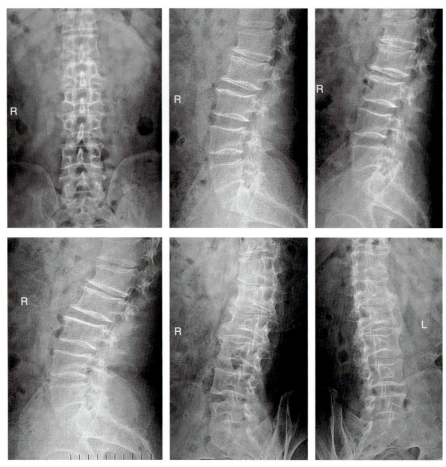

图1 腰椎X线片：腰椎退行性改变，腰1椎体楔形变，腰1/2椎间隙变窄。

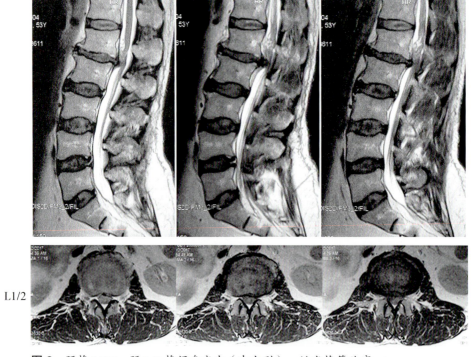

图2 腰椎MRI：腰1/2椎间盘突出（中央型），继发椎管狭窄。

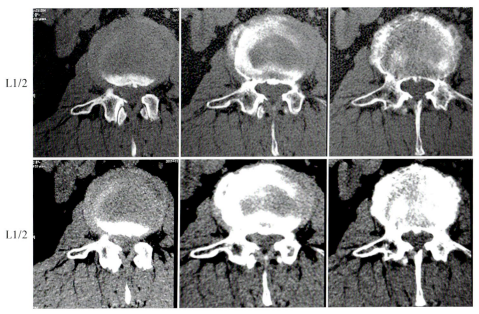

图 3 腰椎 CT 片：腰 1/2 椎间盘突出（中央型），部分突出髓核钙化，继发椎管狭窄。

诊断： 腰椎间盘突出症（L1/2 MSU 1-A 型）

▶ **诊疗思路**

根据患者病史、专科查体及辅助检查，腰椎间盘突出症（L1/2 MSU 1-A 型）诊断明确。影像学资料提示腰 1/2 节段椎间隙变窄、椎间盘中央型突出，部分髓核钙化，患者目前主要临床表现为腰痛伴双下肢放射痛。手术指征明确，手术方案选择融合内固定术。

▶ **手术方案**

腰椎后路显微镜辅助 ZISTA 通道下探查减压结合 MI-TLIF 内固定术。

▶ **手术过程**

全麻成功后，患者俯卧位。G 型臂透视机下行腰 1、2 椎弓根体表定位。于腰 1、2 左侧距后正中线 2cm 做一纵行切口，长约 4cm。于椎旁肌间隙探及腰 1/2 左侧关节突关节，安装 ZISTA 通道，放置显微镜。显微镜下探查见关节突关节增生。截除左侧腰 1 下关节突及腰 2 部分上关节突，探查见硬膜囊及神经根受压。充分松解减压，摘除突出髓核。处理腰 1/2 椎间隙，植入自体骨粒及椎间融合器。置入腰 1、2 双侧椎弓根螺钉。术毕。

▶ **术后结果**（图 4）

术后第 2 天：腰部疼痛 VAS 评分 3 分，双下肢疼痛 VAS 评分 1 分。

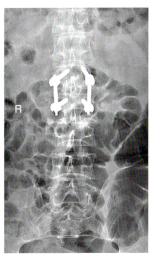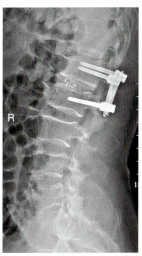

图 4 术后腰椎 X 线片：内固定位置良好，腰 1/2 椎间隙高度恢复。

▶ **随访资料**

术后 1 个月：

· 腰椎 X 线片见内固定位置良好（图 5）。

· 腰部疼痛 VAS 评分 1 分，双下肢 VAS 评分 0 分。

· 腰椎 JOA 评分 22 分。

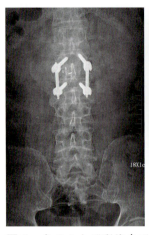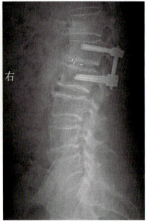

图5 术后1个月影像表现。

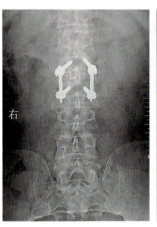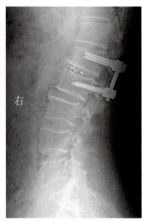

- 腰部疼痛VAS评分0~1分，双下肢VAS评分0分。
- 腰椎JOA评分24分。

术后3个月：

- 腰椎X线片见内固定位置良好（图6）；CT片见椎间植骨确切，减压充分（图7）。

图6 术后3个月影像表现。

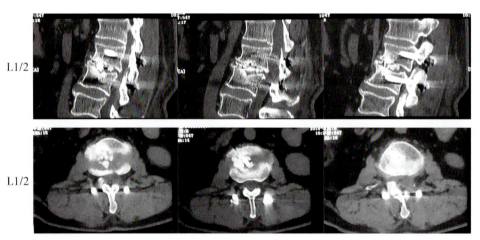

图7 术后3个月CT片显示植骨确切。

术后6个月：

- 腰椎X线片见内固定位置良好（图8）；CT片见椎间植骨融合良好（图9）。
- 腰部疼痛VAS评分0分，双下肢VAS评分0分。
- 腰椎JOA评分25分。

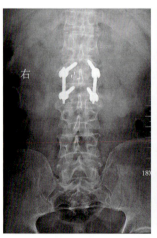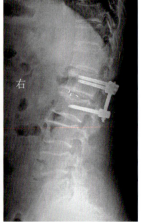

图8 术后6个月：内固定位置良好。

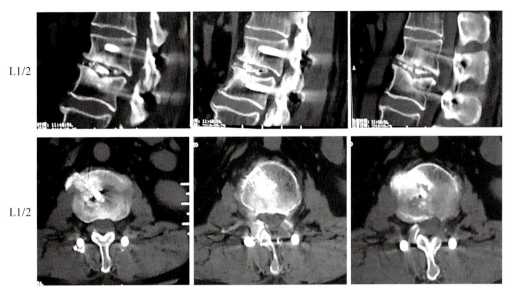

图 9　术后 6 个月 CT 片见椎间植骨融合良好。

▶ 讨论与思考

患者影像学资料提示腰 1/2 节段后凸，椎间盘中央型突出，部分髓核钙化。结合患者临床表现，手术指征明确，手术需解除神经压迫、重建胸腰段脊柱稳定性，关于手术方式主要有以下选择：

· 前路减压植骨融合内固定术：该术式不显露椎管，不触动硬膜囊及神经根，减少了术中神经损伤发生的风险，亦不破坏脊柱后方结构，减少了医源性失稳的发生。

· 后路全椎板减压植骨融合内固定术（PLIF）：术中全椎板切除，手术可直视下减压，彻底解除神经压迫，同时可重建脊柱稳定性。

· 后路微创通道下减压经椎间孔植骨融合内固定术（MI-TLIF）：该术式经椎间孔入路进行神经减压和椎间融合，疗效确切，并以其创伤小、恢复快等优势已经被越来越多地应用于腰椎退行性疾病的手术治疗。

我们的考虑是：①该患者责任间隙为腰 1/2，属于高位腰椎间盘突出，在解剖特点上，胸腰段椎管容积相对较小、周围神经组织复杂且特殊，因此建议积极手术治疗[1]。②在手术方式选择上，因为要保证充分减压，所以术中需要切除脊柱部分骨性结构，容易造成医源性失稳，所以选择植骨融合内固定术。③手术入路方面，虽然前路手术可以减少神经损伤的发生率，但是不能达到充分减压的目的，同时前方重要解剖结构相对较多，手术风险大，因此主张后路手术[2]。④ PLIF 手术虽能直视下减压，但是术中对硬膜囊及神经根的过度牵拉容易造成神经损伤，同时术中需广泛剥离椎旁肌、全椎板切除，手术创伤大。MI-TLIF 手术经椎间孔入路进行减压和椎间融合，对神经组织牵拉小，并且该术式经肌间隙达手术区域，术中出血少，减少了因剥离椎旁肌引起术后腰背痛的发生率[3]。⑤显微镜技术以其术野清晰、减压彻底等优势，已经被广泛应用于脊柱外科，在高倍显微镜辅助下可以更加清晰地辨认硬膜囊、神经根、血管丛等重要解剖结构，使得减压更加精准[4]。

综上所述，我们选择后路显微镜辅助 ZISTA 通道下探查减压结合 MI-TLIF 内固定术。

参考文献

[1] Hu HM, Wang Z, Luo ZJ, et al. Laminectomy with transforaminal discectomy and lumbar interbody fusion for upper lumbar disc hernition[J]. Zhongguo Ji Zhu Ji Sui Za Zhi, 2010, 20 (7): 537-540.

[2] Karaaslan B, Aslan A. Clinical and surgical outcomes of upper lumbar disc herniation: a retrospective study[J]. Turk J Med sci, 2017, 47(4):1157–1160.

[3] 郑勇，王建，周跃，等. 微创经椎间孔腰椎间融合术治疗高位腰椎间盘突出症[J]. 中国修复重建外科杂志，2014, 28 (4):480–484.

[4] Kunert P, Kowalczyk P, Marchel A. Minimally invasive microscopically assisted lumbar discectomy using the METRx X-Tube system[J]. Neurol Neurochi Pol, 2010, 44(6): 554–559.

病例六

显微镜辅助 ZISTA 通道下 MI-TLIF 治疗腰椎管狭窄症

▶ **病例信息**

基本信息：女性患者，66 岁，农民。

主诉：腰痛伴右下肢放射痛 3 个月，加重半月。

现病史：患者 3 个月前无明显诱因感劳累后腰痛，伴右下肢放射痛，疼痛自臀部放射至大腿后方、小腿后方，日常生活无明显受限。就诊外院诊断为"腰椎间盘突出症"，保守治疗后感上述症状无明显缓解。半月前无明显诱因感腰痛伴右下肢放射痛明显加重，以站立、行走时为著，为求进一步诊治就诊我院。

既往史：无异常。

专科检查：步入病房，跛行步态。脊柱外观未见明显畸形。腰 5、骶 1 椎旁压痛阳性，未诱发双下肢放射痛。腰椎活动度受限，后伸可诱发右下肢放射痛。双下肢直腿抬高试验阴性。双下肢肌力无异常。右小腿后外侧、足底感觉减退。双下肢生理反射无异常，病理征未引出。腰部疼痛 VAS 评分 6 分，右下肢 VAS 评分 8 分；腰椎 JOA 评分 5 分。

辅助检查：图 1~图 3。

诊断：腰椎管狭窄症（L5/S1，Lee 1 型）

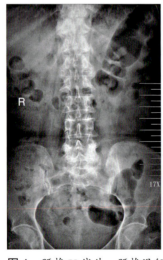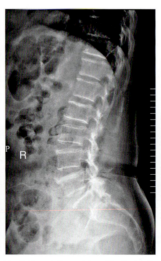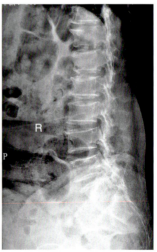

图 1　腰椎 X 线片：腰椎退行性改变，腰 5/骶 1 节段失稳。

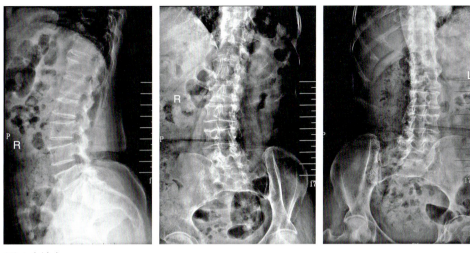

图 1（续）

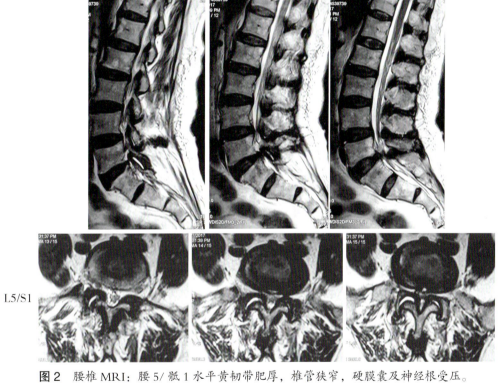

图 2　腰椎 MRI：腰 5/ 骶 1 水平黄韧带肥厚，椎管狭窄，硬膜囊及神经根受压。

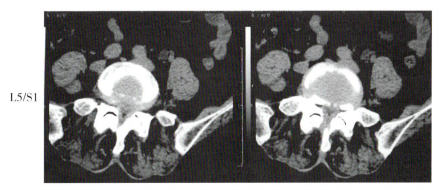

图 3　腰椎 CT 片：腰 5/ 骶 1 水平中央管和侧隐窝狭窄，硬膜囊及神经根受压。

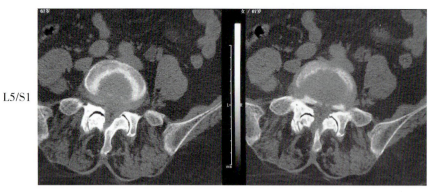

图 3（续）

▶ 诊疗思路

根据患者病史、专科查体及辅助检查，腰椎管狭窄症（L5/S1，Lee 1 型）诊断明确。影像学资料提示腰 5/ 骶 1 节段失稳，黄韧带肥厚，中央管狭窄，患者目前主要临床表现为腰痛伴右下肢放射痛，手术指征明确，手术方案选择神经探查减压、融合内固定术。

▶ 手术方案

腰椎后路显微镜辅助 ZISTA 通道下探查减压结合 MI-TLIF 内固定术。

▶ 手术过程

全麻成功后，患者俯卧位。G 型臂透视机下行腰 5、骶 1 椎弓根体表定位。于腰 5、骶 1 右侧距后正中线 2cm 做一纵行切口，长约 4cm。于椎旁肌间隙探及腰 5/ 骶 1 右侧关节突关节，安装 ZISTA 通道，放置显微镜。显微镜下探查见关节突关节增生。截除右侧腰 5 下关节突及骶 1 部分上关节突，探查见右侧腰 5 神经根受压。充分松解减压，扩大神经根管。处理腰 5/ 骶 1 椎间隙，植入自体骨粒及椎间融合器。置入腰 5、骶 1 双侧椎弓根螺钉。术毕。

▶ 术后结果

术后第 2 天（图 4）：腰部疼痛 VAS 评分 2 分，右下肢 VAS 评分 2 分。

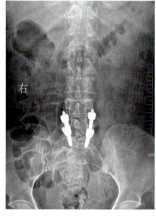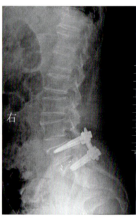

图 4　术后腰椎 X 线片：内固定位置良好。

▶ 随访资料

术后 1 个月：

·腰椎 X 线片示内固定位置良好（图 5）。

·腰部疼痛 VAS 评分 0 分，右下肢 VAS 评分 1 分。

·腰椎 JOA 评分 21 分。

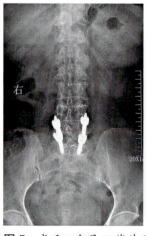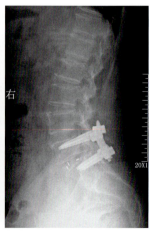

图 5　术后 1 个月 X 线片示内固定位置良好。

术后 5 个月：

· 腰椎 X 线片示内固定位置良好（图 6）；CT 片示椎间植骨确切，减压充分（图 7）。

· 腰部疼痛 VAS 评分 0 分，右下肢 VAS 评分 0~1 分。

· 腰椎 JOA 评分 25 分。

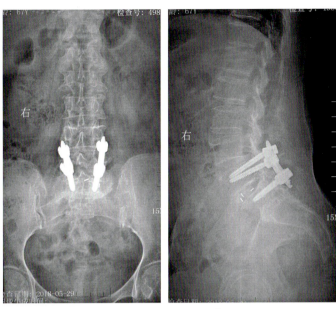

图 6　术后 5 个月 X 线片示内固定位置良好。

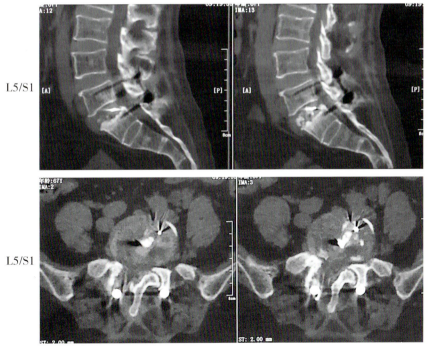

图 7　术后 5 个月 CT 片示椎间植骨确切，减压充分。

▶ 讨论与思考

患者影像学资料提示腰 5/骶 1 节段失稳、黄韧带肥厚、中央管狭窄。结合患者临床表现，手术指征明确，手术需恢复腰 5/骶 1 节段稳定性，扩大中央管，解除神经压迫，关于手术方式主要有两种选择：

· 后路全椎板切除减压、椎间植骨融合内固定术（PLIF），可直视下切除增生肥厚的黄韧带，扩大椎管，以达到充分减压的目的，同时行椎间植骨融合内固定重建脊柱稳定性。

·后路微创通道下神经探查减压结合经椎间孔植骨融合内固定术（MI-TLIF），可经椎间孔入路切除增生肥厚的黄韧带，扩大中央管及神经根管，达到充分减压的目的，也可行椎间植骨融合，重建脊柱稳定性。

我们的考虑是：①患者影像学资料提示腰5/骶1节段失稳，黄韧带肥厚，中央管狭窄，同时临床表现有应力性腰痛及神经根性疼痛。手术需达到充分减压以缓解神经根性疼痛、重建脊柱稳定性以缓解腰痛的双重目的。②虽然PLIF手术可以直视下充分减压，取得良好效果，但手术需广泛剥离椎旁肌肉软组织，对脊柱后柱的结构破坏多，术中出血相对较多。③MI-TLIF借助其工作通道，经多裂肌与最长肌间隙或多裂肌肌纤维间隙到达术区，避免了过多剥离椎旁肌肉软组织造成的术后顽固性腰背痛，同时术中只需切除责任节段椎骨的部分上下关节突，减少了对脊柱后柱结构的破坏，术后可以达到和开放手术相同的疗效。④显微镜技术以其术野清晰、减压彻底等优势，已经受到越来越多脊柱外科医师的青睐，尤其在微创脊柱外科领域更是广泛应用。显微镜辅助微创通道下手术可以使得术中创伤更小、精准减压。综上所述，我们选择显微镜辅助ZISTA通道下探查减压、MI-TLIF内固定术。

总结：显微镜辅助MI-TLIF治疗腰椎退变性疾病具有明显的优势。① MI-TLIF经肌肉间隙到达手术区域，对肌肉的损伤小，同时经椎间孔入路减压，减少了脊柱后方组织结构的破坏，手术更加微创，大大降低了术后腰背部疼痛的发生率。②在高倍显微镜辅助下可以更加清晰地辨认硬膜囊、神经根、血管丛等重要解剖结构，减压更加精准。③显微镜下操作更加轻柔，止血充分，降低了神经损伤、术后神经根粘连等并发症的发生率。④在取得与开放手术相同疗效的同时手术更加微创，术中出血少、术后恢复快、住院时间短。

三、显微镜辅助颈椎前路手术

病例七

显微镜辅助颈前路ACDF术

▶ **病例信息**

基本信息：女性患者，66岁，居民。

主诉：右手指麻木15天，加重伴眩晕1周。

现病史：患者于15天前无明显诱因出现右手指麻木，活动时加重，休息后缓解，未予诊治。1周前无明显诱因突发眩晕并四肢无力摔倒。晕倒时意识清晰，无呕吐及昏迷。外院行颅脑MR检查提示头皮下血肿，给予对症治疗后好转出院。

既往史：无异常。

专科检查：步入病房。脊柱外观无畸形，生理弯曲存在。压颈试验阳性，颈部过伸时右手1~3指末节麻木明显。四肢查体未见明显异常。四肢腱反射正常，病理征阴性。

辅助检查：图1~图3。

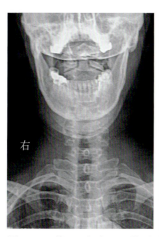
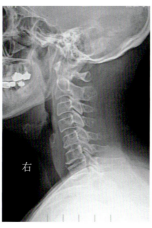
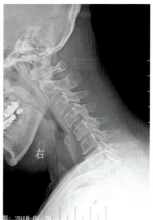
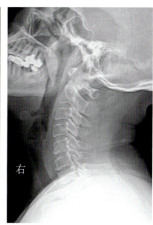

图 1　颈椎 X 线片：颈椎曲度变直，骨质增生。

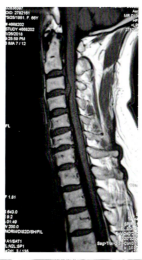
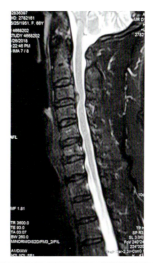
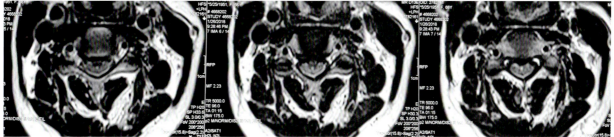

图 2　颈椎 MRI：颈 3/4 椎间盘突出（中央型）并向头端游离。

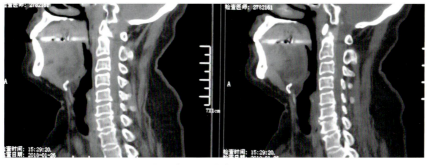

图 3　颈椎 CT 片：颈 3/4 椎间盘突出（中央型）。

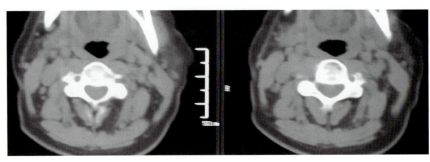

图 3（续）

诊断：颈椎病（C3/4 混合型）。

▶ **诊疗思路**

根据患者病史、查体及辅助检查，诊断明确。颈 3/4 椎间盘突出游离，脊髓受压。患者下颌角对应颈 2/3 椎间隙水平，如行传统的 ACDF 钢板固定，置钉过程较困难，患者颈椎过屈过伸位未见明显失稳。考虑行单纯 Solis 椎间植骨融合术。

▶ **手术方案**

颈椎前路显微镜辅助探查减压髓核摘除椎间植骨融合术。

▶ **手术过程**

全麻后，患者仰卧位。常规术区消毒，铺巾。取颈 3/4 前右侧横切口约 4cm，逐层切开，于内脏鞘与血管鞘之间，暴露颈 3/4 椎体。平行撑开器撑开颈 3/4 椎体后，切除颈 3/4 椎间盘组织，刮除软骨终板。咬除部分椎体前、后缘增生骨质。推入显微镜，镜下见髓核组织向后明显突出并向头端疝入后纵韧带。切开后纵韧带见髓核组织压迫脊髓及右侧神经根。摘除游离髓核，彻底止血后探查见减压彻底、脊髓和神经根受压解除。置入合适大小 Solis 椎间融合器，透视下见位置满意。冲洗、止血，留置负压引流管后，逐层缝合，无菌敷料包扎，术毕。

▶ **术后结果**

术后第 2 天（图 4）：右上肢麻木缓解。

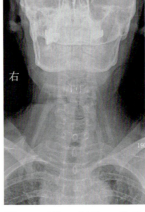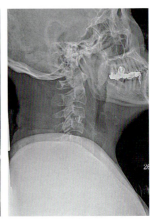

图 4 颈椎正侧位 X 线片：融合器位置良好、椎间高度满意。

▶ **随访资料**

术后 1 个月：

· 融合器位置良好（图 5）。
· 右手麻木明显缓解，术后再无眩晕发作。
· 颈椎 JOA 评分 25 分。

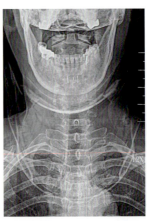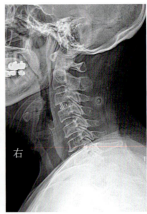

图 5 术后 1 个月：X 线片示融合器位置良好。

术后 3 个月：

· 融合器位置良好（图 6）。

- 右手麻木明显缓解，术后再无眩晕发作。
- 颈椎 JOA 评分 27 分。

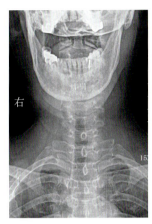
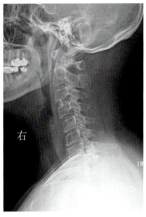

图 6　术后 3 个月：X 线片示融合器位置良好。

▶ 讨论与思考

颈椎高位髓核突出游离，单阶段 ACDF 使用 Solis 融合器固定，远期疗效需进一步随访。

患者于入院前 15 天无明显诱因出现右手指麻木，活动时加重，休息后缓解，未予诊治。1 周前无明显诱因突发眩晕并四肢无力摔倒，颅脑 MR 及心脏检查未见明显异常。颈椎 MRI 提示颈 3/4 髓核突出并向头端游离，考虑患者眩晕及四肢无力与颈椎病相关。

根据术前影像学，患者颈 3/4 髓核突出游离，彻底减压需行髓核摘除椎间植骨融合术，前路 ACDF 手术适应证明确。可选择的融合固定方式有传统椎间融合加钢板螺钉固定、零切迹（Zero-P）、Solis 椎间融合。经阅片发现患者下颌角对应 C2/3 椎间隙水平，钢板螺钉固定置入较困难，且上颈椎周围软组织结构复杂，大范围剥离损伤血管、神经及周围器官风险较高。Zero-P 剥离范围较小，但置钉时下颌阻挡置钉方向，万向置钉器使用不便，其次费用较高。Solis 椎间融合器无须钢板固定，术中组织剥离少，费用较前者明显降低。患者颈椎过曲过伸位未见明显失稳，根据相关文献报道，Solis 单纯椎间融合稳定性良好，远期融合率与传统 ACDF 手术相同。我科对于多阶段（3 个及以上）颈椎退变患者，采用 Solis 结合颈椎前路椎体次全切植骨融合术（ACCF）手术方式亦可取得良好的远期效果。

术中使用显微镜辅助系统，可清晰辨别血管、神经、游离髓核及其他组织结构。对于术中粘连可明显减少硬膜撕裂及神经损伤风险；对于减压后静脉丛出血，配合双极电凝可精确有效地止血，减少术中出血。对于需行钩椎关节部分切除减压的病例可提供良好的视野，清晰观察减压范围及效果。

病例八

显微镜辅助颈前路 ACDF 内固定术

▶ 病例信息

基本信息：男性患者，53 岁，职员。

主诉：颈肩部间断性疼痛 3 年，右上肢麻木 1 个月。

现病史：患者 3 年前无明显诱因出现颈背部疼痛，给予理疗、按摩等保守治疗缓解；1 个月前再感颈背部疼痛伴有左上肢麻木。完善颈椎 MRI 示：颈椎生理曲度变直，颈椎病。对症治疗后无缓解，且进一步加重。

既往史：无异常。

专科检查：步入病房、跛行步态。颈椎屈伸活动受限。颈椎诸棘突及椎旁压痛、叩击痛阳性；双上肢放射痛阴性。四肢肌力无明显异常；右侧前臂及右手皮肤感觉减退，四肢余皮肤感觉基本正常；右侧肱三头肌反射（+++）；其余腱反射无异常；病理征阴性。颈椎 JOA 评分 6 分，颈痛 VAS 评分 7 分。

辅助检查：图 1~图 3。

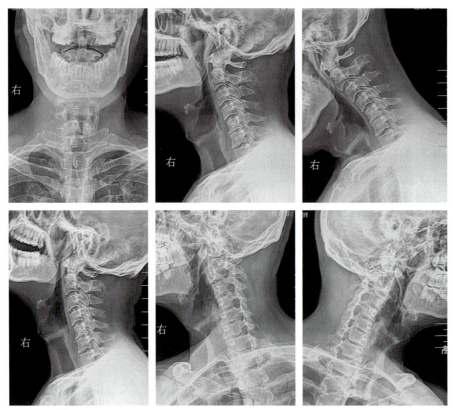

图 1 颈椎 X 线片：颈椎退行性改变，颈 5/6、颈 6/7 椎间隙变窄。

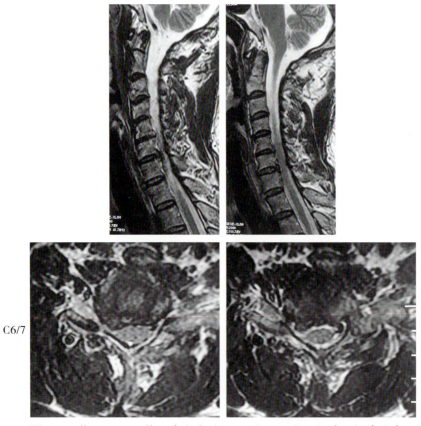

图 2 颈椎 MRI：颈椎间盘突出（颈 6/7），继发双侧神经根管狭窄，颈 6、7 水平双侧神经根受压，颈椎退行性改变。

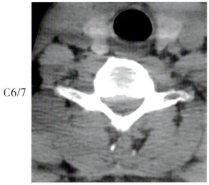
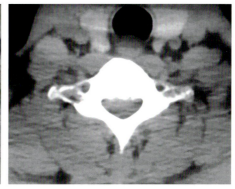

图3 颈椎CT片：颈椎间盘突出（颈6/7）伴有钙化，继发椎管狭窄，颈椎骨质增生。

诊断：颈椎病（C6/7，神经根型）。

▶ **诊疗思路**

根据患者病史、术前体检、辅助检查，颈椎病诊断明确。影像学提示颈6/7间盘突出合并相应椎管狭窄，突出部分钙化，颈椎ACDF可直接行脊髓减压并能够恢复前凸；因此选择显微镜辅助下颈椎前路切开探查减压、髓核摘除、植骨融合内固定术。

▶ **手术方案**

显微镜辅助下颈椎前路切开探查减压、髓核摘除、植骨融合内固定术。

▶ **手术过程**（术中视频）

全麻后，患者仰卧位。于颈6椎体平面右侧顺皮纹切口，长约6cm。切断颈阔肌，于颈阔肌深层行钝性分离，将气管鞘及颈动脉鞘保护性牵向两侧，显露椎体及椎间隙。见颈6/7椎体前缘骨质增生，间隙变窄。显微镜辅助彻底切除颈6/7椎间盘，刮除上下终软骨，切除椎体前后缘增生骨赘，充分减压脊髓。选择零切迹椎间融合器植入，植入异体骨粒，选择大小合适的钢板及螺钉固定。术毕。

▶ **术后结果**（图4）

术后第2天：右侧前臂及右手麻木感较前缓解。

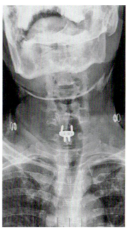
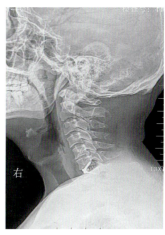

图4 颈椎正侧位X线片：内固定位置及形态良好。

▶ **随访资料**

术后1个月：

· 内固定位置良好（图5）。

· 右手麻木感较前缓解；颈肩痛VAS评分3分，颈椎JOA评分9分。

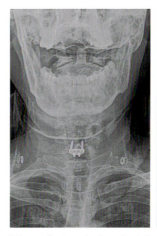
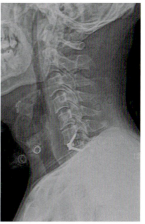

图5 术后1个月：内固定位置良好。

术后3个月：

- 内固定位置良好（图6）。
- 右手麻木缓解显著；颈肩痛VAS评分3分，颈椎JOA评分12分。

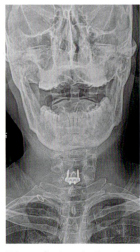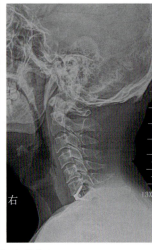

图6　术后3个月：内固定位置良好。

术后10个月：

- 内固定位置良好（图7）。
- 右手麻木消失，颈肩痛VAS评分0分，颈椎JOA评分15分。

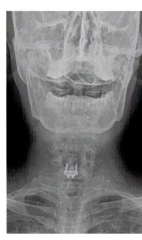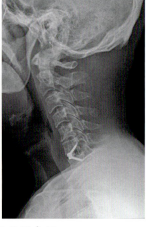

图7　术后10个月：内固定位置良好。

▶ 讨论与思考

该患者影像学检查提示颈6/7椎间盘突出合并相应椎管狭窄，突出伴部分钙化，生理曲度变直；脊髓受压时间较长极易出现脊髓缺血性表现，主要行脊髓表面及受压神经根减压，减轻脊髓损伤的进一步加重。前路椎间盘切除减压融合术，既可将椎间盘及骨赘彻底切除，实现脊髓直接减压，又可维持脊柱稳定，恢复生理前凸，达到理想的充分减压效果。

颈椎前路椎间盘切除融合术（ACDF）可安全实现脊髓的直接减压，同时实现骨愈合，为颈椎常实施的手术之一。具有明显的优势：①采用气管鞘与动脉鞘间隙，最大限度减小肌肉韧带损伤；②对脊髓能充分减压并具有初始稳定、高融合率；③恢复正常生理曲度并维持椎间高度和不需外固定的优点；④出血少、术后下地早、住院时间短等。

显微镜辅助可以避免进入椎间隙内，切口较小，手术灯光难以很好地进入，手术操作区域受限，主刀和助手容易相互干扰，影响配合。脊髓位于较深的区域，辨认硬脊膜与周围组织的关系的困难，从而降低了手术风险。显微镜辅助进行颈椎前路减压手术具有手术适应证广、减压效果确切、操作更精细、安全可靠和并发症少的特点。

传统的颈前路钢板术后容易并发吞咽困难，Zero-P系统可有效预防术后吞咽障碍和颈椎退变，在功能改善和疼痛缓解方面可以取得与传统前路手术相同的效果，有较好的安全性[1]。

零切迹颈椎前路融合固定系统的优势：①降低术后咽部不适并发症。零切迹椎间融合器固定于椎间隙内，需显露椎体部分小，可减少因放置钛板对软组织及食管、气管的处理和牵拉，同时椎间融合器置于椎间隙不突出于椎体前缘，从而减少了对食管的刺激，最终减少术后吞咽困难发生率[2-3]。②出血少，损伤小。零切迹颈椎前路融合固定系统手术不需要切除责任节段椎体，也无须对颈长肌进行广泛剥离，出血主要发生在刮除骨赘时少量的渗出。③促进植骨融合。零切迹颈椎前路融合固定系统无须置入前路钢板、钛板，对相邻节段刺激较小，在术后植入的自体骨可与上下椎体充分接触，提高植骨融合率[4]。零切迹颈椎前路融合固定系统弹性与正常人体更为接近，在促进骨骼愈合、增大融合性的同时，还可有效避免融合器下沉[5]。

Zero-p 颈椎椎间融合器植入治疗颈椎病的效果良好，操作简便，手术时间短，内固定相关并发症少，可有效恢复椎间高度及颈椎曲度，显微镜辅助下使用 Zero-p 颈椎椎间融合器颈椎前路手术可极大改善患者术后舒适感。

参考文献

[1] Li Y, Hao D, He B. The efficiency of zero-profile implant in anterior cervical discectomy fusion: a prospective controlled long-term follow-up study [published online ahead of print October 16, 2013][J]. J Spinal Disord Tech, 2015, 28(10): 398–403.

[2] Duan Y, Yang Y, Wang Y, et al. Comparison of anterior cervical discectomy and fusion with the zero-profile device versus plate and cage in treating cervical degenerative disc disease: a meta-analysis[J]. Journal of Clinical Neuroscience, 2016, 33: 11–18.

[3] Wang Z, Zhu R, Yang H, et al. Zero-profile implant (Zero-p) versus plate cage benezech implant (PCB) in the treatment of single-level cervical spondylotic myelopathy[J]. BMC Musculoskelet Disord, 2015, 16: 290.

[4] Njoku I Jr, Alimi M, Leng LZ. Anterior cervical discectomy and fusion with a zero-profile integrated plate and spacer device: a clinical and radiological study: Clinical article. J Neurosurg Spine, 2014, 21(4): 529–537.

[5] Vanek P, Bradac O, Delacy P, et al. Anterior interbody fusion of the cervical spine with Zero-P spacer: prospective comparative study-clinical and radiological results at a minimum 2 years after surgery. Spine, 2013, 38(13): E792–797.

病例九

显微镜辅助颈前路双节段 ACDF 内固定术

▶ 病例信息

基本信息：女性患者，54 岁，农民。

主诉：进行性四肢麻木无力 3 周。

现病史：3 周前不慎滑倒，感颈部及右肩部僵硬、疼痛伴活动受限，保守治疗无缓解，感右手指持续麻木且向前臂及上臂蔓延，同时伴有右上肢无力及左手麻木感，继续给予对症保守治疗无效，且进一步加重。

既往史：无异常。

专科检查：步入病房，步态正常。颈椎屈伸活动受限。颈椎诸棘突及椎旁压痛、叩击痛阳性，右侧肩部压痛阳性。双手拇指、示指皮肤感觉减退，右侧为著，四肢余皮肤感觉无异常。四肢肌力基本正常；双侧肱三头肌反射（+++），余腱反射正常，双侧霍夫曼征（+）。颈椎 JOA 评分 6 分，疼痛 VAS 评分 7 分。

辅助检查：图 1~ 图 3。

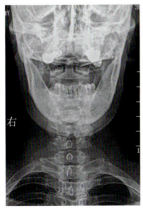
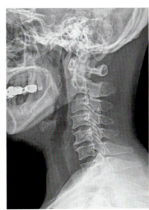
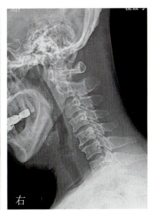

图 1　颈椎 X 线片：颈椎退行性变，颈 3/4 双侧椎间孔及颈 2~7 诸椎间孔变窄，颈 4/5、颈 5/6 椎间隙变窄。

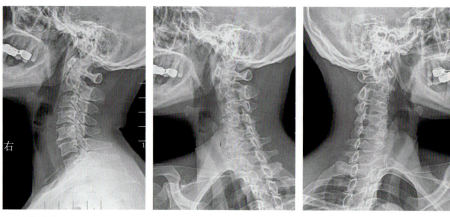

图 1（续）

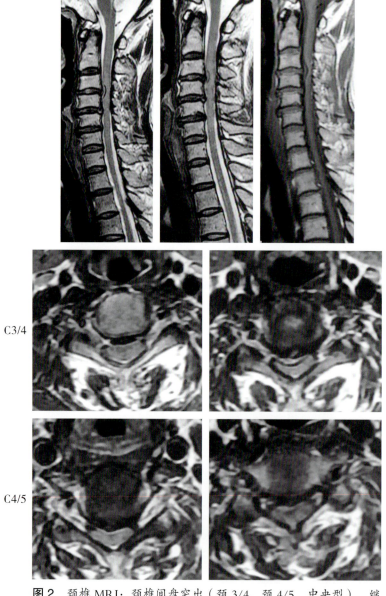

C3/4

C4/5

图 2 颈椎 MRI：颈椎间盘突出（颈 3/4、颈 4/5，中央型），继发椎管狭窄，伴颈 4、5 左侧神经根受压，颈 3/4 椎间盘水平脊髓内异常信号影，考虑缺血性改变，颈椎退行性改变。

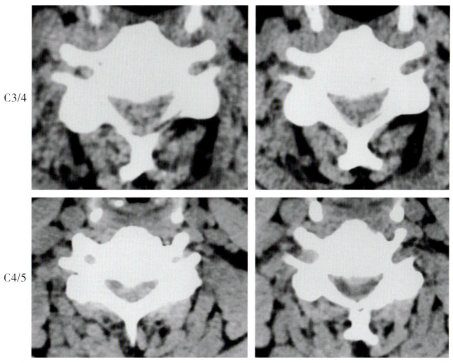

图3 颈椎CT片：颈椎间盘突出（颈3/4、颈4/5，中央型），继发椎管狭窄，颈椎退行性变。

诊断：颈椎病（C3/4、C4/5，脊髓型）

▶ 诊疗思路

根据患者病史、术前体检、辅助检查，颈椎病诊断明确。影像学提示颈3/4椎间盘突出合并相应椎管狭窄，突出部分钙化；脊髓信号无缺血性改变。颈椎ACDF可直接行脊髓减压并能够恢复前凸，因此选择显微镜辅助颈椎前路切开探查减压、髓核摘除、植骨融合内固定术。

▶ 手术方案

显微镜辅助颈椎前路切开探查减压、髓核摘除、植骨融合内固定术。

▶ 手术过程（术中视频1；图4）

全麻成功后，患者仰卧位。于颈5椎体平面右侧顺皮纹切口，长约6cm。切断颈阔肌，于颈阔肌深层行钝性分离，将气管鞘及颈动脉鞘保护性牵向两侧，显露椎体及椎间隙。见颈3/4、颈4/5椎体前缘骨质增生，间隙变窄，于颈3、5椎体安装撑开。显微镜辅助彻底切除颈3/4、颈4/5椎间盘，刮除上下终软骨，切除椎体前后缘增生骨赘，充分减压脊髓。选择大小合适椎间融合器植入，植入同种异体骨粒，选择大小合适颈前路钢板及螺钉固定。术毕。

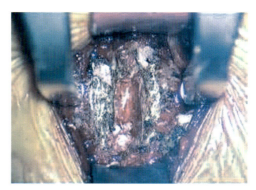

图4 术中显微镜下椎体后方结构。

▶ 术后结果（图5）

术后第2天：颈肩部疼痛缓解，双手麻木减轻；颈肩痛VAS评分4分。

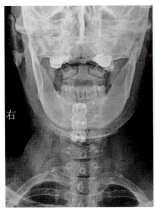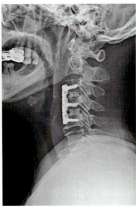

图 5　颈椎正侧位 X 线片：内固定位置良好。

▶ **随访资料**

术后 1 个月：

·内固定位置良好（图 6）。

·双手麻木较前显著缓解，颈椎 JOA 评分 8 分，颈肩痛 VAS 评分 2 分。

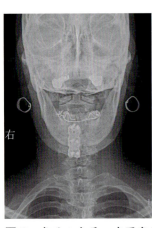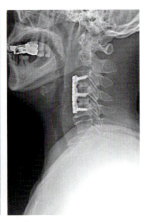

图 6　术后 1 个月：内固定位置良好。

术后 3 个月：

·内固定位置良好，可见部分骨性融合（图 7）。

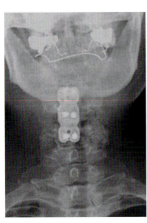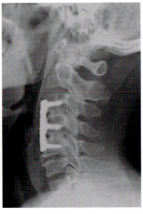

图 7　术后 3 个月：内固定位置良好，可见部分骨性融合。

·左手麻木消失，右手麻木较前显著缓解；颈椎 JOA 评分 11 分，疼痛 VAS 评分 1 分。

术后 6 个月：图 8。

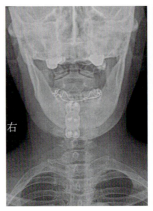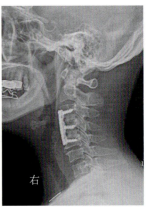

图 8　术后 6 个月影像表现。

术后 1 年：

·内固定位置良好，可见骨性融合（图 9）。

·双手麻木消失；颈椎 JOA 评分 16 分，颈肩痛 VAS 评分 0 分。

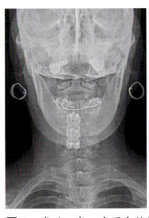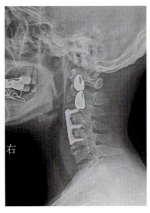

图 9　术后 1 年：内固定位置良好，可见部分骨性融合。

▶ **讨论与思考**

影像学提示颈 3/4、颈 4/5 椎间盘突出合并相应椎管狭窄，生理曲度变直。主要行脊髓及受压神经根减压，减轻脊髓损伤进一步加重并恢复患者生理曲度。前路椎间盘切除减压融合术，既可将椎间盘及骨赘彻底切除，实现脊髓直接减压，又可维持脊柱稳定性，恢复生理前凸，达到理想的充分减压效果。

颈前路手术微创小，手术切口小，术后恢

复快。手术主要切除突出变性的椎间盘，对伴有骨赘增生者还要去除增生的骨赘，以及两侧钩椎关节，以免残留可能的致压物。正常结构切除后的重建物大多使用钢板和融合器来重建颈椎的高度和稳定性。

颈椎前路单间隙手术区域小，位置较深，在狭窄的单个间隙减压，有时肉眼很难看清。脊柱手术显微镜，可从不同视角探查到手术区域，清楚地分辨压迫神经的椎间盘、韧带，以及需要保护的邻近神经和血管，准确地切除脊髓表面致压物，显微镜辅助进行颈椎前路减压手术具有手术切口更小、视野更清晰、手术更精准和并发症少的特点。

病例十

显微镜辅助颈前路三节段 ACDF 内固定术

▶ **病例信息**

基本信息：女性患者，62岁，教师。

主诉：突发四肢无力伴疼痛3天。

现病史：患者3天前无明显诱因出现四肢无力，双上肢刀割样疼痛，休息后无缓，急来我院给予止痛保守治疗后症状无缓解，且进一步加重。完善患者颈椎 MRI 提示：颈椎病，颈5至胸1脊髓受压缺血性改变伴中央管扩张，门诊以"颈椎病（脊髓型）"收住院。

既往史：无异常。

专科检查：步入病房、步态正常。颈椎屈伸活动受限。双上肢放射痛阳性。左侧屈腕肌力Ⅳ级，双侧伸腕肌力Ⅳ级，双侧手内肌Ⅲ级，四肢余肌力基本正常。左前臂桡侧、左手中指感觉减退，四肢余皮肤感觉基本正常。四肢腱反射基本正常；病理征阴性。疼痛 VAS 评分8分，JOA 评分6分。

辅助检查：图1~图3。

诊断：颈椎病（颈4/5、颈5/6、颈6/7，脊髓型）。

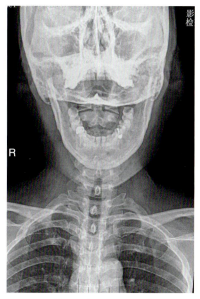 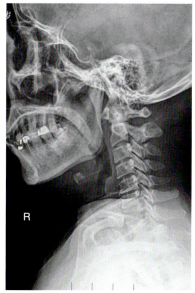

图1 颈椎 X 线片：颈椎骨质增生，颈5/6、颈6/7椎间隙变窄。

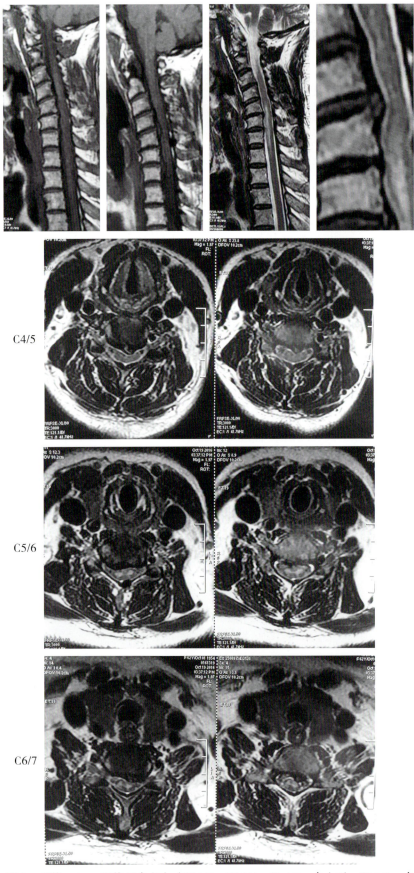

图2 颈椎MRI：颈椎间盘突出（颈2/3、颈3/4、颈4/5，中央型；颈5/6，中央偏右；颈6/7，中央偏左，继发椎管狭窄；颈5~6右侧神经根、颈6~7左侧神经根受压；颈5至胸1脊髓受压缺血性改变伴中央管扩张，颈椎退行性改变）。

C4/5

C5/6

C6/7

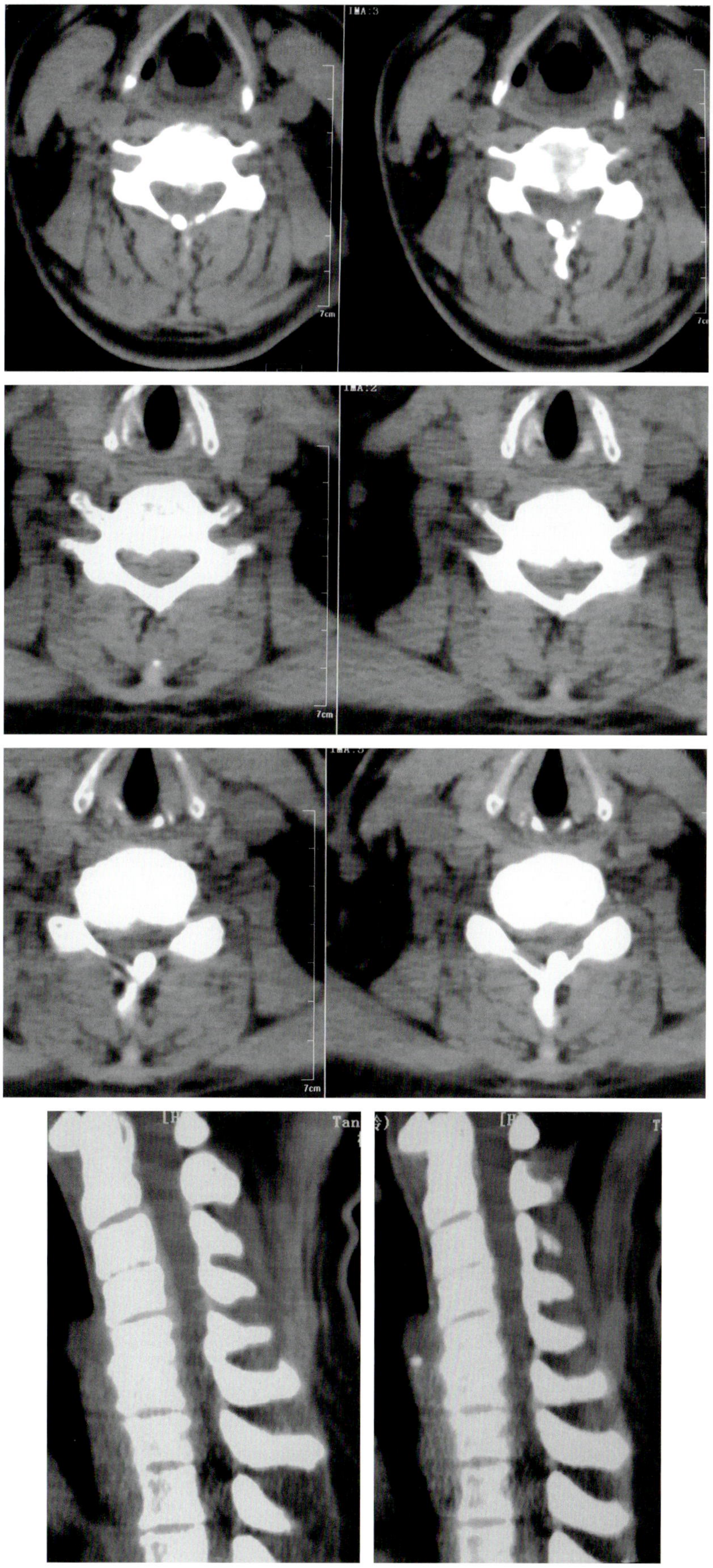

图 3 颈椎 CT 片：颈椎间盘突出（颈 5/6、颈 6/7，中央型），继发椎管狭窄，颈 3~6 水平椎管内高密度影，考虑韧带钙化，颈椎退行性改变。

▶ **诊疗思路**

根据患者病史、术前体检、辅助检查，颈椎病（脊髓型）诊断明确。影像学提示颈椎多节段椎间盘突出并相应椎管狭窄，突出部钙化；脊髓信号缺血性改变伴有中央管扩张，颈椎ACDF可直接行脊髓减压并能够恢复前凸。因此选择显微镜辅助颈椎前路切开探查减压、髓核摘除、植骨融合内固定术。

▶ **手术方案**

显微镜辅助颈椎前路切开探查减压、髓核摘除、植骨融合内固定术。

▶ **手术过程**（术中视频）

全麻成功后，患者仰卧位。于颈5椎体平面右侧顺皮纹切口，长约6cm。切断颈阔肌，于颈阔肌深层行钝性分离，将气管鞘及颈动脉鞘保护性牵向两侧，显露椎体及椎间隙。见颈4/5、颈5/6、颈6/7椎体前缘骨质增生，间隙变窄，于颈4、5椎体安装撑开。显微镜辅助彻底切除颈4/5椎间盘，刮除上下软骨终板，切除椎体前后缘增生骨赘，充分减压脊髓。同法处理颈5/6、颈6/7椎间盘。选择大小合适的融合器植入，植入同种异体骨粒，选择大小合适的颈前路钢板及螺钉固定。术毕。

▶ **术后结果**（图4）

术后第2天：双上肢放射痛VAS评分2分。

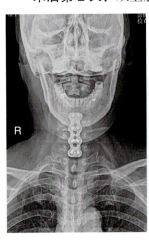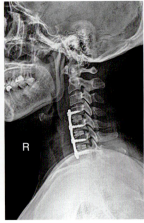

图4 颈椎正侧位X线片：内固定位置良好。

▶ **随访资料**

术后1个月：

· 内固定位置良好（图5）。

· 双上肢放射痛VAS评分1分，颈椎JOA评分9分。

· 左侧屈腕肌力Ⅳ+级，双侧伸腕肌力Ⅳ+级，双侧手内肌Ⅳ级。

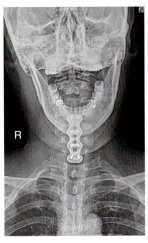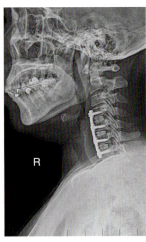

图5 术后1个月：内固定位置良好。

术后3个月：

· 内固定位置良好，椎间植骨确切（图6）。

· 双上肢放射痛VAS评分0分，颈椎JOA评分11分。

· 左侧屈腕肌力Ⅴ级，双侧伸腕肌力Ⅴ级，双侧手内肌Ⅴ级，左侧前臂桡侧麻木显著缓解。

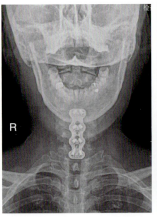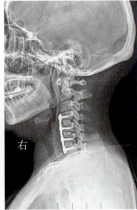

图6 术后3个月：内固定位置良好，椎间植骨确切。

术后6个月：

· 内固定位置良好（图7）。

- 双上肢放射痛 VAS 评分 0 分，颈椎 JOA 评分 15 分。
- 双上肢肌力正常，左侧前臂桡侧、左手中指麻木感消失。

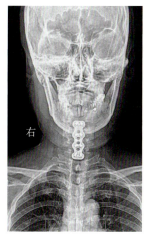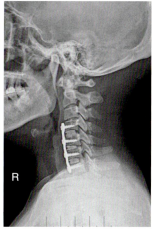

图 7　术后 6 个月：内固定位置良好。

▶ 讨论与思考

影像学检查提示颈椎多节段椎间盘突出并相应椎管狭窄，生理曲度变直，脊髓信号缺血性改变。脊髓受压时间较长可出现脊髓缺血性表现，主要行脊髓及受压神经根减压，减轻脊髓损伤进一步加重。

颈椎前路手术可以对来自脊髓前方的压迫因素如退变的椎间盘组织、椎体后缘骨赘、肥厚或骨化的后纵韧带及增生的钩椎关节内侧进行直接减压，有效恢复颈椎生理曲度；并且可以直接在椎间隙植骨，恢复椎间隙高度、重建病变节段的稳定性，符合颈椎的病理生理特点，同时前路手术术后患者的神经功能优于后路手术；而颈椎前路椎间盘切除融合术为颈椎病治疗最常的手术方式，可以安全实现脊髓的直接减压，获得初始稳定、高融合率，恢复正常生理曲度并维持椎间高度[1-2]。

在手术充分减压的基础上最大限度重建病变节段的稳定性，ACDF 对椎体的创伤较少，手术出血量及手术时间均少于 ACCF，同时在多节段颈椎病手术中采取 ACCF 治疗的患者中出现 4 例内固定装置松动或移位，而在 ACDF 中却没有发生[3]；且 ACDF 患者术后疼痛及生活障碍指数均较术前显著降低，因此对于病理基础为颈椎生理曲度变直、颈椎不稳或椎体后缘骨赘压迫硬膜囊的患者，经前路椎间盘切除减压融合术被认为是安全、有效的，通过椎间隙切除椎体后缘突出物，可以有效恢复颈椎曲度，维持椎体高度[4]。

显微镜辅助 ACDF 治疗脊髓型颈椎病能够取得满意的疗效，而且相对于常规手术方式，显微镜下进行手术操作可以提供良好的照明，有利于助手的配合，通过手术显微镜的放大作用，使手术也更加精确和安全。

参考文献

[1] Lin Q, Zhou X, Wang X, et al. A comparison of anterior cervical discectomy and corpectomy in patients with multilevel cervical spondylotic myelopathy[J]. European Spine Journal, 2012, 21(3): 474–481.

[2] Hwang S L, Lee K S, Su Y F, et al. Anterior corpectomy with iliac bone fusion or discectomy with interbody titanium cage fusion for multilevel cervical degenerated disc disease[J]. Clinical Spine Surgery, 2007, 20(8): 565–570.

[3] Uribe J S, Sangala J R, Duckworth E A M, et al. Comparison between anterior cervical discectomy fusion and cervical corpectomy fusion using titanium cages for reconstruction: analysis of outcome and long-term follow-up[J]. European Spine Journal, 2009, 18(5): 654–662.

[4] Oh M C, Zhang H Y, Park J Y, et al. Two-level anterior cervical discectomy versus one-level corpectomy in cervical spondylotic myelopathy[J]. Spine, 2009, 34(7): 692–696.

病例十一

显微镜辅助颈前路 ACCF 治疗颈椎病（脊髓型）

▶ *病例信息*

基本信息：女性患者，43 岁，农民。

主诉：颈背部不适 2 年，加重伴双手麻木 2 个月。

现病史：患者 2 年前无明显诱因出现颈背部不适，未予重视及进一步诊治；2 个月前感颈背部不适加重伴双手麻木，偶伴有行走踩棉感。行颈椎 MR 检查示：颈椎生理曲度变直，颈 3/4、颈 4/5 椎间盘突出。予以保守治疗后症状未缓解，且进一步加重。

既往史：无异常。

专科检查：步入病房，跛行步态。颈椎屈伸活动受限。双上肢各关节主动、被动活动基本正常。双侧无名指、小指皮肤感觉减退，双上肢余皮肤感觉基本正常；双下肢查体无明显异常。四肢腱反射基本正常，病理征阴性。颈痛 VAS 评分 6 分，JOA 评分 5 分。

辅助检查：图 1 ~ 图 3。

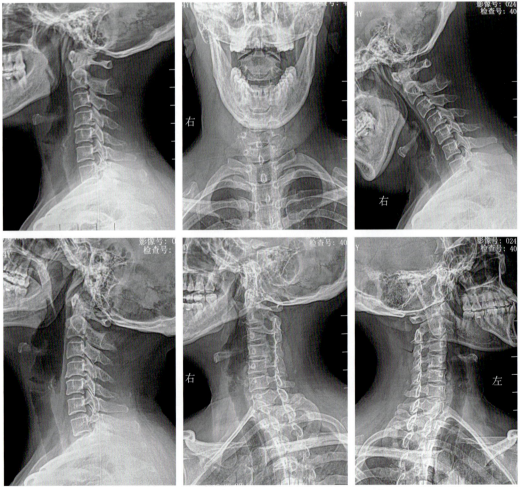

图 1 腰椎 X 线片：颈椎骨质增生，颈 4/5 椎间隙变窄，椎间盘病变待排，颈 4/5 左侧椎间孔变窄，项韧带钙化。

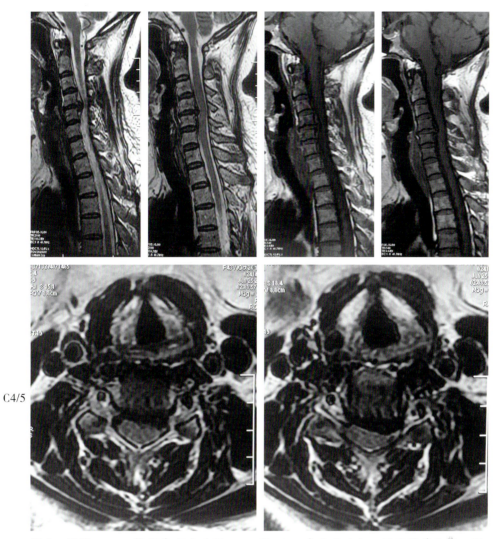

图 2　颈椎 MRI：椎间盘突出（颈 3/4、颈 4/5，中央偏左），继发椎管狭窄，颈 4/5 水平左侧神经根受压）。

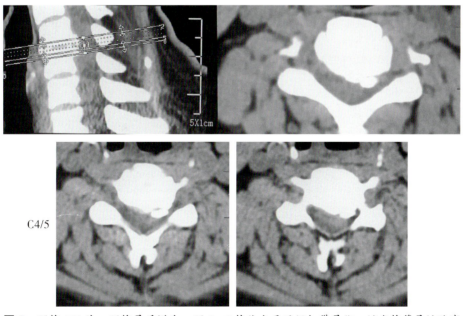

图 3　颈椎 CT 片：颈椎骨质增生，颈 4、5 椎体水平后纵韧带骨化，继发椎管骨性狭窄。

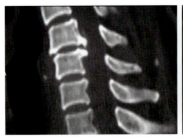 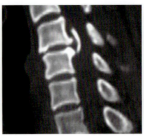 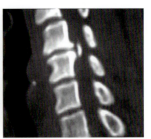

图 3（续）

诊断：
- 颈椎病（颈 3/4、颈 4/5，脊髓型）。
- 颈椎后纵韧带骨化症。

▶ **诊疗思路**

根据患者病史、术前体检、辅助检查，颈椎病（颈 3/4、颈 4/5）及颈椎后纵韧带骨化症，诊断明确。影像学提示颈 4/5 节段椎间盘突出及椎管狭窄，颈椎后纵韧带骨化；骨化的后纵韧带向头端移行，接近于颈 4 椎体的中上 1/3，且更加靠近椎管的左侧；因此选择颈 4 椎体次全切，便于充分彻底的减压。

▶ **手术方案**

显微镜辅助颈椎前路、颈 4 椎体次全切、植骨融合内固定术。

▶ **手术过程**

全麻成功后，患者仰卧位。于颈 4 椎体平面右侧顺皮纹切口，长约 6cm。切断颈阔肌，于颈阔肌深层行钝性分离，将气管鞘及颈动脉鞘保护性牵向两侧，显露椎体及椎间隙。见颈 4/5 椎间盘部分骨赘形成，间隙变窄，于颈 3、5 椎体安装撑开。显微镜辅助彻底切除颈 3/4 及颈 4/5 椎间盘，截除颈 4 部分椎体，见颈 4、5 椎体后方后纵韧带骨化，脊髓受压。充分减压脊髓（图 4）。选择大小合适的钛网植入，植入自体骨粒，选择大小合适的颈前路钢板及螺钉固定（图 5）。术毕。

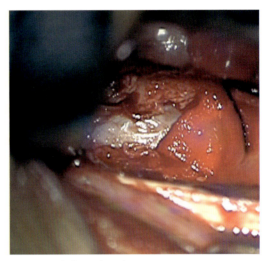

图 4　术中脊髓精确减压。

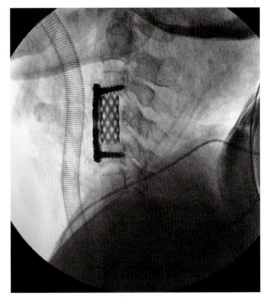

图 5　术中透视确认螺钉及钛网位置。

▶ **术后结果**（图 6）

术后第 2 天：双手麻木较前缓解。

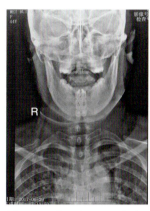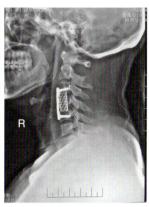

图6　颈椎正侧位X线片：内固定位置良好。

▶ **随访资料**

术后1个月：

· 内固定位置良好（图7）。

· 双手麻木缓解明显，颈椎疼痛VAS评分3分，JOA评分9分。

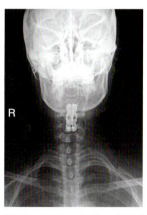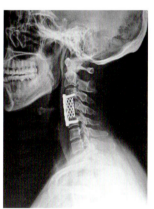

图7　术后1个月：内固定位置良好。

术后6个月：

· 内固定位置良好（图8）。

· 双手麻木显著缓解，颈椎疼痛VAS评分1分，JOA评分13分。

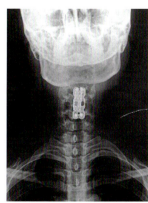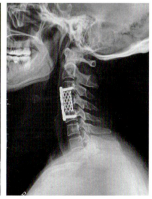

图8　术后6个月：内固定位置良好。

术后1年：

· 内固定位置良好，钛网无下沉，融合良好（图9）。

· 双手麻木症状消失，颈椎疼痛VAS评分1分，JOA评分13分。

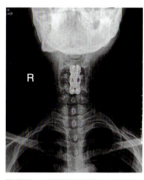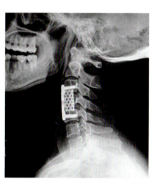
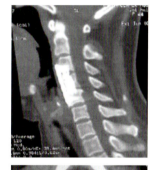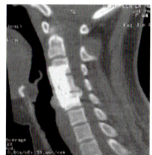
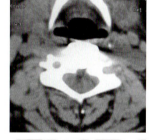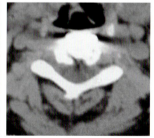
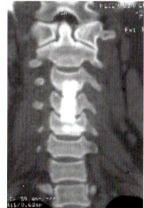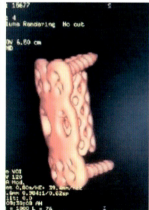

图9　术后1年影像学表现。

▶ **讨论与思考**

此病例影像学提示椎间盘突出（颈3/4、

颈 4/5，中央偏左）合并椎管狭窄，颈 4/5 水平左侧神经根受压），生理曲度变直；颈 4~5 椎体水平后纵韧带骨化，继发椎管骨性狭窄，手术目的是行脊髓及受压神经根减压，减轻脊髓损伤进一步加重。关于手术方式主要有如下两种选择：

· 颈后路可实现脊髓的间接减压，暴露广泛，减压彻底，同时改善了颈髓的血液循环，达到理想的减压效果。

· 前路椎间盘切除减压融合术，既可将椎间盘及骨赘彻底切除，实现脊髓直接减压，又可维持脊柱稳定，恢复生理前凸，达到理想的充分减压效果。

我们的考虑是：脊髓型颈椎病手术治疗的首要目的是减压，扩大椎管容积，最大限度恢复脊髓形态，改善脊髓血供，逆转脊髓水肿，预防脊髓进一步损伤和功能恶化。该患者局部后纵韧带骨化范围较大，单纯 ACDF 手术无法做到完全有效的减压，后路手术暴露范围较大，术后颈椎活动度丧失较多，轴性痛发生率高，而颈椎前路椎体次全切植骨融合术（ACCF）可安全实现脊髓的直接减压，为最常实施的颈椎手术之一，具有明显的优势：①采用气管鞘与动脉鞘间隙，最大限度减小肌肉韧带损伤；②对脊髓能充分减压并具有即刻稳定性和高融合率。

显微镜辅助 ACCF 最大的特点：①三维放大视野清晰，周围组织结构明确，且视野的角度和放大倍数及光源的亮度和范围均可根据手术需要调整；②清晰分辨硬膜囊、神经根、血管丛及病变的椎间盘、椎板、韧带、关节突等结构，准确切除病变组织，彻底解除脊髓及神经压迫；③显微手术器械精细，操作轻柔，避免损伤硬膜囊及神经根；④保留硬膜外及神经根外脂肪，双极电凝彻底止血，减少和防止神经根的粘连；⑤术者及助手二人同时在视野内进行手术操作，克服了直视手术下一人操作的缺点。

病例十二

显微镜辅助颈前路 ACCF 治疗颈椎骨折

▶ **病例信息**

基本信息：男性患者，22 岁，学生。

主诉：车祸致颈背部疼痛 10h。

现病史：患者 10h 前乘坐小轿车不慎被大卡车追尾即感颈背部疼痛伴活动受限。遂由 120 急救车送至当地医院完善 X 线平片：颈椎骨折，给予制动颈托制动、止痛等对症治疗后建议转上级医院进一步治疗，遂转至我院急诊，我科会诊后以"颈椎骨折"收住院。

既往史：无异常。

专科检查：平车入病房。颈托固定颈部，颈椎前屈及后伸受限。颈 5 棘突压痛、叩击痛阳性。四肢肌力、肌张力、感觉、反射未见明显异常。病理征阴性。颈痛 VAS 评分 8 分。

辅助检查：图 1~ 图 3。

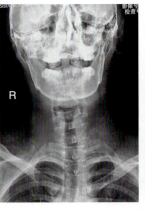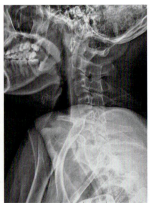

图 1 颈椎 X 线片：颈 5 椎体变扁，考虑压缩性骨折。

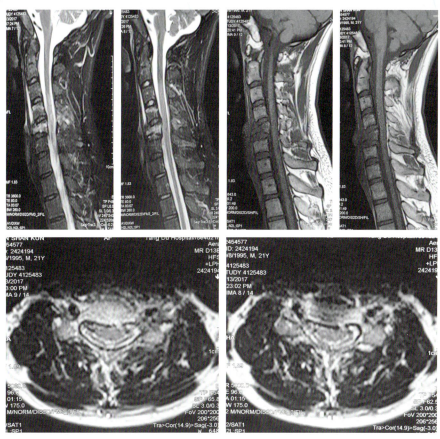

图 2　颈椎 MRI：颈 5 椎体压缩性骨折并继发椎管狭窄，颈 4 椎体挫伤，颈背部皮下水肿性改变，颈 2~5 椎体前方异常信号影，考虑血肿。

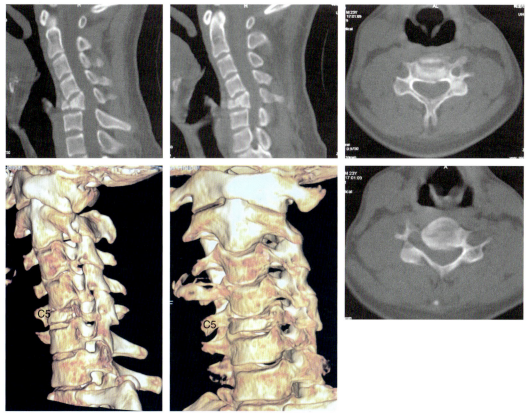

图 3　颈椎 CT 片及三维重建图像：颈 5 椎体压缩性骨折。

诊断：
- 颈 5 椎体压缩性骨折。
- 颈 4 椎体挫伤。

▶ 诊疗思路

根据患者病史、术前体检、辅助检查，颈 5 椎体压缩性骨折诊断明确。影像学提示颈 5 椎体压缩性骨折（压缩约 1/3）及骨折块向后移位，相应椎管狭窄，诊断明确，行显微镜辅助颈椎前路、颈 5 椎体次全切、植骨融合内固定术。

▶ 手术方案

显微镜辅助颈椎前路、颈 5 椎体次全切、植骨融合内固定术。

▶ 手术过程

全麻成功后，患者仰卧位。于颈 5 椎体平面右侧顺皮纹切口，长约 6cm。切断颈阔肌，于颈阔肌深层行钝性分离，将气管鞘及颈动脉鞘保护性牵向两侧，显露椎体及椎间隙。见颈 5 椎体前缘骨折，椎体挫伤，于颈 4、6 椎体安装撑开器。显微镜辅助彻底切除颈 4/5 及颈 5/6 椎间盘，截除颈 5 部分椎体，见颈 5 椎体后方向椎管内部突入，脊髓受压。保留后纵韧带充分减压脊髓。将大小合适的装有自体骨粒的钛网植入，选择大小合适的颈前路钢板及螺钉固定。术毕。

▶ 术后结果（图 4）

术后第 2 天：颈背痛 VAS 评分 2 分。

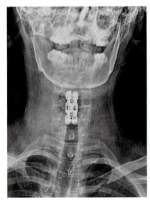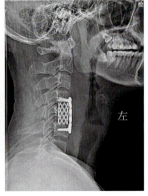

图 4　颈椎正侧位 X 线片：内固定位置良好。

▶ 随访资料

术后 1 个月：
- 内固定位置良好（图 5）。
- 颈背痛 VAS 评分 3 分。

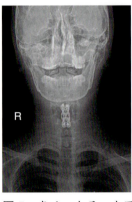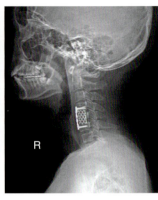

图 5　术后 1 个月：内固定位置良好。

术后 3 个月：
- 内固定位置良好（图 6）。
- 颈背痛 VAS 评分 1 分。

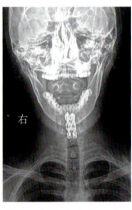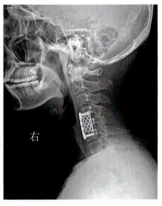

图 6　术后 3 个月：内固定位置良好。

术后 6 个月：
- 内固定位置良好（图 7）。
- 颈背痛 VAS 评分 0 分。

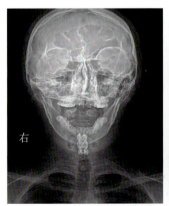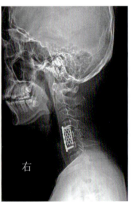

图 7　术后 6 个月：内固定位置良好。

▶ 讨论与思考

影像学检查提示颈 5 椎体压缩性骨折继发椎管狭窄，颈 4 椎体挫伤，颈背部皮下水肿性改变，颈 2~5 椎体前方异常信号影，考虑血肿。关于手术方式考虑：颈椎前路椎体次全切减压融合术，既可将挫伤的椎间盘及骨折块彻底切除，实现脊髓直接减压，又可重建脊柱稳定，达到理想而充分的减压效果。

颈椎损伤手术目的是尽早复位、神经减压和坚强内固定。手术的根本目的在于恢复颈椎的序列和重建颈椎的稳定性[1-2]。我们采用前路清除椎间盘，解除骨折块对脊髓压迫，恢复脊柱序列，重建颈椎稳定性，ACCF 直接扩大椎管矢状径及椎管横截面积，恢复颈椎椎管的有效容量，恢复颈椎正常的椎间高度和生理曲度，有效降低椎管狭窄率，达到脊髓减压的目的；前路手术体位改变少，可以减少由于体位变动造成的脊髓进一步损伤。前路手术出血少、手术时间短、术后恢复快，有利于患者的早期康复训练。前路手术治疗下颈椎骨折脱位可获得良好效果[3]。

显微镜辅助 ACCF 最大的特点就是视野放大清晰化，具有以下优势：①可以将椎体突入部分及后纵韧带清除彻底。椎体后缘可以通过高速磨钻以清除，不同形状和直径的钻头可满足不同要求，显微镜下清晰安全显露硬膜。②止血更加彻底，相对于常规手术，镜下出血点将会更加清楚，此时就可以使用双极电凝进行针对性的止血操作，但由于椎管内静脉丛吻合支较多，盲目使用电凝可能会导致出血量增加，必要时可以配合使用明胶海绵进行填塞，精准止血。

显微镜可以增加手术视野亮度，使术野更加清晰，助手与术者分享共轴视野，便于助手配合，从而使颈椎 ACCF 减压效果确切、操作更精细；具有安全可靠和并发症少的特点，显微镜极大地降低了 ACCF 术后脑脊液漏风险，可保护脊髓及神经根、预防术后神经功能恶化等并发症。

参考文献

[1] Reinhold M, Blauth M, Rosiek R, et al. Lower cervical spine trauma: classification and operative treatment[J]. Der Unfallchirurg, 2006, 109(6): 471-80, quiz 481–483.

[2] Korres D S. Lateral mass screw fixation for cervical spine trauma[J]. Spine J, 2006, 6: 603.

[3] Orndorff D G, Samartzis D, Whitehill R, et al. Traumatic fracture-dislocation of C5 on C6 through a previously solid multilevel anterior cervical discectomy and fusion: a case report and review of the literature[J]. The Spine Journal, 2006, 6(1): 55–60.

四、显微镜辅助椎管占位切除术

病例十三

显微镜辅助治疗腰椎管内占位性病变切除术

▶ 病例信息

基本信息：男性患者，54 岁，农民。
主诉：腰痛伴左下肢疼痛 3 个月。
现病史：患者 3 个月前无明显诱因出现腰痛伴左下肢疼痛，行走时疼痛减轻，夜休时疼痛较重，未予重视。患者自觉疼痛进行性加重，夜间疼痛影响睡眠，就诊于当地医院，行腰椎 MR 检查，提示"腰 1~2 椎管内占位性病变"。

既往史： 无异常。

专科检查： 脊柱无畸形，生理弯曲存在，腰背部压痛及叩击痛阴性，脊柱活动未见明显受限。四肢查体无明显异常。

功能评分： JOA 评分 21 分，ODI 32%。

辅助检查： 图 1~ 图 2。

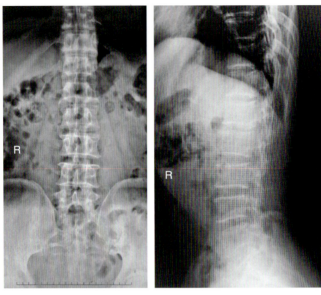

图 1 腰椎 X 线片：腰椎骨质增生。

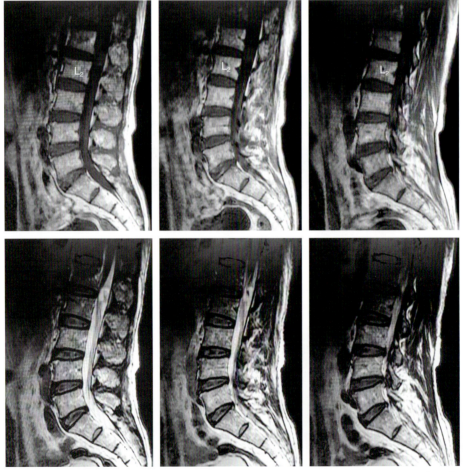

图 2 腰椎 MRI 及增强 MRI：腰 1~2 水平椎管内髓外硬膜下占位性病变，边缘局部强化，大小约 1.2cm×1.3cm×1.5cm，神经鞘瘤可能。

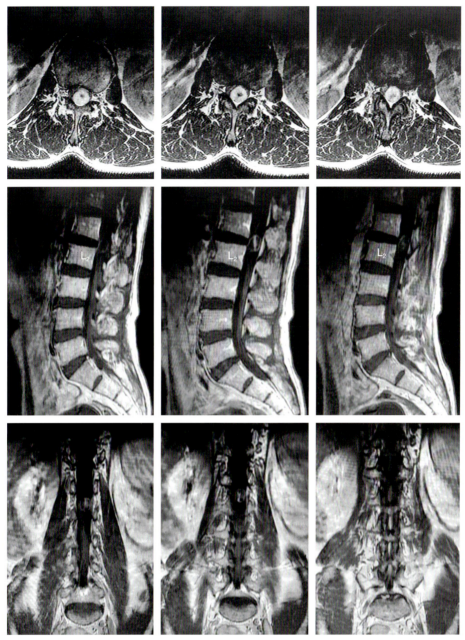

图 2（续）

诊断：腰椎管内占位性病变（神经鞘瘤？脊膜瘤？）。

▶ 诊疗思路

根据患者病史、术前体检、辅助检查，诊断为胸椎管内占位性病变。影像学检查提示胸椎管内髓外硬膜下占位性病变，增强MRI提示局部强化，周围结构清晰，神经鞘瘤可能。为明确诊断，宜行病灶切除，术后行病理学检查。

▶ 手术方案

腰1~2椎管内占位性病变探查、病变切除、植骨融合内固定术。

▶ 手术过程

全麻成功后，患者俯卧位。常规消毒，铺巾。于腰1~3后正中切口，逐层切开，骨膜下剥离椎旁肌至横突外缘。切除腰1~3椎板打开硬脊膜，见巨大囊肿（图3），显微镜下切除囊肿（图

4）、清除残留囊肿壁，切开见囊内淡黄色质软组织，缝合硬膜（图5）。于腰1~3双侧植入椎弓根螺钉，透视见位置良好。打磨关节突后，自体骨粒植于腰1~3双侧关节突，置负压引流管1根。逐层缝合，术毕。

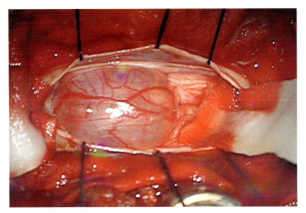

图3　术中见完整囊样肿物。

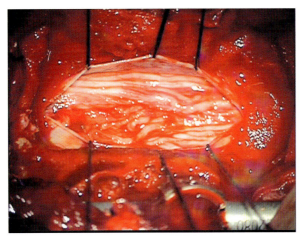

图4　占位完整切除

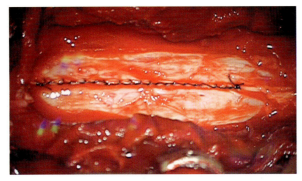

图5　术中硬膜缝合完毕。

▶ 术后结果（图6~图7）

术后第3天： 腰腿痛症状缓解。

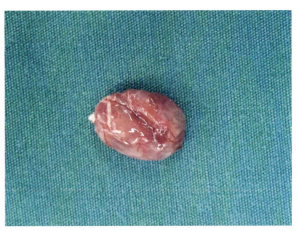

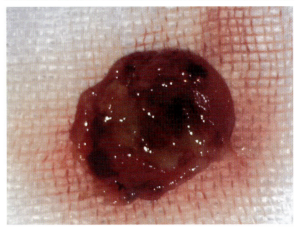

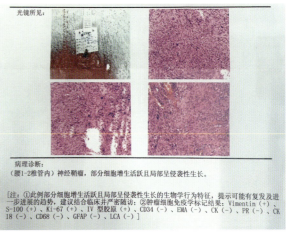

图6　术后病理检查回报：腰1~2椎管内神经鞘瘤，部分细胞增生活跃且局部呈侵袭性生长。

▶ 随访资料

术后1个月： JOA评分25分，ODI 14%。

术后1年： JOA评分27分，ODI 6%。

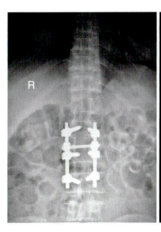
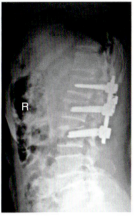

图7 腰椎正侧位X线片：内固定位置良好。

▶ 讨论与思考

神经鞘瘤起源于神经鞘膜的Schwann细胞，因此又称Schwann瘤。椎管内神经鞘瘤约占硬膜内椎管肿瘤的1/4左右，发病高峰在40~60岁。其多为良性肿瘤，常为单发，在椎管的各个节段均可发生，复发率低。但约2.5%硬脊膜内神经鞘瘤为恶性。椎管内神经鞘瘤起源于背侧脊神经根，故病变位于髓外硬膜下间隙。呈向心性生长时亦可产生软膜下浸润。臂丛或腰丛神经鞘瘤可以沿多个神经根向硬脊膜内生长。相反，椎旁的Schwann细胞瘤向椎管内扩展时通常位于硬脊膜外。

椎管内神经鞘瘤的临床症状和体征与其神经压迫的节段和程度有关，主要表现为疼痛、感觉异常、运动障碍和括约肌功能紊乱。其中感觉异常的发生率达85%左右，疼痛的发生率将近80%。其病程与神经鞘瘤的病理性质有关，良性者病程较长，恶性者病程短。

手术切除是治疗椎管内肿瘤有效的方法，然而由于椎管内肿瘤发生部位的特殊性，周围神经血管密集，解剖结构复杂，椎管内肿瘤切除术的难度和风险相对较高。显微手术切除肿瘤，可以减少术中出血，减轻术后疼痛感，以及保持脊柱稳定性，从而取得良好的手术疗效[1]。

神经鞘瘤沿神经轴挤压神经，其多有相对完整的包膜，与脊髓界限清，故可沿边界分离。对于神经根穿行于肿瘤无法剥离者，可在电生理监护下切除病变。对于无功能的神经根必要时可切断。对于肿瘤体积大，囊变明显，可分块行囊内减压切除肿瘤。注意脊髓的血供情况，尤其保护脊髓表面增粗的血管，其误伤可能会产生严重后果[2]。当肿瘤与脊髓粘连时，则要谨慎分离肿瘤和脊髓界面，用棉片加以隔离保护，避免脊髓损伤。当肿瘤与脊髓或重要神经根粘连严重无法安全分离，必要时可行部分切除术。显微镜下精细操作有助于提高手术疗效和降低并发症发生率。

良性椎管内神经鞘瘤的治疗主要为外科手术切除，绝大多数病例均可通过标准的后路椎板切开、肿瘤全切除而达到治愈，一般很少复发。恶性神经鞘瘤预后极差，生存期少于1年，手术切除后宜进行辅助放射治疗。

参考文献

[1] 程诚,尚爱加,唐红,等.显微手术治疗椎管内神经鞘瘤的疗效[J].武警医学,2018,29(3):274-276.
[2] 吕永革,谭永良,侯瑜,等.MSCT的MPR技术在脊柱旁神经鞘瘤的诊断价值[J].中国实用医药,2010(19):11-13.

病例十四

显微镜辅助下胸椎管蛛网膜囊肿的手术治疗

▶ **病例信息**

基本信息：女性患者，45岁，职员。

主诉：胸腰背部酸困3年，双下肢不适5个月。

现病史： 患者3年前无明显诱因出现胸腰背部酸困，夜休时仍疼痛，无双下肢不适，未予处置。5个月前，患者自觉双下肢发冷，偶有麻木不适感，不影响正常行走。

既往史： 无异常。

专科检查： 脊柱无畸形、生理弯曲存在。颈、胸、腰背部压痛及叩击痛阴性。四肢查体无明显异常。

功能评分： JOA评分17分，ODI 30%。

辅助检查： 图1～图3。

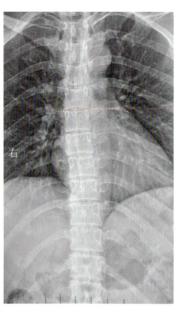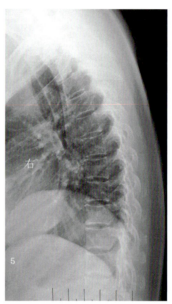

图1 胸椎X线片：胸椎轻度骨质增生。

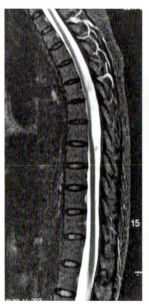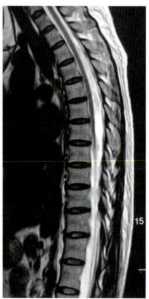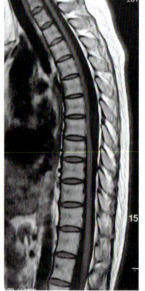

图2 胸椎MRI：胸椎管内占位性病变，考虑蛛网膜囊肿可能。

诊断： 胸椎管蛛网膜囊肿。

▶ 诊疗思路

MRI具有多参数、多体位成像及软组织分辨率高的特点，在椎管内蛛网膜囊肿的疾病诊断中具有其他影像检查不可比拟的优势，为该病的首选检查方法。

硬膜下蛛网膜囊肿呈T2WI高信号、T1WI

低信号，与脑脊液信号相似。其囊壁菲薄，MRI下多不能显示。病变多位于脊髓背侧，囊肿较大时可推移脊髓或马尾向对侧移位，因此对侧蛛网膜下腔变窄，病变上、下方的蛛网膜下腔增宽。轴位MRI可清楚显示受压移位的脊髓。

硬膜外蛛网膜囊肿多位于脊髓背侧，呈梭形或弧形，T2WI为高信号、T1WI低信号，矢状位可见病变与硬脊膜之间有低信号间隙。部分病变可侵及椎间孔。"分叉征"及"脑脊液喷射征"对硬膜外蛛网膜囊肿的定性诊断有较大价值，同时可确定裂孔与蛛网膜相通。出现该征，意味着有裂孔的囊肿有继续增大的趋势，宜尽早手术切除，同时也提示术中应该结扎该裂孔。

蛛网膜囊肿需与肠源性囊肿、皮样囊肿、表皮样囊肿、胶样囊肿等鉴别。皮样囊肿常含有脂肪成分而表现为T1WI高信号，易于鉴别。表皮样囊肿好发于马尾、圆锥处，因含有多种组织成分而信号不均匀，有时可看到囊肿内液-液平面分层。胶样囊肿因含有黏液蛋白成分而表现为T1WI高信号。肠源性囊肿可发生于硬膜下，也可发生于髓内，常合并脊柱裂、Klipple-Feil畸形或胃肠道畸形。

▶ **手术方案**

显微镜辅助下胸椎管占位病变探查切除、植骨融合内固定术。

▶ **手术过程**

全麻成功后，患者俯卧位。常规消毒，铺巾。取胸6~8椎水平后正中切口，长约8cm。逐层切开，骨膜下剥离椎旁肌至横突外缘。切除胸6~8椎板，打开硬脊膜，见巨大囊肿。显微镜下切除囊肿（图3），清除残留囊壁，见囊内为清亮液体。缝合硬脊膜（图4）。于胸6~8植入双侧椎弓根螺钉。透视确认内置物位置良好，反复冲洗。打磨关节突后，自体骨粒植于胸6~8双侧关节突及椎板间。伤口内置穿刺型负压引流管1根。清点敷料器械如数，逐层缝合伤口。术毕。

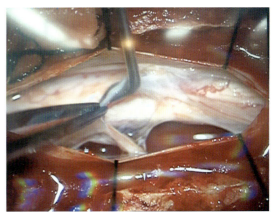

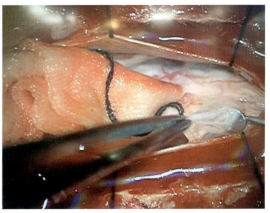

图3　显微镜下行囊肿分离、切除。

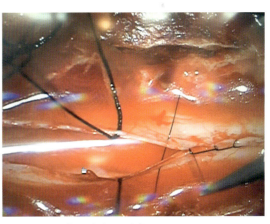

图4　显微镜下缝合硬膜囊。

▶ **术后结果**（图5~图6）

术后1周：

· 双下肢不适症状消失。

· JOA评分22分，ODI 16%。

术后1年：JOA评分25分，ODI 12%。

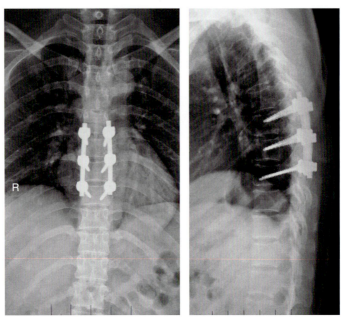

图5 胸椎X线片：胸6~8椎体内固定位置、形态良好。

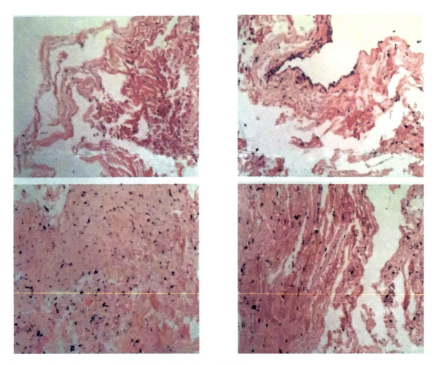

图6 病理结果：（胸椎管）符合蛛网膜囊肿。

▶ 讨论与思考

椎管内蛛网膜囊肿发病率较低，约占椎管内占位性病变的1%~3%，最常见于中胸段或胸腰段椎管背侧，男性多于女性。椎管内蛛网膜囊肿临床表现多样，最常表现为下肢乏力进行性加重和神经根受压的症状。起病多在20岁之后，病情发展缓慢，症状常持续数月甚至数年[1]。约1/3的患者临床症状会出现波动，囊肿梗阻和再通可能是缓解和复发的原因。目前认为，非创伤性硬脊膜外蛛网膜囊肿是先天性的；而囊肿增大是由液体主动分泌机制、渗透梯度机制、囊肿-瓣膜单向阀门机制引起的[2]。

MRI 是椎管内蛛网膜囊肿的首选检查方法，其信号强度与脑脊液信号一致。在 T1WI 呈低信号，T2WI 呈高信号。若有感染，囊肿壁会因为炎性增生而发生轻度强化。对于硬脊膜外的囊肿，若 MRI 下裂孔位置不明确，可行脊髓造影多能发现交通孔，对于切除囊肿后修补漏口有帮助。

蛛网膜囊肿手术成功的关键在于：在保证神经安全的前提下尽可能切除囊肿，以解除脊髓及神经根的压迫，恢复正常功能活动。对于不能完整切除囊壁的病例，打开交通孔并防止重新包裹极为重要。多房性囊肿手术效果欠佳。

Nabors 等把椎管内蛛网膜囊肿分为三类：①未累及神经根的硬脊膜外蛛网膜囊肿；②累及神经根的硬脊膜外蛛网膜囊肿；③硬脊膜内蛛网膜囊肿。应椎管内蛛网膜囊肿的具体类型采用不同的治疗方法。对于硬脊膜外蛛网膜囊肿，此种类型的囊肿大多有硬脊膜的先天缺陷，因此宜行囊肿切除结合漏口修补术[3]。对于交通孔要仔细分离囊壁以暴露囊肿颈部，彻底切除囊肿并缝合漏口。对于硬脊膜内蛛网膜囊肿，宜行囊肿切除结合造瘘术。

手术方式分为两种：全椎板切除术和半椎板切除术。

全椎板切除术，可以为囊肿切除提供良好的视野，从而保证疗效。然而，全椎板切除术损伤较大，且对脊柱稳定性有影响，必要时需辅助植骨融合、螺钉固定，尤其对于胸腰段及腰椎部位。

半椎板切除会造成手术视野狭小，棘突未去除，会影响视线及操作，因此更适合脊髓背外侧较孤立的囊肿。对于脊髓前面的囊肿及其他难以完全暴露的椎管内囊肿来说，半椎板切除可能会对脊髓造成过度牵拉，引起功能障碍。另一方面，半椎板切除术不仅保留了脊柱的大部分韧带，也保留了对侧关节突和肌肉附着点。这就最大限度保持了脊柱的完整型和稳定性，对术后功能锻炼及恢复起到较大作用。随着显微镜等微创技术的发展，半椎板切除术的适应范围将会有所拓展。

参考文献

[1] 张宗永, 谭玉堂, 曾令成, 等. 椎管内硬脊膜外蛛网膜囊肿的临床特点及手术治疗 [J]. 中国临床神经外科杂志, 2016, 21(10): 580–582.

[2] Funao H, Nakamura M, Hosogane N, et al. Surgical treatment of spinal extradural arachnoid cysts in the thoracolumbar spine[J]. Neurosurgery, 2012, 71(2): 278-84; discussion 284.

[3] 董楠, 王伟杰, 方大钊, 等. 椎管内蛛网膜囊肿诊断及手术方式研究 [J]. 临床神经外科杂志, 2013, 10(5): 269–270.

病例十五

显微镜辅助治疗胸椎管内占位性病变

▶ **病例信息**

基本信息：女性患者，49 岁，职员。

主诉：腰痛 4 月伴双下肢麻木 1 个月。

现病史：患者 4 个月前不慎摔伤出现腰痛。1 个月前无明显诱因出现腰部绞痛，呈阵发性，伴有双下肢麻木症状，左侧为重，偶有双下肢无力，影响行走，腰痛影响睡眠。患者发病以来，神志清，精神、饮食可，大小便基本正常。

既往史：无异常。

专科检查：脊柱无畸形，生理弯曲存在，颈椎棘突无压痛，胸 10 至腰 1 椎体棘突及棘突旁压痛。双下肢自腹股沟以下皮肤感觉减退，左下肢为重。余四肢查体无明显异常。

功能评分：JOA 评分 15，ODI 44%。

辅助检查：图 1~ 图 3。

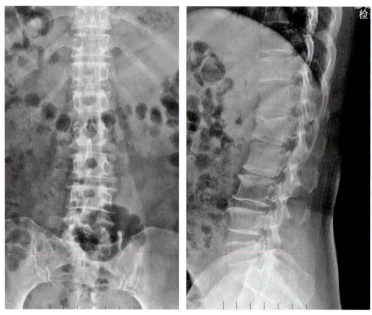

图1 腰椎X线片：腰1椎体楔形变，腰椎骨质增生。

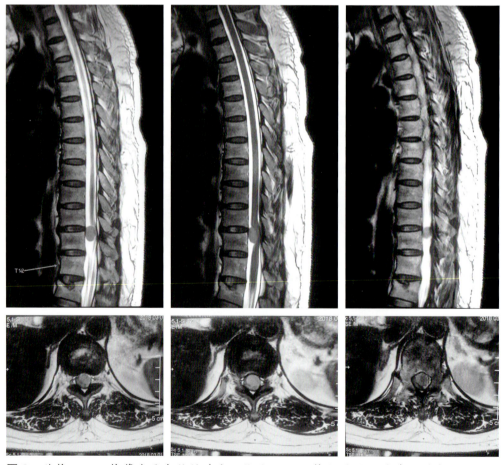

图2 胸椎MRI：椎管内见占位性病变，位于T10~11椎间平面，髓外硬膜内，大小约1.5cm×1.0cm。

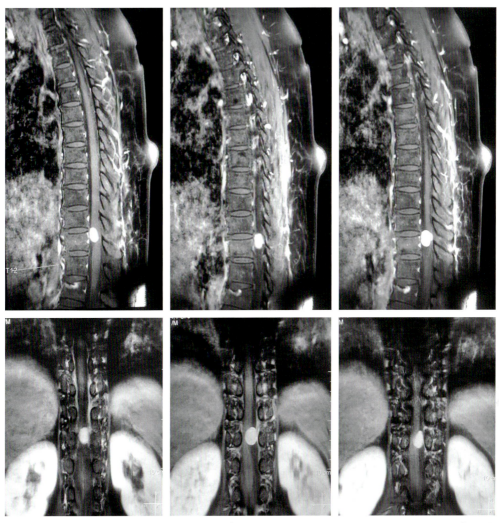

图3 增强MRI：T10~11椎间平面，髓外硬膜内见一大小约1.8cm×1.3cm×1.1cm占位性病变，呈均匀强化，与周围组织结构清晰，多考虑良性病变，请结合临床。

诊断：胸椎管内占位性病变（脊膜瘤？神经鞘瘤？）。

▶ **诊疗思路**

根据患者病史、术前体检、辅助检查，诊断为胸椎管内占位性病变。影像学检查提示胸椎管内，髓外硬膜内占位性病变，增强MRI提示均匀强化，周围结构清晰，多考虑良性病变。为明确诊断，宜行病灶切除，术后病理检查。

▶ **手术方案**

显微镜下胸椎管内病变后路切开探查、病灶清除、植骨融合内固定术。

▶ **手术过程**

全麻成功后，患者俯卧位。常规消毒，铺巾。至胸10棘突正中纵行切口，长约6cm，逐层切开皮肤、皮下组织、深筋膜，剥离椎旁肌显露胸10、11椎板及关节突，定位胸10、11双侧椎弓根进针点，置入椎弓根螺钉。透视见螺钉位置良好，安装连接棒，拧紧顶丝。咬除胸10、11棘突及棘间韧带，咬除胸10下半部分及胸11上半部分椎板，切除黄韧带；显微镜下暴露分离硬膜，暴露占位包块，见占位包块边缘光滑、质软、有弹性，呈淡黄色，仔细分离后摘除占位包块（图4），送病理，显微镜下缝合硬膜。硬膜囊搏动明显、无渗出。人工硬脊膜覆盖暴露的硬脊膜。查无脑脊液外漏及活动性出血，安装横连，生理盐水反复冲洗创口，于切口内置负压引流管1根。逐层缝合腰背筋膜、皮下组织、皮肤，敷料覆盖。术毕。

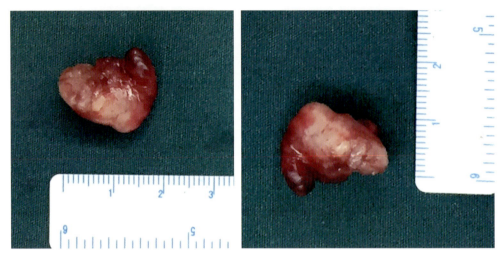

图4 术中完整剥离一1.6cm×1.0cm占位性病变，边缘光滑，质软，有弹性，送病理检查。

▶ **术后结果**（图5~图6）

术后第3天：双下肢麻木症状缓解。

术后3个月：JOA评分24，ODI 14%。

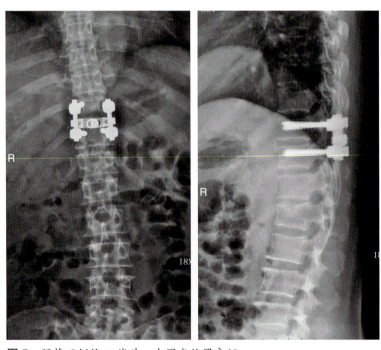

图5 腰椎正侧位X线片：内固定位置良好。

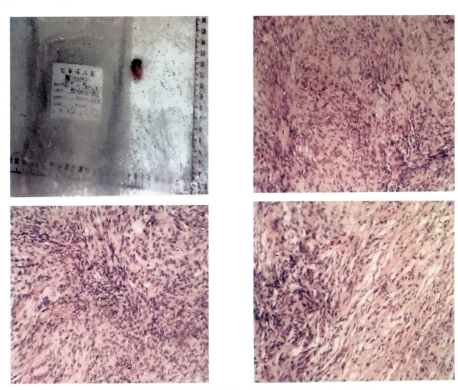

图6　术后病理结果：（胸椎管内）脊膜瘤，过渡型部分细胞增生活跃。

▶ 讨论与思考

脊膜瘤是椎管内肿瘤中常见的类型之一，发病率居第2位，仅次于椎管内神经鞘瘤。脊膜瘤是椎管内良性肿瘤，40~70岁多发，女性多见，主要位于胸段，颈段次之，发生于腰椎管者较为少见[1]。脊膜瘤起源于蛛网膜细胞或硬脊膜纤维细胞，故绝大多数位于髓外硬膜内，少数位于硬膜外间隙[2]。肿瘤可位于椎管内脊髓周围任何部位，大多呈圆形或卵圆形，有包膜，一般直径1.0~3.5cm。症状、体征因肿瘤的部位、大小，以及脊髓、神经根压迫程度有很大差异，首发症状多为神经根性麻木疼痛、束状疼痛和局部背痛，后期出现脊髓压迫症状，表现为进行性肢体麻木、无力、行走不稳，重者可发生大小便障碍，甚至截瘫。

脊膜瘤的影像学检查包括MRI、CT及CT椎管内造影。其中MRI是最佳的无创性检查，可明确显示肿瘤的部位、边界、与脊髓等周围组织的关系及伴发水肿的程度。脊膜瘤组织致密，不易坏死、出血及囊变，因此MRI的典型表现是在T1WI及T2WI呈与脊髓信号相似的等或稍低信号，增强后呈均匀强化。当病灶内发生钙化时，平扫T1WI及T2WI均呈低信号[3]。脊膜瘤常有"硬脊膜尾征"，这是肿瘤侵犯及炎性反应综合作用的结果，但它不是脊膜瘤的特有征象。

脊膜瘤首选尽早手术完整切除肿瘤，解除神经、脊髓压迫，以最大限度地恢复神经及脊髓的功能。对位于后方及病变较大的脊膜瘤，常选用后路全椎板切除结合肿瘤切除术。此手术入路优点是手术时间短、显露完全，缺点是术后脊柱不稳，轴性痛发病率较高。因此术后常需采用椎弓根钉棒系统内固定结合横突间植骨。对位于后外侧且体积较小的脊膜瘤，宜选择后路半椎板切除结合肿瘤切除术，手术创伤较全椎板切除小，对神经、脊髓的影响较小，能保证脊柱的稳定性，术后恢复快。术前应先根据MRI所示病变节段，用C型臂X线机定位椎体节段并标记确定手术切口。术中操作应轻柔、避免损伤脊髓。硬脊膜切开暴露肿瘤上下极后，用棉片保护周围神经纤维或脊髓，显微镜辅助下小心切除肿瘤。一般脊膜瘤完全切除后，预后良好，但少数为恶性，可复发。

对于脊膜瘤切除术，将附着点硬膜切除或仅烧灼处理对复发率无显著影响，但全切和部分切除其复发率有明显差异。为完全切除肿瘤且能保留硬脊膜，因外层在组织学上是无肿瘤的，可将硬膜的内层和外层分开后，将硬膜内层和肿瘤一起切除，但对骑跨硬膜内外的脊膜瘤或复发性肿瘤应行硬膜切除结合生物膜修补。具体手术操作中，容易从硬脊膜分离的仅予以电凝烧灼，较难分离或紧密粘连的予以切除附着点硬膜，再行肌筋膜或生物膜修补。对于肿瘤较大时，术中易发生脊髓压迫损伤，可考虑分块切除。

总结：脊膜瘤临床表现无特征性，MRI 检查对脊膜瘤有较高的诊断率，最终确诊依赖于病理诊断；椎管内脊膜瘤治愈率高，临床效果好，但少数为恶性，有复发倾向；早期诊断、肿瘤全切及熟练的手术技巧是取得良好效果的关键。利用显微手术切除脊膜瘤效果良好，可以获得较好的视野，避免脊髓损伤，从而提高手术的全切率及治愈率。

参考文献

[1] 田东, 姚军, 孙新国, 等. 脊膜瘤的诊断与显微手术治疗 [J]. 中国临床神经外科杂志, 2014, 19(3): 176–178.

[2] 易灿, 丁焕文, 涂强, 等. 椎管内脊膜瘤的临床诊断和手术治疗 [J]. 颈腰痛杂志, 2011, 32(2): 131–134.

[3] De Verdelhan O, Haegelen C, Carsin-Nicd B, et al. MR imaging features of spinal schwannomas and meningiomas [J]. J Neuroradiol, 2005, 32(1): 42–49.

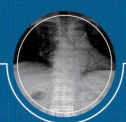

第6章 计算机辅助导航技术

Chapter 6

近年来，随着脊柱外科学的蓬勃发展，尤其是微创脊柱外科的迅猛发展，很多微创技术应运而生，并且受到越来越多脊柱外科医生的青睐，例如脊柱内镜技术、MI-TLIF、OLIF 等，使得脊柱外科更加微创化；但在同时也面临很多问题，因为脊柱周围组织结构的重要性，使得手术风险大，而且在手术技术微创化的同时，医生所面临的射线辐照也明显增多。因此，需要好的辅助技术来促进手术技术的发展。

20 世纪 90 年代，计算机辅助导航技术被报道首次用于腰椎椎弓根螺钉置入，至今已在脊柱外科取得了广泛应用。它可以显著提高手术的安全性、精准性。

计算机辅助导航系统的工作原理是利用计算机的图像技术对术前或术中获得的影像学资料进行处理，将虚拟的影像学资料和现实的手术解剖部位进行三维空间的准确定位、重叠，再使用追踪系统动态追踪手术中所使用的手术器械，使术者可以在计算机上看到手术器械和手术部位的即时位置关系，从而精准实施手术。

导航系统主要分为光学定位导航系统、电磁定位导航系统、术中超声定位导航系统、术中 MRI 导航系统，其中以光学定位导航系统在脊柱外科中的应用较为广泛，如 Medtronic 公司的 StealthStation 系统、Northern Digital 公司的 Optotrack 3020 系统等。

计算机辅助导航在脊柱外科手术中的应用

· 辅助椎弓根螺钉的置入：椎弓根螺钉置入技术是脊柱外科的常用技术，传统术中借助 C 型臂或 G 型臂透视徒手置钉发生螺钉偏置率较高，尤其在颈、胸椎手术中，容易造成血管、神经及周围重要组织脏器损伤。借助导航系统辅助，手术医生可以清楚地了解椎弓根的解剖位置结构并实时追踪螺钉的置入位置，从而大大提高了椎弓根螺钉置入的准确率，特别是在寰枢椎及脊柱畸形的手术过程中。

· 辅助 MI-TLIF：MI-TLIF 技术与传统 PLIF 或开放 TLIF 手术相比，以其创伤小、恢复快等优点，被越来越多的脊柱外科医生用于各种脊柱退行性疾病的融合治疗，但是术中手术医生的射线辐照较传统开放手术明显增加。在导航系统的辅助下，可以完成术前精准定位、术中精准减压及椎弓根螺钉精准置入，无须术中反复透视，从而减少手术医生和患者的射线辐照。

· 辅助 OLIF：OLIF 手术在恢复脊柱生理曲度、提升融合率、减少椎管内神经干扰等发面有着明显优势。借助导航系统辅助，可以帮助手术医生更加精准地完成融合器的置入，从而避免融合器放置欠佳、移位等风险。

· 辅助内镜技术：脊柱内镜技术近年来已被广泛用于治疗椎间盘突出、椎管狭窄等脊柱疾病，使得脊柱外科手术更加微创化，但同时也面临很多挑战，例如该技术的学习曲线较陡峭，要求手术医生有很好的脊柱解剖基础，同时有良好的三维空间转换概念，否则容易造成术中无法完成精准减压，甚至损伤周围重要的血管神经组织。借助导航系统的辅助，手术医生可以完善更加精准的穿刺、减压等操作，使得手术微创化的同时更加精准化、数字化。

技术优势

·手术更加精准化。已经有大量文献报道，应用计算机辅助导航系统可以使脊柱手术更加精准化，尤其在颈椎、脊柱畸形疾病中，借助导航系统的实时三维图像引导，可以避免因毗邻重要组织结构、解剖结构变异等造成的副损伤。此外，在内镜技术等手术微创化的同时可以使得手术更加精准化，减少手术时间。

·减少放射暴露。脊柱外科手术尤其是微创脊柱外科手术，术中需反复透视，使得医生和患者面临更高的射线辐照。借助计算机导航系统的实时影像引导，术中无须反复透视，大大降低了医生和患者的术中放射暴露。

缺 点

必须警惕导航漂移。计算机辅助导航系统操作过程中须将参考架固定在手术区域，导航仪通过红外线探头与参考架和工具定位器上的反射球形成双向回路通信。有时会因患者体位或手术操作等因素影响，导致导航图像偏移，从而影响手术精准性，所以要求手术医生术中需及时关注并调整。

一、计算机导航辅助上颈椎手术

病例一

计算机导航辅助寰枢关节复位、椎弓根螺钉固定、自体髂骨植骨融合术

▶ **病例信息**

基本信息：高某，女性，55岁，其他职业。

主诉：头部震颤伴跛行10余年，加重2个月。

现病史：10余年前，患者无明显诱因出现头部震颤并伴跛行，症状不重，未就诊及治疗。2个月前，患者不慎摔倒，仰面倒地，头颈部未碰撞，无皮肤挫裂伤，无昏迷、黑蒙等不适，自觉右半身无力，伴左侧肢体皮肤疼痛感，头部震颤及跛行加重。于当地医院诊治，考虑脑梗死，行颅脑CT等检查未见明显异常（具体不详）。7天前，患者行MR检查，考虑寰枢椎脱位，建议手术治疗。患者及家属为求进一步诊治，今来我院门诊就诊，门诊以"颅底畸形"收入院。病后精神可、食纳夜休可、大小便正常。

既往史：平素体质一般，10年前于当地医院行"淋巴结核清扫术"。否认其他病史。

专科检查：跛行步态。双上肢及双下肢等长，四肢关节活动可。胸、腰椎生理曲度存在，各棘突排列如序；颈胸腰椎棘突及椎旁痛叩击痛阴性。四肢感觉未见异常，四肢肌力基本正常，肌张力稍高。上中下腹壁反射（左++/右++），肱二头肌腱反射（左++/右++），肱三头肌腱反射（左+/右+），桡骨膜反射（左+/右+），膝腱反射（左+++/右+++），跟腱反射（左+/右+），髌阵挛（左+/右+），踝阵挛（左+/右-）。双侧霍夫曼征阴性，巴宾斯基征（左-/右+），双侧布鲁津斯基征及克尼

格征阴性。特殊检查：双侧直腿拾高试验阴性，加强试验阴性；股神经牵拉试验阴性；梨状肌紧张试验阴性。

评估：颈部疼痛 VAS 评分 3 分，左上肢 VAS 评分 4 分，NDI 62.1%。

辅助检查：图 1~ 图 3。

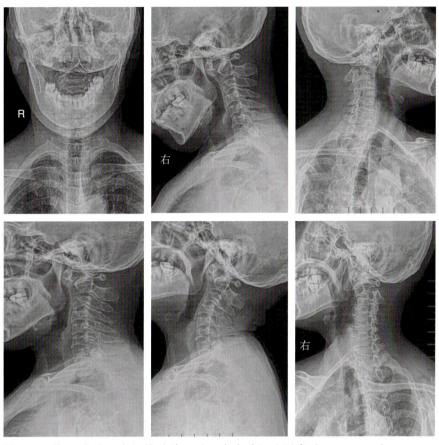

图 1　颈椎 X 线片：寰枢椎关节不稳，寰齿前间隙增宽（ADI=7mm）。

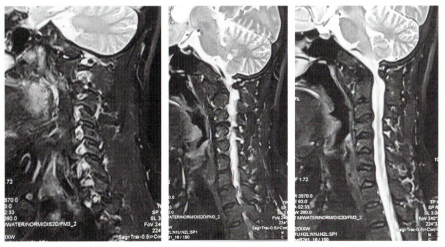

图 2　MRI 寰椎椎弓水平脊髓受压，局部缺血改变；枢椎齿状突向后移位，齿状突前方呈高信号影。

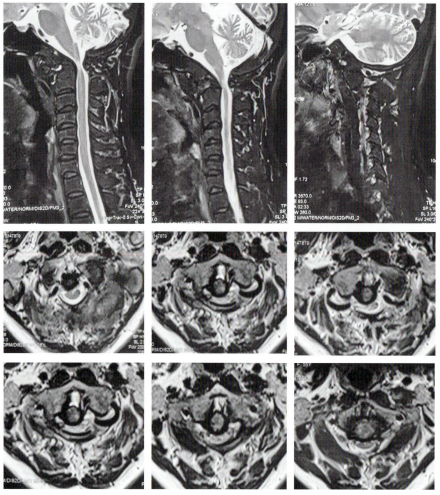

图 2（续）

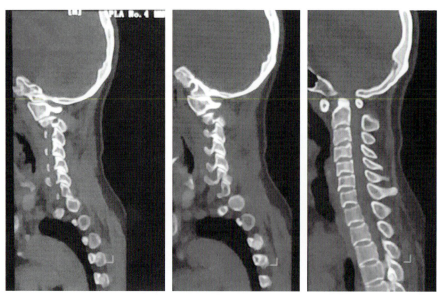

图 3 颈椎 CT 片及测量：寰齿前间隙增宽（ADI=7mm），寰枕关节、寰枢关节未见明显融合征象。

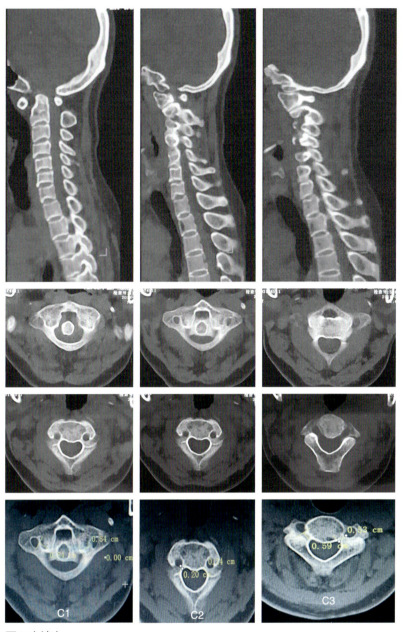

图 3（续）

诊断：颅底畸形
　　　　寰枢关节脱位（Fielding Ⅲ型）；
　　　　骨质疏松症。

▶ 诊疗思路

· 根据患者病史、术前体检、辅助检查，患者颅底畸形、寰枢关节脱位诊断明确。考虑患者寰枢关节脱位时间长，临床表现有明确中枢神经损伤的症状和体征，且外伤后加重，影像学检查提示寰齿前间隙（ADI）>5mm，脊髓腹侧与背侧均受压，脊髓内呈缺血改变，有明确手术指征。手术目的是解除脊髓压迫，重建寰枢关节稳定性，防止再脱位。

· 手术方案选择：根据该患者分型，为可复型寰枢关节脱位，术前需行颅骨牵引 5~10kg，3~5 天后观察寰枢关节复位情况再决定手术方式，如果牵引后寰枢关节脱位可纠正，考虑行后路寰枢椎融合固定；如果牵引后寰枢关节复位不佳，则考虑行考虑行前路松解固定融合术（TARP），或者后路寰椎后弓切除，必要时行枕骨大孔扩大、枕颈融合固定术。该患者术前颅骨牵引5kg后复查颈椎侧位X线片，复位效果不理想，将牵引重量加至7kg后寰枢复位效果较好（图4）。因此，我们选择单纯后路寰枢关节固定融合，术前CT测量提示枢椎右侧椎弓根纤细，仅2mm，无法置入椎弓根螺钉，为保证螺钉固定强度，选择采用椎板钉的方式进行内固定，并取自体髂骨板进行融合，保证融合质量。由于寰枢椎椎弓根徒手置钉风险较高，所以我们选择在计算机导航辅助下进行寰枢关节椎弓根螺钉、椎板钉的植入，在保证置钉准确性、保证手术安全的同时，提高螺钉把持力。结合导航技术还可良好并精准地控制减压范围，可以最小的创伤为患者带来最大的获益。

手术方案

计算机导航辅助寰枢关节复位、椎弓根螺钉固定、取自体髂骨植骨融合术。

手术过程

麻醉显效后，患者俯卧位。常规消毒，铺巾。在颈7椎体棘突上固定导航参考架，以颈2椎体为中心应用三维C型臂扫描并传输患者资料至导航设备（图5）。尖端指示器辅助确定手术切口范围，患者取颈部后正中切口，经寰椎后弓至颈3棘突后正中切口，依次切开皮肤、皮下、项韧带及椎旁肌；充分暴露寰椎后弓、枢椎棘突及两侧侧块，探查并分离寰枢椎后缘肌肉及软组织，见寰椎相对枢椎向前滑移，经术

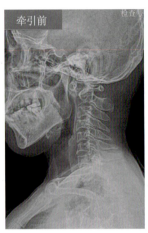 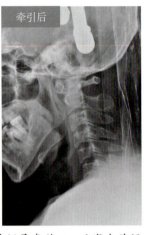

图4 颅颈部X线片：术前颅骨牵引7kg后寰齿前间隙基本恢复正常。

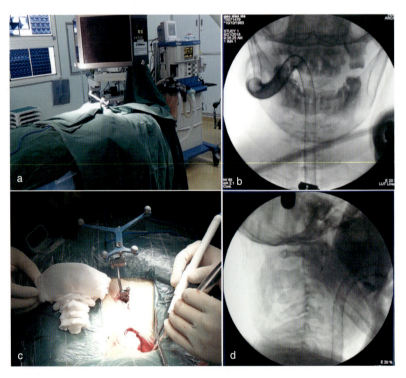

图5 体位取俯卧位。a.参考架放置及CT扫描；b.正位定位；c.定位后导航指示手术切口并切开，结合术前3D打印模型明确手术定位节段；d.侧位定位。

前牵引后寰椎复位，有活动度。应用导航专用颈椎套件之开口器探查寰椎椎弓根螺钉置钉点并开孔置入椎弓根螺钉（3.5mm×20mm，强生公司），在导航引导下沿枢椎椎板方向交叉打入椎板钉两枚（3.5mm×20mm，强生公司）（图6），置钉后探查见螺钉把持力可，在牵引及头部过伸位下复位枢椎后以同侧钉尾连接棒连接，顶丝固定旋紧（图7）。侧位透视见寰枢椎复位良好，寰齿前间隙明显缩小。沿髂后上嵴做一横形切口约5cm，暴露皮下至髂后上嵴骨面，取约3cm×4cm单皮质骨板一块，修剪后植于寰椎后弓至枢椎棘突之间。植骨前用磨钻打磨寰椎后弓及枢椎椎板上缘做植骨床，至点状渗血。生理盐水冲洗颈部及髂后上嵴切口，各放置穿刺负压引流管1根，逐层缝合，藻酸盐及无菌敷料包扎，术毕。术后患者生命体征平稳，术后安返病房。

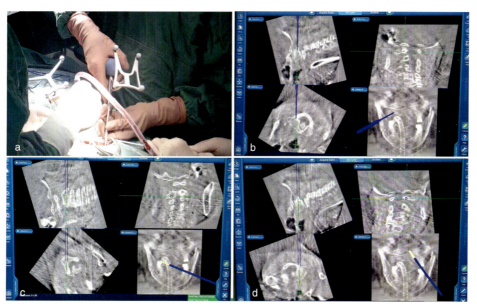

图6 导航辅助椎弓根螺钉及椎板钉置钉。a. 尖端指示器确定置钉位置；b. 寰椎右侧椎弓根螺钉植入；c. 寰椎左侧椎弓根螺钉植入；d. 枢椎椎板钉植入。

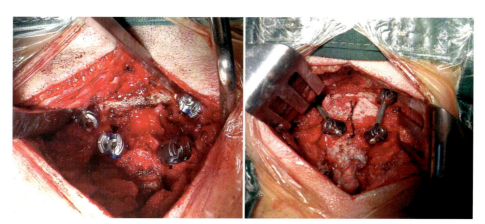

图7 安放连接棒并植骨融合。

▶ 术后结果（图8～图9）

主诉：术后第2天，患者右半身无力感减轻，左侧肢体皮肤疼痛感减轻，头部震颤感减轻。

查体：术后第5天，基本同术前。

评分：NDI 20.5%，颈痛VAS评分2分，左上肢疼痛VAS评分1分。

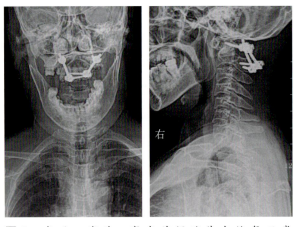

图8 术后X线片：寰齿前间隙基本恢复正常（ADI=2mm）。

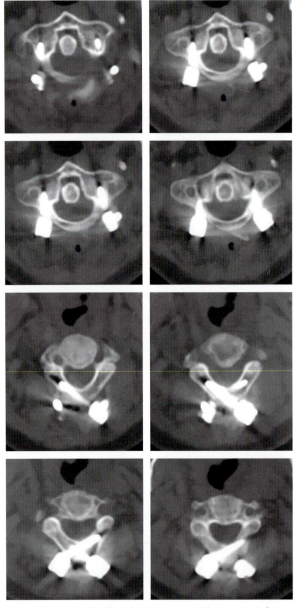

图9 术后CT片：椎弓根螺钉及双侧椎板钉位置良好，寰齿复位良好，寰齿前间隙缩小（ADI=2mm）。

▶ 随访资料

术后6个月：

主诉： 患者右半身无力感较术前明显减轻，左侧肢体皮肤疼痛感消失，头部震颤感基本消失。

查体： 术后第5天，四肢感觉、肌力基本正常，肌张力较术前降低。肱二头肌腱反射（左++/右++），肱三头肌腱反射（左+/右+），膝腱反射（左+++/右+++），跟腱反射（左+/右+），髌阵挛（左−/右+），踝阵挛（左+/右−）。双侧霍夫曼征阴性，巴宾斯基征（左−/右+）。其余未见明确异常。

评估： NDI 16.0%，治疗改善率74.2%，颈痛VAS评分1分，左上肢疼痛VAS评分1分。

▶ 讨论与思考

寰枢椎脱位临床上并不少见，由于寰枢椎关节处于颅颈交界的连接区域，毗邻延髓、椎动脉等重要神经血管结构，治疗上比较复杂，如处理不当，会导致严重的并发症。按复位的难易程度，寰枢椎脱位可分为可复性、难复性和不可复性三种类型[1]。可复性脱位一般采用后路寰枢固定融合，难复性脱位采用经口松解后的直接寰枢椎复位钢板（transoral atlantoaxial reduction plate，TARP）内固定融合手术或经口松解一期翻身后路寰枢固定或枕颈固定（寰枕融合时）[2-7]。

可复性寰枢椎脱位是指可经牵引等保守治疗能复位的寰枢椎脱位，该型脱位又可分为易复型和缓复型两种，易复型是指入院后行单纯颅骨牵引或单纯颌枕带牵引后能复位者，缓复型是指经上述牵引方法处理后不能复位，而经头颈双向牵引1~2周能够复位者[1]。对于可复型寰枢椎脱位未合并脊髓受压者不需行前路松解术，在复位后宜采取稳定手术，行后路的Magerl、Brooks、Apofix寰枢椎固定融合术、前路经椎体的侧块关节螺丝钉固定或前路齿突直接 UCSS 螺钉固定。对复位后较稳定，尤其是儿童，亦可行 Halo-vest 架固定颈后路寰枢椎植骨融合术。对于合并有脊髓压迫的可复型脱位，则应采取减压和稳定手术，根据受压部位行一期前后路减压或分别前后路减压。

此例患者在术前给予颅骨牵引 1 周后可复位，根据以上论述，为可复性脱位，因此我们选择术中牵引复位、后路减压固定术，减少患者创伤。对于寰枢椎固定，椎弓根螺钉可提供良好的固定强度，为复位后位置的维持融合创造条件，但术前评估时，患者必须行上颈椎薄层三维CT扫描，以了解寰枢关节、寰枕关节是否融合，判断其分型及是否可在术前或术中复位，是否需要进行前路松解；了解寰椎后弓是否缺如，测量椎弓根横径和矢状径，判断其是否可满足椎弓根螺钉置钉条件；并行血管重建，详细了解血管位置，避免椎动脉损伤等严重并发症的发生。本例患者术前并无寰枕关节融合、寰枢关节融合，无寰椎后弓缺如，但测量枢椎椎弓根横径仅为 2mm，无法置入椎弓根螺钉，故选择进行椎板钉固定，保证螺钉固定强度。而导航的应用，在保证手术安全的同时，可在直视下将螺钉放置在生物力学最佳的位置。关于导航技术在寰枢椎关节中的应用，Ishak B 等[8]报道，35 例 2 型齿突尖骨折患者，平均年龄 86.5 岁，所有患者术前均有严重的并存疾病，应用术中 CT 结合导航技术辅助寰枢关节固定融合术，平均随访 22 个月，住院时无死亡病例，EQ-5D、SF-36 均提示恢复良好。骨性融合率 100%，主要并发症包括伤口愈合延迟、肺炎和心肌梗死。该文章说明导航技术减少了手术时间，保障了患者的安全。对于基层医院，术中 CT 检查费用昂贵，Tian W 等[9]应用三维 C 型臂导航辅助治疗不稳定性 Hangman 骨折患者，随访 28.8 个月，无螺钉相关神经血管损伤，作者认为三维 C 型臂导航是一种安全精确有效的工具，也可达到良好的精度。本例患者也是应用三维 C 型臂采集影像学数据的，术后 CT 检查也证实，其精度良好。

综上所述，导航技术对于上颈椎椎弓根螺钉置钉具有很大的优势，可减少神经血管损伤风险，并保障手术安全。另外，寰枢椎脱位在术前应进行详细的影像学检查，尤其是上颈椎薄层 CT 及血管重建，对于决定手术方式和预防并发症具有重要意义。另外，该手术属于限制级手术，需在良好的脊柱外科手术基础上进行，导航的应用术中可能出现图像漂移等问题导致导航失准。因此，在置钉时不能完全依赖导航，术者的术中判断对于预防并发症至关重要。

参考文献

[1] 尹庆水, 刘景发, 夏虹, 等. 寰枢椎脱位的临床分型、外科治疗和疗效评定[J]. 中国脊柱脊髓杂志, 2003, 13(1): 38-41.

[2] Yin Q, Ai F, Zhang K, et al. Irreducible anterior atlantoaxial dislocation: one-stage treatment with a transoral atlantoaxial reduction plate fixation and fusion: report of 5 cases and review of the literature[J]. Spine, 2005, 30(13): E375-E381.

[3] Yin QS, Ai FZ, Zhang K, et al. Transoral atlantoaxial reduction plate internal fixation for the treatment of irreducible atlantoaxial dislocation: a 2- to 4-year follow-up[J]. Orthop Surg, 2010, 2(2): 149-155.

[4] Ai F, Yin Q, Wang Z, et al. Applied anatomy of tranoral atlantoaxial reduction plate internal fixation[J]. Spine, 2006, 31(2): 128-132.

[5] Ai FZ, Yin QS, Xu DC, et al. Transoral atlantoaxial reduction plate internal fixation with transoral transpedicular or articular mass screw of C2 for the treatment of irreducible atlantoaxial dislocation: two case reports[J]. Spine, 2011, 36(8): E556-E562.

[6] Wang C, Yan M, Zhou HT, et al. Open reduction of irreducible atlantoaxial dislocation by transoral anterior atlantoaxial release and posterior internal fixation[J]. Spine, 2006, 31(11): E306-E313.

[7] 艾福志, 尹庆水, 夏虹, 等. 不可复性寰枢椎脱位的临床分型、治疗及数字骨科技术的应用[J]. 中国骨科临床与基础研究杂志, 2015, 7(5): 261-268.

[8] Ishak B, Schneider T, Gimmy V, et al. Early

complications, morbidity, and mortality in octogenarians and nonagenarians undergoing posterior intra-operative spinal navigation-based C1/2 fusion for type Ⅱ odontoid process fractures[J]. J Neurotrauma, 2017, 34(24): 3326–3335.

[9] Tian W, Weng C, Liu B, et al. Posterior fixation and fusion of unstable Hangman's fracture by using intraoperative three-dimensional fluoroscopy-based navigation[J]. Eur Spine J, 2012, 21(5): 863–871.

二、计算机导航辅助颈椎 Key-hole 手术

病例二

计算机导航辅助颈椎病经皮内镜下后路椎板开窗减压、神经探查松解术（Key-hole 技术）

▶ **病例信息**

基本信息：男性患者，67 岁，其他职业。

主诉：颈肩部伴右上肢疼痛 2 个月，伴间歇性跛行半个月。

现病史：1 年前因"颈肩部不适 27 年，伴左上肢麻木及眩晕恶心 20 天"之主诉被诊断为"颈椎病"，并行"颈前路椎体次全切减压、植骨融合内固定术"，术后恢复良好。

2 个月前，出现颈肩部疼痛及右上肢疼痛，疼痛可放射至右侧头枕部和面部，右眼睁眼力量差，伴右手拇指、示指麻木，保守治疗效果不佳。半个月前，患者行走时出现迈步困难，行走 10m 左右双下肢沉重感加重，平卧位及坐位下肢无明显症状。大小便正常。为求进一步诊治入院。

既往史：高血压病 25 年，糖尿病 20 余年。

专科检查：颈椎轻度前屈畸形，其余脊柱外观无畸形，生理性弯曲存在。颈椎屈伸活动轻度受限，腰椎屈伸等活动无受限。胸廓挤压试验阴性，骨盆挤压及分离试验阴性。双侧肩关节外观对称无畸形，耸肩有力，双侧臂丛神经牵拉试验阴性。左上肢感觉基本正常，右手痛触觉减退，痛觉减退更明显，拇指示指减退更明显，双侧位置觉及温度觉正常，颈 4~7 椎后方压痛及叩击痛阳性，颈 1~3 椎正常，双上肢关节活动及肌力正常。双下肢等长无畸形，腰椎及胸椎后方无明显压痛及叩击痛。双侧腹股沟以下痛触觉减退，痛觉减退明显，右侧较左侧减退明显，右小腿外侧、足背较其他区域减退明显，关节活动度及肌力未见明显异常。双侧直腿抬高及加强试验阴性。四肢肌张力基本正常，双侧肱二头肌腱反射（左+/右+）、三头肌腱反射（左+/右+），双侧膝腱反射（左+/右+），双侧跟腱反射（左+/右+），双侧踝阵挛、髌阵挛阴性。双侧巴宾斯基征阴性、双侧克尼格征阴性，双侧霍夫曼征阴性，双侧奥本海姆征阴性，双侧布鲁津斯基征阴性。

评估：颈部疼痛 VAS 评分 5 分，右上肢 VAS 评分 6 分，NDI 68.3%。

辅助检查：图 1~图 5。

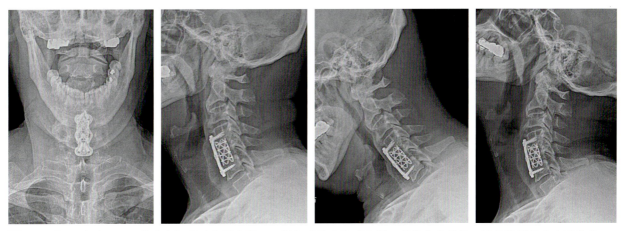

图1 颈椎X线片：颈5椎次全切减压内固定术后，螺钉及钛网位置良好，颈椎曲度良好，过伸过屈位无失稳表现。

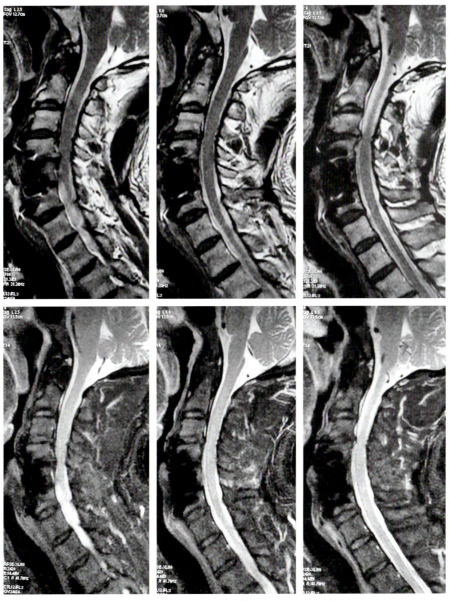

图2 颈部矢状位MRI：颈4/5椎间隙水平椎管狭窄，脊髓神经压迫，脊髓信号正常。轴位MRI：颈4/5椎间隙水平左侧神经根管狭窄，神经根水肿。

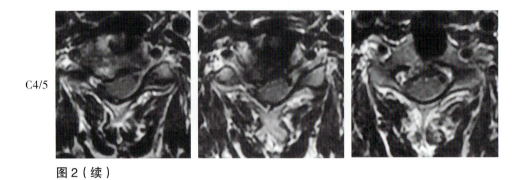

C4/5

图 2（续）

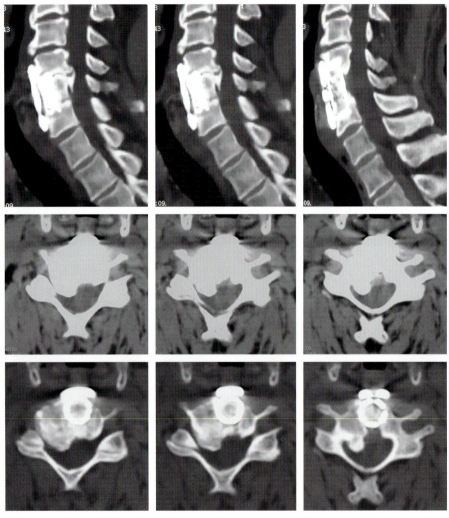

图 3 颈椎矢状位 CT 片：颈 4/5 椎间盘水平骨化，椎管骨性狭窄。颈椎轴位 CT 片：颈 4/5 椎间隙水平左侧钙化，神经根管区狭窄。

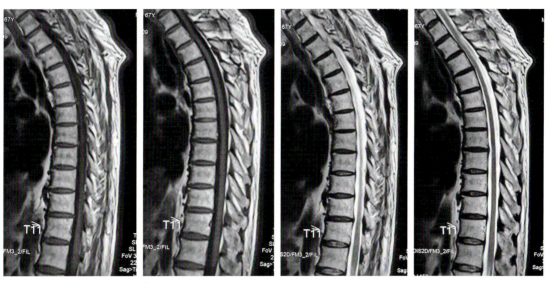

图 4 胸椎 MRI：胸椎管未见明确狭窄征象，脊髓信号无改变。

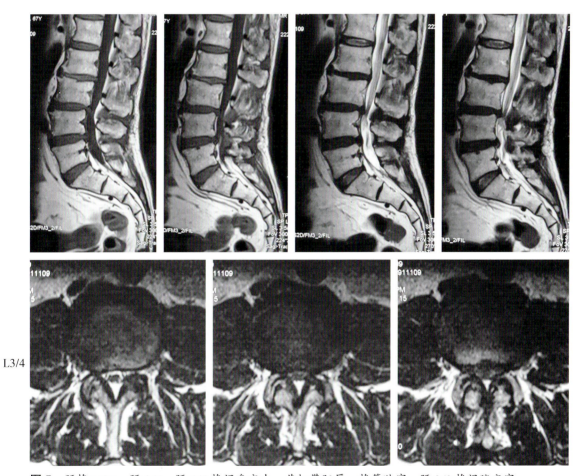

图 5 腰椎 MRI：腰 3/4、腰 4/5 椎间盘突出，黄韧带肥厚，椎管狭窄，腰 2/3 椎间隙变窄。

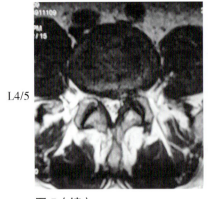
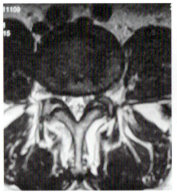
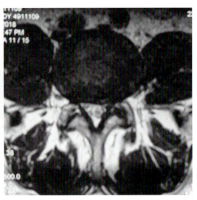

图 5（续）

诊断：

（1）颈椎病（C4/5，混合型）。

（2）颈椎病术后（C4~6 椎）。

（3）腰椎管狭窄症（L3/4 Schizas C 级，L4/5 Schizas B 级）。

（4）2 型糖尿病。

（5）高血压病 3 级（极高危组）。

▶ **诊疗思路**

- 根据患者病史、术前体检、辅助检查，颈椎病（C4/5 混合型）诊断明确。患者同时存在双侧腹股沟以下痛触觉减退，复查胸椎 MRI 未见明确异常。所以主要责任节段应该位于颈 4/5 平面。可能由于长期慢性压迫导致神经根水肿诱发症状。

- 手术方式选择：①前路直接减压，由于患者曾行前路颈 5 椎体次全切减压，钛网植骨融合内固定术，前路直接减压需拆除内固定及钛网，手术难度大，创伤大，且拆除后减压再行融合手术，融合失败风险增加，且再次融合增加患者费用，暂不考虑前路手术。②后路间接减压，该术式有多重方式可以选择。首先，全椎板切除侧块螺钉固定或开门手术，该术式可达到良好的减压目的，但手术创伤大，费用高昂；其次，MED 辅助 Key-hole 技术，该术式可达到良好的减压，且创伤小，手术效果肯定，但空气介质视野可能不清晰，且 MED 管道相对于经皮内镜创伤较大；最后，经皮内镜辅助 Key-hole 技术，该技术创伤最小，水介质视野清晰，最新的 Delta 内镜大通道可以实现大范围的良好减压，但文献关于后路翻修术未见报道，效果可能不肯定，且能否在镜下精准地找出减压位置并进行良好的减压并不肯定。但如果结合导航技术就可良好并精准地控制减压范围，可以最小的创伤为患者带来最大的获益。

▶ **手术方案**

颈椎病计算机导航辅助下后路经皮内镜后路椎板开窗减压术（Key-hole）。

▶ **手术过程**（术中视频 1~5；图 6~图 12）

麻醉显效后，患者取俯卧位，头架固定颈椎于稍屈曲位。C 型臂透视辅助下体表标志穿刺点，定位颈 4/5 右侧椎间隙、右侧椎板关节突。常规术区消毒，铺巾，放置导航参考架，术中 CT 扫描并传输数据，注册导航定位器，将定位器在体表进一步精确定位，定位点位于颈 5 椎体棘突右侧约 1.5cm 处，在该处切开长约 1cm 的手术切口，逐层达到右侧椎板，导航辅助下放置穿刺针至满意位置，沿穿刺针依次置入 1~3 级软组织扩张管，置入工作套管。透视检查见工作套管位置满意，拔出扩张管、导杆及导丝连接椎间孔镜，探查椎管见套管位于椎板 V 点位置，磨除部分椎板及关节突骨质，显露黄韧带，摘除部分黄韧带，松解颈 5 神经根，松解后再次应用磨钻磨除内侧部分椎板，咬除增厚的黄韧带，见硬膜囊及神经根膨隆,搏动明显,神经根无卡压,探查减压彻底,拔出椎间孔镜及工作套管,压迫止血,切口缝合1针,无菌包扎,术毕。麻醉效果满意,病变部位处理彻底,无正常脏器损伤;术中止血彻底,达到术前预期效果;缝合后无菌敷料包扎。未留置导管。

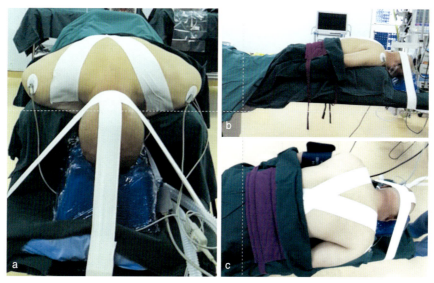

图6 体位摆放:俯卧位,头高脚低。a.头顶观;b.右侧面观;c.背面观,宽胶带固定牢靠。

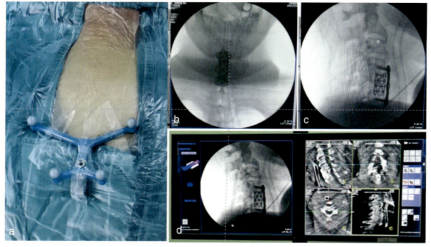

图7 术中透视确认椎间融合器位置。a.将参考架固定于体表;b~c.正侧位透视;d.三维C型臂扫描,数据传输。

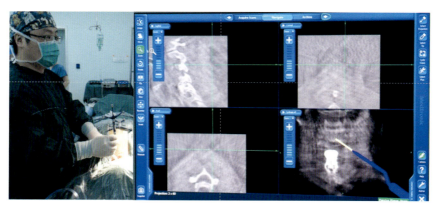

图8 导航辅助定位切口位置。

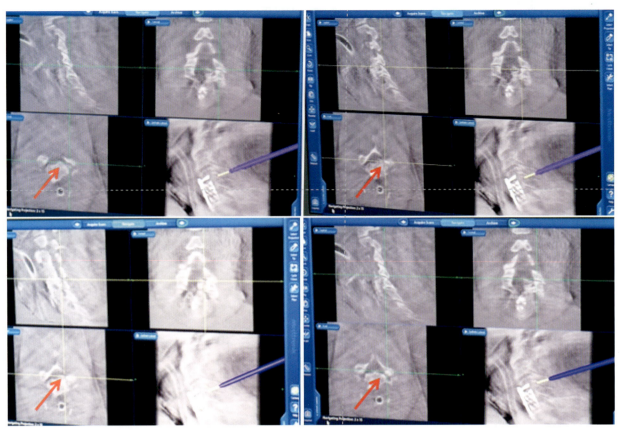

图9 导航辅助确认减压范围及椎板开窗范围。

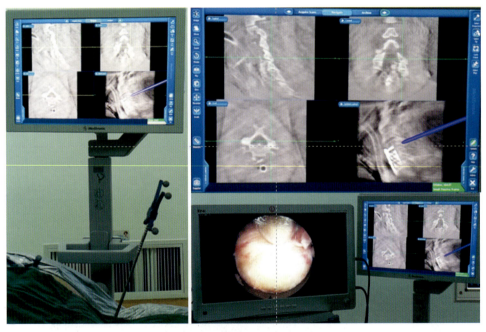

图10 建立工作通道，建立后导航确认通道位置是否准确。

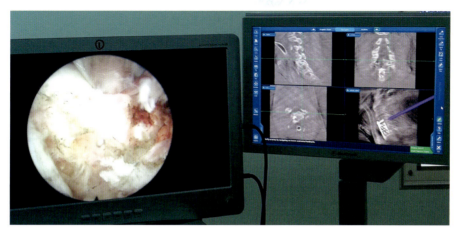

图 11　导航辅助确认减压位置及范围是否准确。

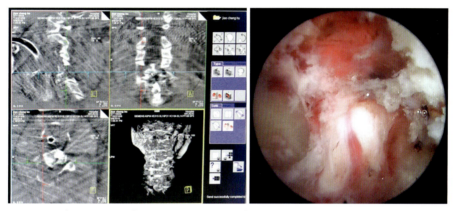

图 12　术中三维 C 型臂确认减压位置是否精确，减压范围是否恰当。

▶ 术后结果（图 13）

主诉：术后第 1 天患者右上肢疼痛消失，头枕部、面部感觉正常，自觉双下肢沉重感好转；术后第 2 天患者面部及睁眼无力感好转，自觉双下肢沉重感好转。下地活动双下肢沉重感好转，可行走 200m 左右。

查体：术后第 5 天，右手触痛觉较术前好转，拇指、示指恢复明显，余基本同术前。

评分：NDI 25.0%，颈部疼痛 VAS 评分 2 分，右上肢 VAS 评分 1 分。

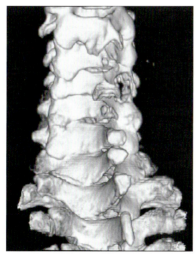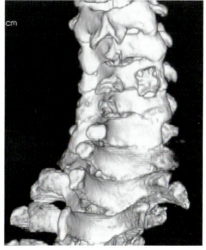

图 13　术后 CT 三维重建及扫描片：神经根管区域及脊髓区域减压良好。

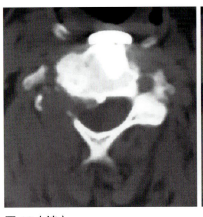
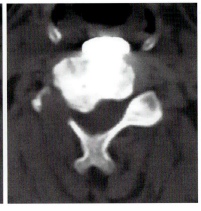

图 13（续）

▶ 随访资料

术后 3 个月：

主诉： 患者双上肢无明显疼痛，头枕部、面部感觉正常，轻度双下肢沉重感好转。行走活动无受限。

查体： 右手触痛觉较术后查体好转，拇指、示指触痛觉轻度减退，中指、小指感觉正常，双下肢腹股沟以下区域感觉基本恢复正常。

评分： NDI 16.0%，治疗改善率 76.6%，颈部疼痛 VAS 评分 1 分，右上肢疼痛 VAS 评分 1 分。

▶ 讨论与思考

症状、体征提示患者存在颈脊髓压迫症状，右侧面神经、三叉神经、颈 5~8 神经根支配区域疼痛及麻木感，反复查体并存双侧胸 12 以下皮肤浅感觉症状，右下肢减退明显，且存在间歇性跛行等腰椎管狭窄症状，诊断及处理复杂。

影像学检查提示，颈 4/5 椎间盘及颈 5 椎弓根层面骨质增生，椎管狭窄，颈 5 神经根及脊髓压迫，可完全解释颈部疼痛及右上肢疼痛症状，也可能是双侧腹股沟层面以下感觉减退的原因。胸椎检查提示无异常。患者存在间歇性跛行症状，腰椎管狭窄集中于腰 3/4 及腰 4/5 层面，患者腰 4、5 神经支配区域感觉减退更为明显，椎管狭窄较重，可解释患者间歇性跛行症状。考虑患者年龄大，同期手术创伤大，主要诉求为解决颈肩部及右上肢疼痛问题，故先行颈椎病治疗，患者症状、体征重，严重影响日常生活，有明确手术指征，可行手术治疗，具体手术选择方案见"诊疗思路"。

经查阅文献，关于颈椎后路内镜的治疗总结如下。

Kim 教授等 2015 年进行了一项回顾性队列研究，纳入 44 例患者，比较显微镜辅助通道下后路椎板开窗减压髓核摘除术与后路经皮内镜治疗神经根型颈椎病的 2 年随访结果，证明其 PECD 技术治疗神经根型颈椎病效果良好，颈部疼痛和 NDI 均优于显微镜辅助通道下手术，同时发现，手术节段的 Cobb 角 >1.45° 预示着术后效果较差[1]；另外，PECD 技术可改善术后颈椎曲度[2]。而对于后路手术开窗后是否摘除椎间盘，Kang 等进行的一项回顾性队列研究纳入 135 例患者，根据后路椎板开窗后是否摘除颈椎间盘分为两组，随访 36.1 个月，术后疗效优良率在椎板开窗后髓核摘除组为 90.6%，开窗组为 88.8%，两组差异无统计学意义，说明单纯后路开窗，扩大椎管即可达到良好的减压目的。作者总结，混合类型及 C4/5 节段的椎间盘最难摘除，关节突成形时需磨除的范围更广[3]。对于后路经皮内镜手术是否都会造成椎间高度降低，有研究进行了 2 年随访，表明后路颈椎经皮内镜可使椎间盘高度降低 0.8~1.1mm（11.2~11.7%），并未对节段造成失稳及严重退变[4]。所以，该技术治疗神经根型颈椎病及压迫造成的具有脊髓症状的患者是安全可靠的。

对于导航技术辅助经皮内镜下颈椎后路开窗减压术，目前仅有一篇文献报道，该研究纳入42例患者，应用O型臂导航处理神经根型颈椎病，证明其精确度良好，安全有效[5]。但O型臂费用昂贵，绝大多数单位无法配备，我科应用三维C型臂数据进行导航，处理了11例颈椎病患者，其精确度也可满足手术要求，相关的研究资料尚在整理之中。

参考文献

[1] Kim CH, Kim KT, Chung CK, et al. Minimally invasive cervical foraminotomy and diskectomy for laterally located soft disk herniation[J]. Eur Spine J, 2015, 24(12): 3005-12.

[2] Kim CH, Shin KH, Chung CK, et al. Changes in cervical sagittal alignment after single-level posterior percutaneous endoscopic cervical diskectomy[J]. Global Spine J, 2015, 5(1): 31-38.

[3] Kang MS, Choi KC, Lee CD, et al. Effective cervical decompression by the posterior cervical foraminotomy without discectomy[J]. J Spinal Disord Tech, 2014, 27(5): 271-6.

[4] Oh HS, Hwang BW, Park SJ, et al. Percutaneous endoscopic cervical discectomy (PECD): An analysis of outcome, causesof reoperation[J]. World Neurosurg, 2017, 102: 583-592.

[5] Chao Zhang, Junlong Wu, Chuang Xu, et al. Minimally invasive full-endoscopic posterior cervical foraminotomy assisted by O-arm-based navigation[J]. Pain Physician, 2018, 21(3):E215-E223.

三、计算机导航辅助脊柱内镜下腰椎间盘切除术

病例三

计算机导航辅助经皮椎间孔镜下椎间孔扩大成形、髓核摘除、神经探查减压术治疗腰椎间盘突出症

▶ 病例信息

基本信息：男性患者，34岁农民。

主诉：腰部及右下肢放射痛1年，加重1周。

现病史：患者于1年前弯腰及劳累后感腰部疼痛及右下肢放射痛（右臀部、大腿后侧、小腿后外侧、足外侧），未予重视。1周前，患者劳累后腰部疼痛加重伴右下肢放射痛，范围同前，下地行走即感疼痛，可忍痛行走不到100m。平卧位休息可缓解，到当地医院就诊，腰椎MR检查示：腰5/S1椎间盘突出并变性；右侧神经根受压，相应节段椎管狭窄。建议手术治疗，患者为求进一步治疗，来我院就诊，门诊以"腰椎间盘突出症"收住我科。

既往史：平素体检正常，无特殊病史。

专科检查：脊柱生理曲度存在，颈、胸部活动度正常，腰部前屈、后伸、旋转无受限；腰5/S1椎间隙压痛（+），压迫该椎间隙时向右下肢放射痛明显；双上肢牵拉试验阴性。双上肢肌力正常，上肢感觉正常对称，双下肢活动度正常，双侧髂腰肌、股四头肌、胫前肌、胫后肌、踇长伸肌、趾长伸肌腱肌力正常；左侧直腿抬高及加强试验阴性，右侧直腿抬高试验阳性（40°），加强试验阳性；右足背外侧感觉较健侧减退，左下肢感觉正常。双侧肱二头肌、三头肌腱反射（++），双侧膝反射（++），左侧跟腱反射（++），右侧跟腱反射（+）。双侧巴宾斯基征阴性，布鲁津斯基征及克尼格征阴性。

评估：右下肢疼痛VAS评分6分，腰痛

VAS 评分 1 分；ODI 64%，JOA 评分 10 分。　　　　　　**辅助检查**：图 1~图 3。

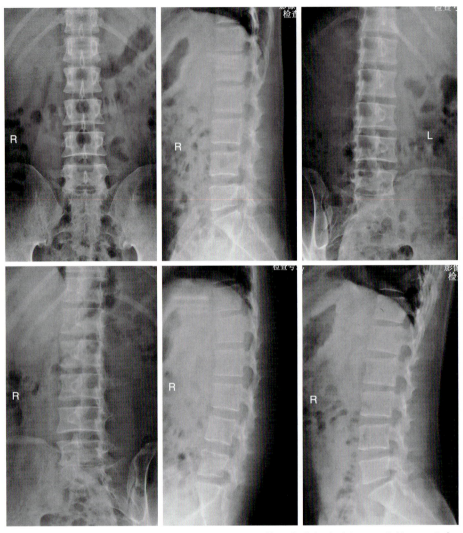

图 1　腰椎 X 线片：腰椎生理曲度变直，腰 5/骶 1 椎间高度轻度降低，继发椎间孔狭窄。

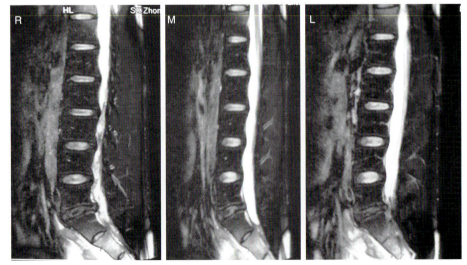

图 2　腰椎 MRI：腰 5/骶 1 椎间盘突出（右旁中央型），右侧骶 1 神经根压迫较重。

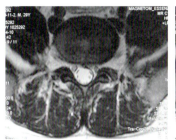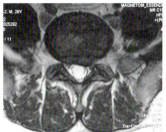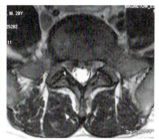

图2（续）

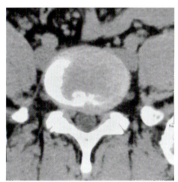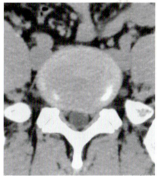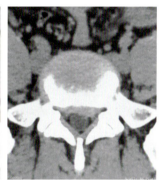

图3 腰椎轴位CT片：腰5/骶1椎间盘突出，右侧神经根压迫较重，突出无明显钙化及骨化。

最后诊断：腰椎间盘突出症（L5/S1 MSU R-2AB）。

▶ **诊疗思路**

根据患者病史、术前体检，其神经定位为骶1神经根，责任间隙为腰5/骶1节段，辅助检查提示腰5/骶1节段椎间盘突出，右旁中央型，对神经根的压迫严重。因此，术中需对骶1神经根进行减压，才能达到良好的手术效果。

考虑患者年轻，活动量较大，腰背部疼痛不重，过伸过屈位无椎间失稳指征，MRI提示椎间盘退变不重，无明确黄韧带肥厚及中央椎管狭窄指征，术者有丰富的椎间孔成形术经验，所以选择经皮椎间孔镜下椎间孔扩大成形、神经探查减压术。为保证给患者关节突最小的破坏，并获得充足的空间进行手术治疗，选择在导航辅助下进行手术。

▶ **手术方案**

计算机导航辅助经皮椎间孔镜下椎间孔扩大成形、髓核摘除、神经探查减压术。

麻醉方式：0.5%盐酸利多卡因局部浸润麻醉。

▶ **手术过程**

手术步骤：患者俯卧于手术台，常规术区消毒，铺巾。将导航参考架用胶布粘贴至患者骶3水平，三维C型臂透视定位时进行体表标记，穿刺点定位腰5/骶1间隙，三维C型臂扫描并传输数据（图4），进行尖端指示器、套管示踪器、工作套管、环钻注册，注册完毕后套管示踪器辅助再次定位穿刺点，以右侧腰5/骶1椎间盘中心点旁侧11cm与椎间盘水平呈30°角处穿刺点进针，用0.5%盐酸利多卡因注射液10ml行工作通道局部浸润麻醉，麻醉显效后经穿刺点在套管示踪器的引导下将1.5mm克氏针穿刺至骶1上关节突尖部，调整克氏针位置至尖部腹侧，位置满意后将克氏针钉入上关节突内，逐级套管沿套管示踪器扩张软组织，扩张后放置环钻在导航引导下进行椎间孔成形（图5）。成形满意后在导航引导下放置工作套管，拔出扩张管、导杆及导丝，连接椎间孔镜，探查椎管见套管位于黄韧带下方，正对突出髓核组织。摘除部分黄韧带，显露骶1神经根，再出突出髓核组织，并应用镜下环钻去除钙化的椎间盘组织。旋转工作套管探查，见纤维环背侧神经根、硬膜搏动良好。纤维环裂口经射频消融处理后裂口变规则回缩。探查见神经根松解彻底（图6），拔出椎间孔镜及工作套管，无菌包扎，结束手术。

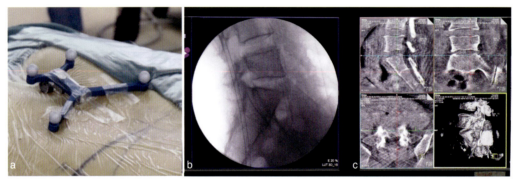

图4 术中将参考架粘贴至患者骶骨体表，并扫描传输数据。a. 参考架胶布固定于骶尾部；b~c. 正侧位定位，三维C型臂扫描，数据传输。

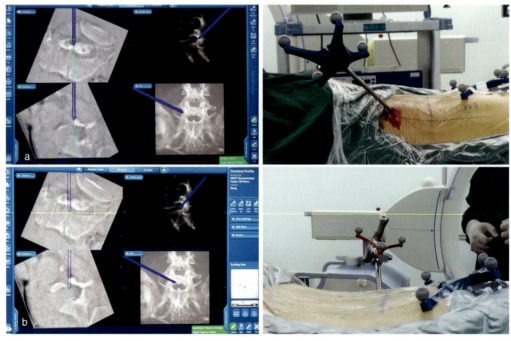

图5 实时监控下定位关节突并进行关节突成形。a. 导航辅助穿刺定位至骶1上关节突，并将克氏针钉至上关节突；b. 导航辅助椎间孔扩大成形（万用适配器）。

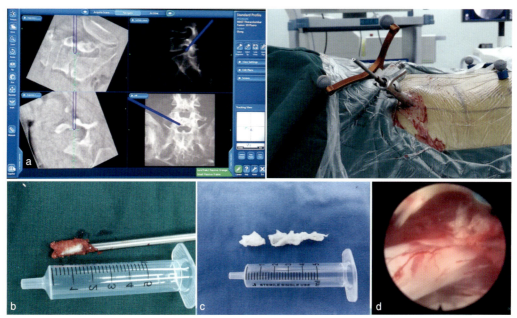

图 6 工作通道放置及神经减压。a. 导航辅助确认工作通道放置位置；b. 磨除的关节突；c. 摘除的髓核；d. 神经减压效果良好。

▶ 术后结果

主诉：术中患者感右下肢较术前轻松，疼痛感减轻，术后患者返回病房时右下肢疼痛消失。

查体：术后第 2 天，双侧直腿抬高及加强试验阴性；右足背外侧感觉仍较左侧减退。余同术前。

术后第 2 天：腰背部疼痛 VAS 评分 1 分，右下肢 VAS 评分 1 分；ODI 8.9%，JOA 评分 22 分。

▶ 随访资料

术后 1 年：

- 患者右下肢放射痛完全消失，无酸困麻木感，行走、跑步、家务劳动等日常活动无受限。
- 右下肢放射痛 VAS 评分 0 分；腰痛 VAS 评分 0 分。
- ODI 评分 2%，治疗改善率 96.9%。

▶ 讨论与思考

患者表现为骶 1 神经根支配区域症状，结合影像学检查诊断明确为腰 5/骶 1 节段椎间盘突出、钙化压迫神经根，经椎间孔入路椎间孔镜下髓核摘除、神经探查减压为该患者治疗的最佳术式。导航的应用可进一步提高椎间孔成形的精准性，可一次达到靶向穿刺的目的，并尽可能地减少小关节的损伤，降低患者的并发症发生风险。

本例患者和我科进行颈椎经皮内镜治疗的患者，其参考架放置均采用胶布固定于体表，该定位方式是否会因为患者术中体位移动造成导航图像漂移导致导航失准是一个问题，我科采用该技术进行椎间孔成形，共 20 例，2 例出现导航失准，均发生在前 10 例患者。1 例因助手术中拿器械误碰参考架导致导航失准，1 例青年男性患者术中因疼痛剧烈活动导致参考架位置偏移。发生率为 10%。为此，我们进行了部分改进：首先，在放置参考架之前，即术中 CT 进行透视定位时即将局麻药物注射进行穿刺路径及关节突局部阻滞，再放置参考架，避免患者活动导致导航失准；另外，建立科室内镜导航手术专用流程，并提醒术者及助手术中配合注意避免触碰参考架。改进后手术再未出现失准情况。但建议对内镜手术不是很熟练的术者，可将参考架采用克氏针固定在髂嵴上，减少参考架位移风险。

关于导航下椎间孔镜手术治疗的文献报道较少，2017年贺石生教授团队发表文章，收集了120例腰椎间盘突出症患者，比较导航组和传统组的透视时间、术前定位时间、置管时间和手术时间，发现前者均低于后者，但术后疼痛、功能评分和并发症发生率相当，且导航组医生的学习曲线更短[1]。关于导航手术的射线量，其他病例已经说明，本文不再赘述。

综上所述，导航辅助椎间孔镜技术可缩短术者的学习曲线，可更精准地对关节突进行成形，减少患者创伤，缩短手术时间，但手术效果和传统组相当。该技术适用于一些复杂的难以完成椎间孔成形手术的患者。但对于初期开展该技术的医生，需在放置工作套管后进行验证，确定工作套管位置，再进行手术，保证手术安全。

参考文献

[1] Fan G, Han R, Gu X, et al. Navigation improves the learning curve of transforaminal percutaneous endoscopic lumbar discectomy. Int Orthop, 2017, 41(2): 323–332.

四、计算机导航辅助 MI-TLIF 手术

病例四

计算机导航辅助 MI-TLIF 治疗腰椎管狭窄症

▶ **病例信息**

基本信息：男性患者，57岁，其他职业。

主诉：腰椎间盘突出症术后23年，腰痛加重20天。

现病史：23年前，患者因腰痛就诊我科，诊断为"腰椎间盘突出症"，并行"腰椎后路切开探查椎板开窗髓核摘除术"，手术顺利，术后感腰痛明显缓解，病情平稳后出院。5年前，患者弯腰拿东西时再次感腰痛，无明显双下肢放射痛及感觉功能障碍，再次就诊我科，诊断为"腰椎间盘突出症术后"，给予输液（具体不详）对症治疗，感腰痛逐渐缓解。后于劳累后感腰痛间断反复发作，自行外敷膏药、按摩、口服药物（具体不详）对症治疗，腰痛可缓解。20天前弯腰提东西后再次感腰痛，伴左小腿麻木，范围以左小腿外侧、足背为主，日常生活明显受限。行上述保守治疗，感腰痛稍缓解。患者及家属为求进步诊治就诊我院门诊，门诊以"腰痛待查"收入院。

既往史：无异常。

专科检查：脊柱各生理弯曲正常存在，腰4至骶1水平正中可见长约10cm手术瘢痕，椎旁轻压痛，无明显双下肢放射痛；余椎体棘突及椎旁压痛阴性。腰椎前屈、后伸活动度受限。双上肢查体未见明显异常，骨盆挤压试验及分离试验阴性。左下肢直腿抬高试验阳性（30°），加强试验阳性，右下肢直腿抬高试验及加强试验阴性。双下肢肌力V级，肌张力正常。左小腿内侧、外侧、后方、足背感觉减退，以外侧为著，余双下肢查体未见明显异常。双侧肱二头肌、肱三头肌反射（++），双侧膝反射（++），双侧跟腱反射（++），双侧踝阵挛、髌阵挛阴性，双侧巴宾斯基征、霍夫曼征阴性，布鲁津斯基征及克尼格征阴性。

评估：左下肢疼痛VAS评分6分，腰痛VAS评分3分；腰椎JOA评分11分，ODI 64%。

辅助检查：图1~图3。

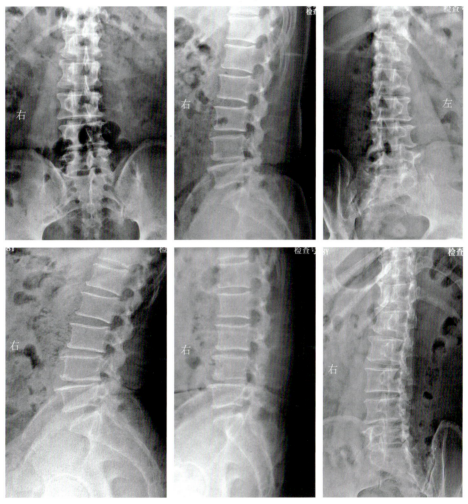

图1 腰椎X线片：腰椎退行性变，腰4/5椎板开窗减压术后，椎间隙狭窄，前缘及后缘骨质增生，过伸过屈位腰4椎相对于腰5椎向后滑移约4mm，双斜位未见明确峡部裂征象。

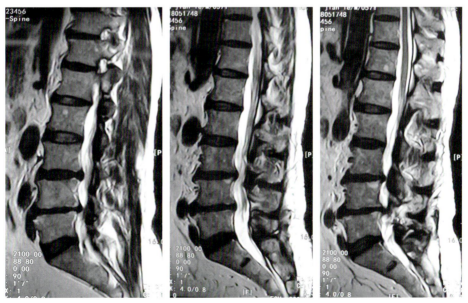

图2 腰椎MRI：腰3/4、腰4/5椎间盘突出，腰4/5区域黄韧带肥厚，双侧侧隐窝狭窄，左侧较重。

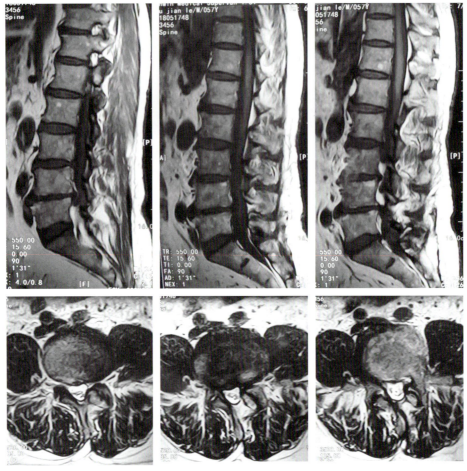

图 2（续）

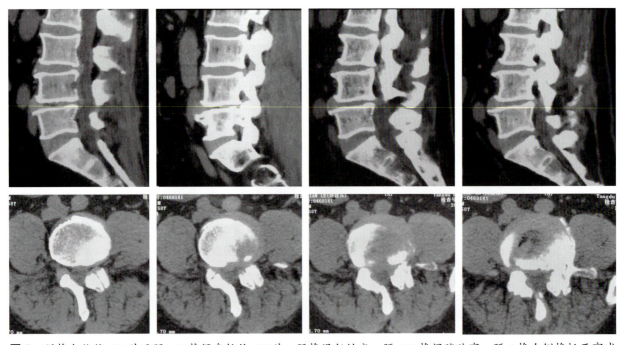

图 3 腰椎矢状位 CT 片及腰 4/5 椎间盘轴位 CT 片：腰椎退行性变，腰 4/5 椎间隙狭窄，腰 4 椎左侧椎板开窗减压术后，黄韧带肥厚，椎间盘突出，椎管狭窄，腰 4/5 左侧侧隐窝狭窄较重。

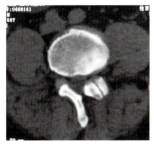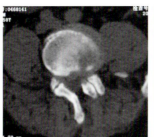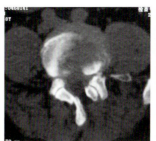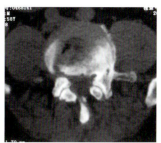

图3（续）

诊断：

（1）腰椎管狭窄症（L4/5，LEE 2.1 型）。

（2）腰椎间盘突出症术后（L4/5）。

（3）高血压病3级（极高危组）。

（4）低钾血症。

▶ **诊疗思路**

根据患者病史、术前体检、辅助检查，腰椎管狭窄症诊断明确。影像学提示腰3/4节段椎管狭窄，但结合患者症状，以左小腿外侧、足背症状为主，该节段并非责任节段；腰4/5中央型突出，关节突增生，左侧侧隐窝狭窄，腰5神经根压迫较重，腰4/5节段为责任节段。

患者为57岁男性，腰椎管狭窄症，以侧隐窝区域为主，曾有腰4/5节段手术史，椎间高度降低，过伸过屈位提示椎间失稳，有明确手术指征行腰椎融合手术，可选择导航辅助下MI-TLIF手术。

▶ **手术方案**

计算机导航辅助腰椎后路微创通道下神经探查减压、经椎间孔植骨融合，经皮椎弓根螺钉内固定术。

▶ **手术过程**（图4）

麻醉满意后，患者俯卧位。透视机下行腰4、5椎弓根体表定位，标记手术工作区。常规术区皮肤消毒铺无菌巾。扫描术中CT，连接导航设备。导航辅助定位手术切口，在左侧椎旁约2cm纵行切开皮肤皮下组织，切开深筋膜层，钝性分离椎旁肌，导航引导下探及左侧腰4/5关节突关节，安装逐级扩张通道，安装蛇形臂固定，安装通道光源。导航引导下确定截骨范围，通道直视下切除腰4下关节、腰5部分上关节突。椎板咬钳咬除增生骨质，见黄韧带肥厚、髓核突出，神经根周围瘢痕组织增生、神经根受压，咬除肥厚黄韧带及增生瘢痕，将神经根牵向对侧，尖刀切开纤维环，摘除髓核组织，减压，探查见神经根无明显压迫。处理腰4/5椎间隙，刮除上下终板，导航探针探查椎间处理范围，确定处理范围已到达椎间隙右侧及前纵韧带后方，生理盐水冲洗后，植入咬除的自体骨粒及人工骨。注册椎间融合器，导航引导下植入椎间融合器。植入后探查见椎间融合器位置满意，神经根及硬膜周围无骨块残留，彻底止血后明胶海绵覆盖减压位置。然后应用导航专用空心穿刺针器械探及腰4椎弓"人字嵴"，确定最佳钉道后，导航引导直视下将穿刺针打入椎弓根至椎体1/2，移除穿刺针内芯，插入平头导针，移除穿刺针。用空心丝锥沿导针攻丝。拧入空心椎弓根螺丝钉。同法植入腰5左侧椎弓根钉。选用合适长度的连接棒，经皮置入连接棒尾部，安装顶丝拧紧。同法在导航引导下植入右侧腰4、5椎弓根螺钉、安装连接棒及顶丝。术后透视见内固定及融合器位置良好。清点敷料、器械如数后，生理盐水冲洗切口，左侧减压区放置负压引流管1根，依次缝合筋膜、皮下、皮肤，无菌敷料包扎。术毕。

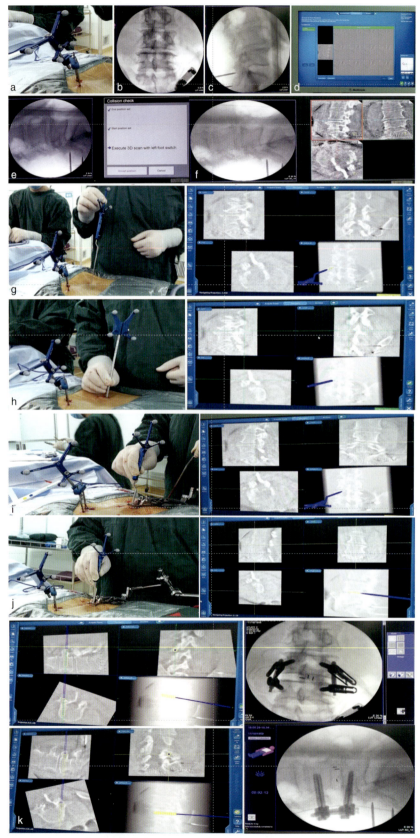

图4 术中照片。a. 参考架固定于髂嵴；b~c. 正侧位透视定位；d~f. 三维C型臂扫描，数据传输；g. 导航辅助确认切口位置；h. 导航辅助确认定位针位置；i. 导航辅助确认截骨位置；j. 导航辅助确认融合器大小、位置及植入方向；k. 导航辅助椎弓根螺钉植入。

▶ **术后结果**（图5）

术后第2天：左下肢放射痛VAS评分2分；腰痛VAS评分3分。

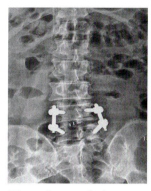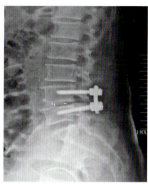

图5 术后X线片：腰4/5椎间融合术后，高度恢复良好，椎弓根螺钉及融合器位置良好。

▶ **随访资料**

术后6个月：
- 内固定位置良好。
- 左下肢放射痛VAS评分1分；腰痛VAS评分1分。
- 腰椎ODI 8%，治疗改善率87.5%。

▶ **讨论与思考**

患者腰4/5节段曾行后路椎板开窗减压术，本次因黄韧带肥厚、关节突增生、间隙高度下降等因素造成腰4/5椎管狭窄，以左侧侧隐窝狭窄为主，患者并存腰痛症状，动态位X线片提示存在椎间失稳。因此，需对腰4/5节段进行椎管及左侧侧隐窝减压方能解决患者椎管及侧隐窝狭窄症状，进行椎间融合方能恢复腰4/5节段椎间稳定性，改善腰痛症状，关于手术方式主要有如下两种选择。

- 后路全椎板切除减压、植骨椎间融合、椎弓根螺钉内固定术。该术式可切除突出的髓核、肥厚的黄韧带，并进行骨性侧隐窝的减压，同时进行椎间融合，恢复脊柱的稳定性。但因患者曾行腰4/5节段左侧椎板开窗减压术，术区可能存在大量瘢痕，使组织结构辨识不清，手术损伤硬膜囊和神经根的可能性增加，另外，

患者中年男性，PLIF手术创伤较大，切除棘突、棘上及棘间韧带可能会对患者的脊柱稳定性造成影响，邻椎病的发生风险增加，且患者并无明显右侧症状，无须进行右侧的直接减压，间接减压即可达到目的。

- 后路微创通道下神经探查减压经椎间孔植骨融合（MI-TLIF）内固定术，既可将腰4/5左侧关节突关节增生的骨赘彻底切除，又可将左侧肥厚的黄韧带、突出的减压一并摘除，同时进行椎间融合，达到良好的减压和恢复稳定性的目的，还可避开原手术瘢痕，减少硬膜和神经根损伤风险。同时，创伤较小，保留棘突、棘间韧带和棘上韧带等结构，降低了邻椎病发生风险。

综上所述，为了既达到神经根彻底减压又重建脊柱稳定性，同时降低硬膜和神经根损伤风险、减小手术创伤的目的，我们决定为患者实施微创固定融合的手术，故采用微创通道下神经探查减压、经椎间孔植骨融合（MI-TLIF）、经皮椎弓根螺钉内固定术。导航技术的引入，可将微创技术更加精准化，最大限度减少手术创伤，减少正常组织破坏，因此，我们选择导航技术辅助手术。

MI-TLIF的入路优点和具体方法前文已阐述，不再赘述，导航辅助MI-TLIF目前在国内外开展较少，2016年的一项随机对照研究纳入40例患者，分为导航组和传统组，导航组切口更小，出血少，卧床时间和住院时间短，说明导航技术较传统TLIF手术更微创[1]。2017年，新桥医院周跃教授团队发表的文章，利用导航辅助内镜下Mis-TLIF治疗17例腰椎退变性滑脱患者，随访1年，所有患者的VAS、JOA评分和ODI均显著改善。12个月随访中，所有患者均达到良好的骨性融合，说明该术式安全、可行、有效[2]。刘亚军等进行的一项随机对照研究，27例患者被分为导航组和传统组，结果提示导航组切口更小，出

血少，JOA 评分和 ODI 改善更好[3]。齐鹏等将 45 例患者，分为 Mis-TLIF 组、iCT-MIS-TLIF 组和 COTLIF 组，导航组的手术时间相对于微创组有所增加，导航组的出血量和引流量较少，但差异无统计学意义；三组腰腿痛 VAS 评分均显著减少，术后 3 天和 6 周腰痛评分导航微创组和微创组均优于开放组；三组功能在随访 2 年时均显著改善，术后 6 周功能评分导航微创组和微创组均优于开放组，融合率无显著差异[4]。除了对疗效的关注以外，医生对自身和患者的放射线暴露也是一个焦点问题，对于胸腰椎手术的导航尸体研究提示[5]，应用 CT 数据导航可显著减少术者的放射线暴露，但是会增加患者的放射线暴露，其中胸椎会显著增加患者甲状腺、乳房的暴露剂量，腰椎手术可增加患者生殖腺，肠管的暴露剂量。因此，术中我们可以给患者相应部位更好的额外防护，尤其是年轻患者。作者分析，O 型臂 CT 导航可增加患者射线暴露产生的终生肿瘤发生风险，但最高的乳腺癌风险仅增加了 0.055%，无临床意义。说明导航技术的安全性是良好的。对于导航辅助 Mis-TLIF 的射线暴露，2018 年有一篇文献报道[6]，87 例患者中，27 例为导航辅助 Mis-TLIF，60 例 Mis-TLIF，导航组放射线暴露及置钉准确率均高于非导航组。尤其是脊柱畸形患者。我们的经验是：导航技术结合 MI-TLIF 有一定的学习曲线，需在熟练掌握 MI-TLIF 技术的基础上，进行导航手术，初期手术需结合透视进行验证，避免图像漂移造成导航失准。在进行 5 例导航辅助的 MI-TLIF 手术后，其手术时间相对于传统 MI-TLIF 将减少，尤其是对于双节段手术，其手术切口、出血量等也相应减少，在保障手术安全的同时，减少了手术创伤。在手术流程上，可先进行椎弓根螺钉置钉，建立好钉道后将导丝插入钉道维持位置，再进行截骨。减压融合手术，可减少因截骨造成导航失准的风险，保证了椎弓根螺钉植入的精度。最后，导航和机器人辅助手术可最大化体现微创手术的优势，将微创脊柱外科推向精准化和智能化的新高度，未来前景广阔。

参考文献

[1] Wang Y, Hu Y, Liu H, et al. Navigation makes transforaminal lumbar interbody fusion less invasive[J]. Orthopedics, 2016, 39(5): e857–862.

[2] Zhang Y, Xu C, Zhou Y, et al. Minimally invasive computer navigation-assisted endoscopic transforaminal interbody fusion with bilateral decompression via a unilateral approach: initial clinical experience at one-year follow-up[J]. World Neurosurg, 2017, 106: 291–299.

[3] 刘亚军，田伟，靳培浩，等．导航微创与传统切开经椎间孔入路椎间植骨融合术治疗成人腰椎滑脱症的对照研究 [J]．中华创伤骨科杂志，2014, 16(3): 194–198.

[4] 齐鹏，毛克亚，肖嵩华，等．术中三维 CT 导航辅助下微创经椎间孔腰椎椎体间融合术的可行性研究 [J]．中国骨与关节杂志，2015, 4(11): 900–906.

[5] Bandela JR, Jacob RP, Arreola M, et al. Use of CT-based intraoperative spinal navigation: management of radiation exposure to operator, staff, and patients[J]. World Neurosurg, 2013, 79(2): 390–394.

[6] Dusad T, Kundnani V, Dutta S, et al. Comparative prospective study reporting intraoperative parameters, pedicle screw perforation, and radiation exposure in navigation-guided versus non-navigated fluoroscopy-assisted minimal invasive transforaminal lumbar interbody fusion[J]. Asian Spine J, 2018, 12(2): 309–316.

五、计算机导航辅助 MI-OLIF 手术

病例五
计算机导航辅助下腰椎管狭窄症微创通道下侧前方入路椎间融合术（MI-OLIF）

▶ **病例信息**

基本信息：戴某，男性，73 岁，其他职业。

主诉：腰痛伴间隙性跛行 10 年，加重 8 个月。

现病史：患者于 10 年前出现腰痛症状，可忍受，休息后缓解，后出现间歇性跛行，行走约 200~300m 出现腰部疼痛及双下肢酸困无力，疼痛加重，需休息 3min 左右方可再次行走活动，平素骑自行车活动时腰部无酸困、疼痛症状，未重视及治疗。8 个月前出现腰痛及间隙性跛行明显加重，下地行走及活动 10min 左右即感双下肢酸困疼痛，无法行走。在多家医院就诊，诊断为腰椎管狭窄症，因合并内科疾病较多，无法治疗，患者为求进一步治疗，遂来我院就诊，门诊检查后由于心脏疾病较重，建议先行心脏疾病治疗，待心脏疾病稳定后行腰椎管狭窄手术，此次心脏疾病稳定遂来我院就诊，门诊以"腰椎管狭窄症"收入院。病后患者精神、食欲及大小便正常。

既往史：高血压病史 10 余年，最高达 160/110mHg，平时口服"苯磺酸左旋氨氯地平片"等药物治疗，血压控制可，有糖尿病病史 8 年，平时口服拜糖平、二甲双胍及皮下注射甘精胰岛素 16U 治疗，血糖控制可。2017 年 3 月在外院行左肩部包块切除术。

专科检查：脊柱正常生理曲度存在，腰 2 至骶 1 椎间及椎旁压痛（-），叩击痛（-），无双下肢放射痛。双上肢感觉、运动及肌力未见明显异常。骨盆挤压试验及分离试验阴性。双下肢肌力基本正常，双下肢直腿抬高试验及双侧"4"字征阴性，肛周及会阴区感觉未见明显异常，右下肢皮肤感觉未见明显异常，左小腿下端内侧及足背皮肤感觉较右侧减退。肱二头肌、肱三头肌反射(+/+)，双侧膝腱反射、跟腱反射(+)，双侧踝阵挛、髌阵挛阴性。双侧巴宾斯基征(±)、霍夫曼征阴性，布鲁津斯基征及克尼格征阴性。

评估：双下肢疼痛 VAS 评分 4 分，腰痛 VAS 评分 5 分；ODI 90%，JOA 评分 6 分。

辅助检查：图 1~ 图 3。

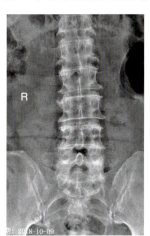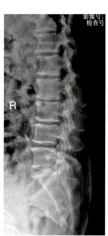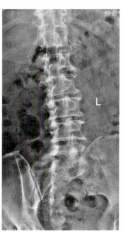

图 1 腰椎 X 线片：腰椎退行性变，腰 2/3、腰 3/4、腰 4/5 椎间隙变窄，腰 4/5 椎间失稳。

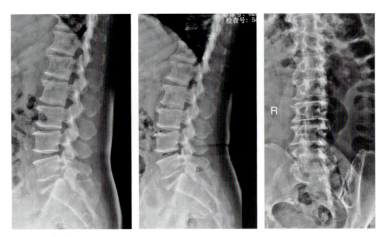

图 1（续）

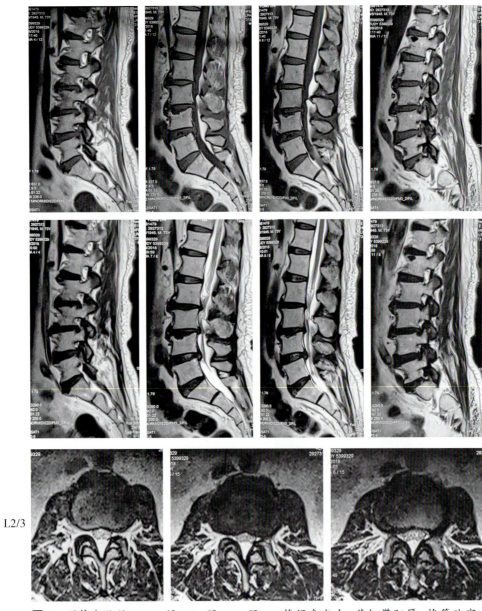

图2 腰椎矢状位MRI：腰2/3、腰3/4、腰4/5椎间盘突出，黄韧带肥厚，椎管狭窄，椎间高度下降，马尾神经迂曲。腰椎轴位MRI：腰2/3、腰3/4、腰4/5椎间盘突出，黄韧带肥厚，椎管狭窄，马尾神经沉降症阳性，马尾神经冗余症阳性。

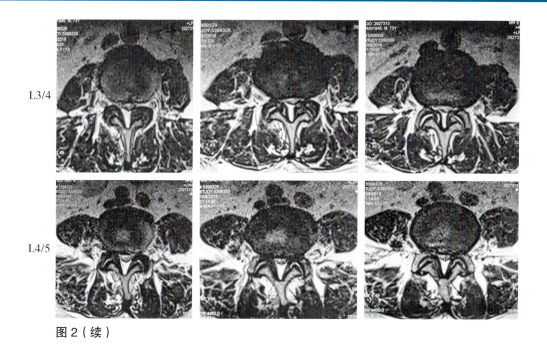

图2（续）

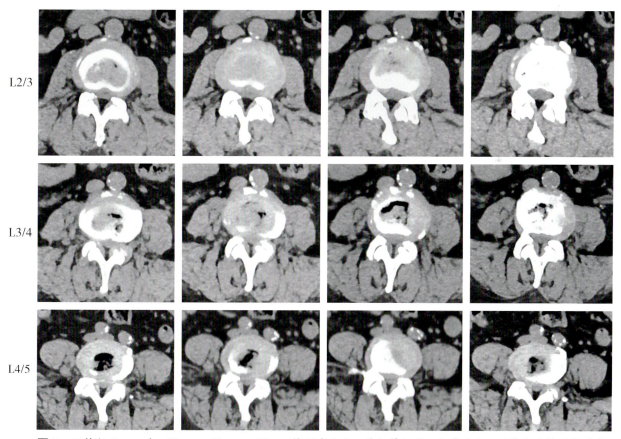

图3 腰椎轴位CT片：腰2/3、腰3/4、腰4/5椎间盘突出，黄韧带肥厚，椎管狭窄，腰椎小关节退变增生，腹主动脉及下腔静脉壁钙化。

诊断：

（1）腰椎管狭窄症（L2/3、L3/4、L4/5 Schizas C级）。

（2）冠状动脉粥样硬化性心脏病。

（3）高血压2级（极高危组）。

（4）2型糖尿病。

（5）双下肢多发动脉粥样斑块。

（6）慢性心力衰竭。

（7）慢性阻塞性肺疾病。

▶ 诊疗思路

· 根据患者病史、术前体检、辅助检查，腰椎管狭窄症诊断明确。结合患者病史及查体，患者病史长，主要表现为间歇性跛行表现，神经根性疼痛表现不明显，腰2/3、腰3/4及腰4/5节段椎管狭窄，均可能诱发症状，责任节段判断困难。因此，需对三节段进行减压，才可能缓解患者症状，恢复患者行走能力。

· 手术方案选择，综合以下几方面因素考虑。首先，一般情况，患者73岁老年男性，高血压病、2型糖尿病、慢性阻塞性肺疾病等内科合并疾病较多，手术尽量微创；其次，症状为间歇性跛行，无根性症状，腰痛症状不重，可不进行神经根的减压；再次，患者无椎间失稳及椎体滑脱相关体征，可无须进行固定，只需进行减压即可。因此，我们选择腰椎管狭窄症微创通道下侧前方入路椎间融合术（MI-OLIF），该术式采用腹膜后腰大肌前方入路，创伤小、出血少，一个切口可处理三个节段，对椎间稳定性影响不大等特点，并可达到撑开椎间隙、间接减压的目的。在此基础上，我们选择在计算机导航辅助下进行操作，可最大限度减少创伤和手术时间，减少患者放射线暴露。可以最小的创伤为患者带来最大的获益，减少内科疾病加重风险。

▶ 手术方案

计算机导航辅助下腰椎管狭窄症微创通道下侧前方入路椎间融合术（MI-OLIF）。

▶ 手术过程

手术步骤及术中所见：麻醉满意后，患者取右侧卧位。C型臂透视下行腰3/4椎间隙体表定位，标记手术工作区。常规术区皮肤消毒，铺无菌巾，保留左侧髂嵴作为参考架放置点，在左侧髂嵴应用3.0mm克氏针固定导航参考架（图4），三维C型臂扫描并传输数据至导航设备，传输完毕后注册尖端指示器，应用尖端指示器在原体表标记位置再次确认切口位置正确（图5），于下腹部左前侧方做一约5.0cm斜行切口，切开皮下组织、深筋膜，分别逐层钝性分离腹外斜肌、腹内斜肌、腹横肌纤维及腹横筋膜。手指分离腹膜组织并将其推向腹侧，到达腰大肌前缘。套管示踪器再次确认腰3/4椎间隙位置，在套管内插入定位针，安装逐级扩张通道，安装蛇形臂固定，连接通道光源，建立可扩张式工作通道。通道直视下分别切除腰3/4椎间盘大部，处理上下终板，应用套管示踪器试验融合器高度、长度和宽度，再用试模验证椎间融合器尺寸，生理盐水充分冲洗椎间隙后，植入尺寸合适的椎间融合器，同法完成腰2/3、腰4/5节段手术（图6）。手术完毕后透视确认椎间融合器位置良好，椎间高度、腰椎生理曲度恢复满意（图7）。生理盐水冲洗术区，撤除工作通道。放置一根负压引流管，依次缝合筋膜、皮下组织、皮肤。手术切口无菌纱布包扎。麻醉效果满意，病变部位处理彻底，无正常脏器损伤。术中止血彻底，达到术前预期效果。

常规导航手术采用仰卧位或俯卧位，三维C型臂体位和患者体位一致即可扫描；但OLIF手术采用侧卧位，我院导航设备无法适配侧卧位，询问工程师后告知无法进行侧卧位导航手术，但术中我们将三维C型臂默认体位调整为俯卧位后，经导航识别后，工作正常，并不影响手术操作。故继续手术，并在本章进行说明。

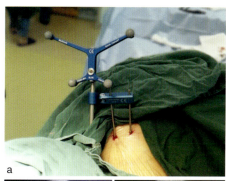
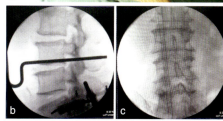
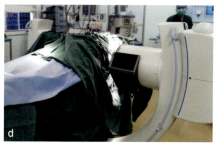

图4 体位摆放：右侧卧位，参考架固定于髂嵴。a.参考架固定于髂嵴；b~c.正侧位透视定位；d.三维C型臂扫描，数据传输。

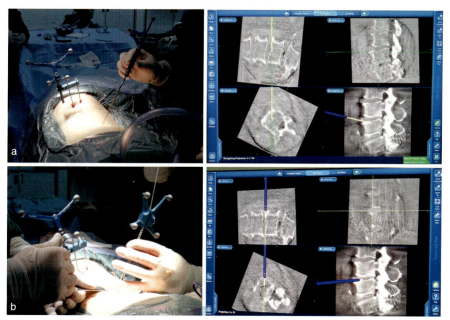

图5 导航辅助确认切口位置及通道放置位置。a.导航辅助确认切口位置；b.导航辅助确认定位针位置。

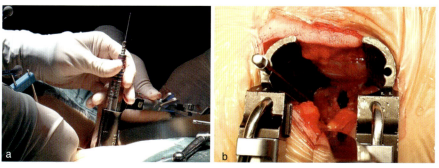

图6 通道放置及导航辅助融合器植入。a~b.放置通道及椎间处理；c.导航辅助确认融合器大小、位置及植入方向。

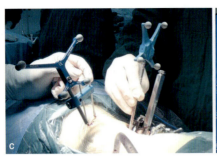
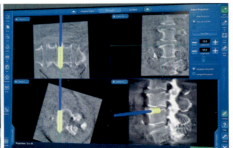

图6（续）

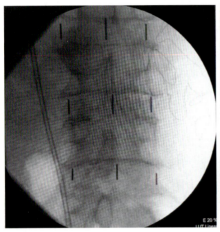
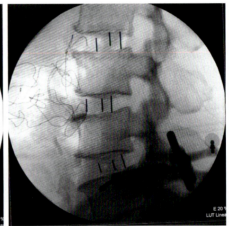

图7　术后透视示融合器位置良好。

▶ 术后结果（图8）

主诉：术后第1天患者自觉腰背部疼痛减轻，自觉双下肢沉重感好转；术后第2天患者下地活动，双下肢酸困麻木感好转，行走30m左右无明显不适。术后7天，下地活动双下肢沉重、无力感明显好转，可行走200m左右。

查体：术后第5天，双下肢肌力基本正常，双下肢直腿抬高试验及双侧"4"字征阴性，肛周及会阴区感觉未见明显异常，右下肢皮肤感觉未见明显异常，左小腿下端内侧及足背皮肤感觉较右侧减退，自诉感觉较术前稍好转。

评估：双下肢疼痛VAS评分2分，腰痛VAS评分2分；ODI 22.2%，JOA评分18。

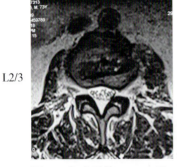
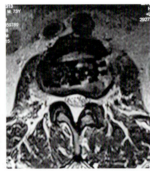
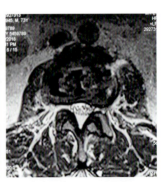

图8　术后腰椎MRI：腰2/3、腰3/4、腰4/5椎间盘突出，黄韧带肥厚，椎管狭窄，马尾神经沉降症阳性，马尾神经冗余症消失。椎间高度较术前平均提升11.3%；水平位椎管面积：腰2/3水平较前增加约14.2%，腰3/4水平较前增加约8.4%，腰4/5水平较前增加约7.3%。

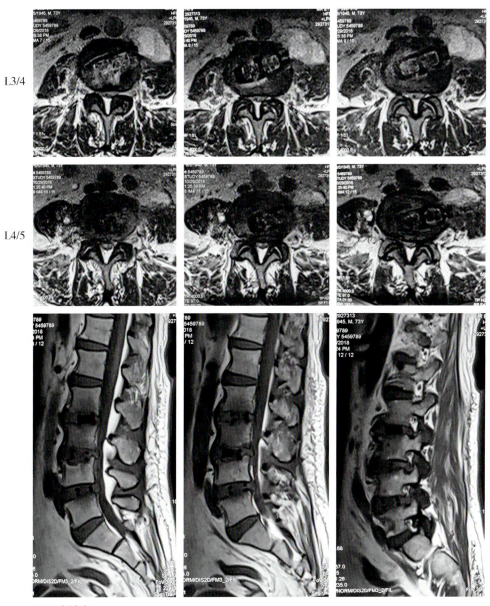

图 8（续）

▶ 随访资料

术后 3 个月：

· 患者腰背部疼痛及双下肢酸困麻木感较术前明显好转，可行走 1000m 左右，日常活动稍受限，但较术前明显改善。

· 双下肢放射痛 VAS 评分 1 分；腰痛 VAS 评分 1 分。

· ODI 12%，治疗改善率 86.7%。

▶ 讨论与思考

症状、体征提示患者存在腰椎管狭窄，但影像学提示多节段椎管狭窄，若无须考虑患者全身状况，可行后路全椎板切除减压、椎间融合术，对椎管脊髓及神经根进行直接减压，改善患者症状。但该患者全身合并疾病较多，一般情况差，无法进行较大创伤手术，OLIF 技术可采用一个手术切口，以较小的出血量和创伤进行神经减压，改善症状，但 OLIF 手术过程中，在术中通道放置、试模放置、融合器放置等过程中均需进行透视，三个节段手术仍需多次透视，增加手术及麻醉时间，增加患者手术风险。因此，我们选择计算机导航辅助手术，减少术中透视次数，节省手术时间，保障手术效果。

微创斜外侧椎间融合技术（oblique lumbar interbody fusion, OLIF）是由前路腰椎间融合术和极外侧腰椎间融合术演变而来的微创术式，经腹膜后，于腰大肌及腹主动脉和（或）髂总动静脉之间的自然间隙直达腰椎间隙，完成神经减压和植骨融合（图9）。

经查阅文献，Sato等[1]对OLIF术后6个月患者的椎管轴位直径进行了测量，较术前增加12%，椎管矢状位直径较术前增加了32%，椎间隙高度较术前增加了61%，双侧椎间孔高度较术前增加了16%~18%，OLIF可达到良好的间接减压的目的，改善神经症状。关于导航辅助OLIF手术，DiGiorgio等[2]对49例患者应用术中CT结合导航辅助下OLIF技术治疗腰椎管狭窄症，该组患者85.7%为翻修手术，术后发生腰大肌血肿1例，大腿感觉改变3例，肠梗阻3例，术后效果良好。对于OLIF的放射线剂量，Zhang等报道[3]，导航辅助OLIF和C型臂相比，导航技术可消除术者的放射线暴露并减少患者的放射线暴露剂量，在手术时间、失血量、住院时间和围手术期并发症方面无差异。

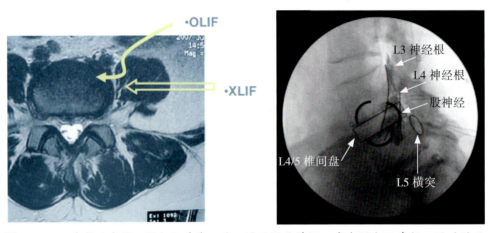

图9 OLIF手术示意图：腰大肌前缘入路，避开腰丛神经，减少腰大肌牵拉，同时避开髂嵴遮挡，可完成腰5/骶1节段手术。

OLIF手术若需达到良好的手术效果，需掌握良好的手术适应证，主要包括：无小关节融合，无游离椎间盘，无小关节广泛囊变，无重度骨质疏松，无先天性或重度椎管狭窄，椎间高度降低，休息后腰腿痛缓解50%以上，无严重的小关节疾病或骨赘形成，尤其是伴有椎间盘钙化，弯腰时神经根症状缓解等，才能达到良好的手术效果。导航辅助OLIF技术对于高龄、合并症多、需多节段手术的伴有椎间高度降低的腰椎管狭窄症患者具有无可比拟的优势，可最大限度减少患者创伤，减少术者和患者的放射线暴露，改善患者症状。但术前需根据患者情况，进行多学科评估，制定相关内科疾病加重处理预案，若术后相关疾病加重，可进行及时处理，减少患者围手术期风险。

参考文献

[1] Jun Sato, Seiji Ohtori, S Orita, et al. Radiographic evaluation of indirect decompression of mini-open anterior retroperitoneal lumbar interbody fusion: oblique lateral interbody fusion for degenerated lumbar spondylolisthesis[J]. Eur Spine J, 2017, 26(3): 671-678. DOI 10.1007/s00586-015-4170-0.

[2] DiGiorgio AM, Edwards CS, Virk MS, et al. Stereotactic navigation for the prepsoas oblique lateral lumbar interbody fusion: technical note and case series[J]. Neurosurg Focus, 2017, 43(2): E14.

[3] Zhang YH, White I, Potts E, et al. Comparison perioperative factors during minimally invasive pre-psoas lateral interbody fusion of the lumbar spine using either navigation or conventional fluoroscopy[J]. Global Spine J, 2017, 7(7): 657-663.

缩略语表

章次	缩略词	英文全称	中文全称
第1章	PVP	percutaneons vertebroplasty	经皮椎体成形术
	PKP	percutaneons kyphoplasty	经皮椎体后凸成形术
	VAS	visual analogue scale/score	视觉模拟评分法
	OVCF	osteoporosis vertebra compressed fracture	骨质疏松椎体压缩性骨折
	MI-TLIF	minimally invasive transforaminal lumbar interbody fusion	微创经椎间孔腰椎间融合内固定术
	JOA	Japanese orthopaedic association scores	日本骨科协会评估治疗分数
	HIZ	high intensity zone	高信号区
	MI-OLIF	minimally invasive oblique lateral interbody fusion	微创斜外侧椎间融合内固定术
	BMI	body mass index	身体质量指数
	FAD	functional anaesthetic discography	功能麻醉性椎间盘造影术
	DLRS	disc laser repair system	椎间盘激光修复术
	MED	micro-endoscopic discectomy	显微内镜椎间盘切除术
	ODI	Oswestry disability index	Oswestry 功能障碍指数
	SNRB	selective nerve root block	选择性神经根阻滞
	TFESI	transforaminal epidural steroid injection	椎间孔硬膜外类固醇注射术
	ACDF	anterior cervical discectomy and fusion	颈椎前路椎间盘切除融合术
第2章	PTE	percutaneous transforaminal endoscopic	经皮椎间孔镜
	PTED	percutaneous transforaminal endoscopic discectomy	经皮椎间孔镜椎间盘切除术
	TESSYS	thomas hoogland endoscopic spinal system	TESSYS 技术
	VAS	visual analogue scale/score	视觉模拟评分法
	ODI	Oswestry disability index	Oswestry 功能障碍指数
	JOA	Japanese orthopaedic association scores	日本骨科协会评估治疗分数
	MI-TLIF	minimally invasive transforaminal lumbar interbody fusion	微创经椎间孔腰椎间融合内固定术
第3章	VAS	visual analogue scale/score	视觉模拟评分法

	ODI	Oswestry disability index	Oswestry 功能障碍指数
	JOA	Japanese orthopaedic association scores	日本骨科协会评估治疗分数
	CBT	cortical bone trajectory	椎弓根螺钉技术及皮质骨轨迹
	TLICS	thoracolumbar injury classification and severity score	胸腰椎损伤分型及评分系统
	TLISS	thoracolumbar injury severity score	胸腰椎损伤评分系统
	MIDLF	mid-lumbar interbody fusion	腰椎后路中线切开椎间融合内固定术
	OLIF	oblique lateral interbody fusion	腰椎斜向微创椎体间融合术
第4章	VAS	visual analogue scale/score	视觉模拟评分法
	ODI	Oswestry disability index	Oswestry 功能障碍指数
	JOA	Japanese orthopaedic association scores	日本骨科协会评估治疗分数
	MED	micro-endoscopic discectomy	显微内镜椎间盘切除术
	MI-TLIF	minimally invasive transforaminal lumbar interbody fusion	微创经椎间孔腰椎间融合内固定术
第5章	VAS	visual analogue scale/score	视觉模拟评分法
	ODI	Oswestry disability index	Oswestry 功能障碍指数
	JOA	Japanese orthopaedic association scores	日本骨科协会评估治疗分数
	ACDF	anterior cervical discectomy and fusion	颈椎前路椎间盘切除融合术
	ACCF	anterior cervical corpectomy and fusion	颈椎前路椎体次全切融合术
	MI-OLIF	minimally invasive oblique lateral interbody fusion	微创斜外侧椎间融合内固定术
	PLIF	posterior lumbar interbody fusion	后路全椎板减压植骨融合内固定术
第6章	VAS	visual analogue scale/score	视觉模拟评分法
	ODI	Oswestry disability index	Oswestry 功能障碍指数
	JOA	Japanese orthopaedic association scores	日本骨科协会评估治疗分数
	NDI	neck disability index	颈椎功能障碍指数
	PECD	percutaneous endoscopic cervical discectomy	经皮内镜颈椎间盘切除术